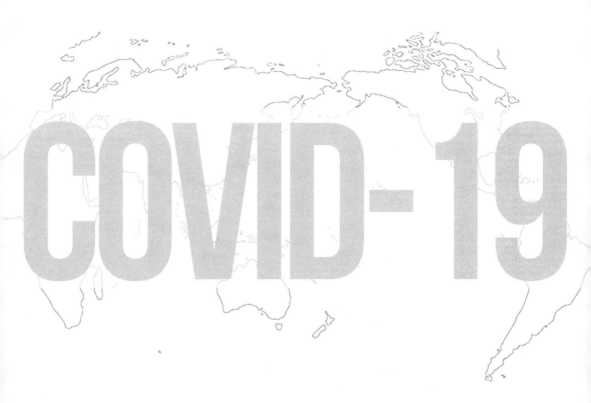

国际合作视域下的

全球抗疫

张贵洪　李因才　邱昌情　程子龙　著

U0313691

黄山书社

本书系国家社科基金重点项目
"中国特色国际组织外交的理论与实践创新研究"
（批准号：20AZD099）的阶段性研究成果

目 录

第二部分 现实反思:新冠疫情与国际合作

第三部分　未来启示：国际合作与全球卫生治理

加强国际合作，共同应对疫情[*]

（代序）

张贵洪

新型冠状病毒肺炎疫情发生后，我国政府及时与世界卫生组织等国际组织开展合作，取得了积极的进展。尽管世卫组织宣布此次疫情构成"国际关注的突发公共卫生事件"，但世卫组织总干事谭德塞高度肯定中方的防控举措，明确表示这一决定不是对中国投"不信任票"。联合国秘书长古特雷斯表示对中方疫情防控能力有信心，并愿向中方提供一切可能的支持和帮助。联合国儿童基金会更是第一个向中方捐助疫情防控物资的国际组织。同时，我国在纽约、日内瓦和维也纳的常驻联合国代表及时向外国使节和国际组织官员介绍中国防控疫情的情况，积极争取国际社会对中国抗击病毒的理解和支持。

应对疫情，中国承担着首要责任。中方为应对疫情采取的有力举措不仅在对本国人民负责，也在对全世界负责。作为"突发公共卫生事件"，此次疫情具有跨国性，是一种非传统安全威胁。新型冠状病毒更是全世界面临的共同挑战。因此，亟须加强国际合作，尤其是扩大和加强与国际组

* 原载《光明日报》2020 年 2 月 13 日。

织的合作。

首先，争取与更多的国际组织开展合作，并拓展合作渠道。 在全球层面，世界卫生组织是通过制订标准、分享信息、提供建议等开展全球卫生治理的联合国专门机构。 应对疫情，与世卫组织的合作是基础，也是重点和关键。 在继续与世卫组织深入合作的同时，我们还需要加强与其他国际组织的合作。 在共同应对疫情的过程中，凡是涉及邮政、电信、气象、旅游、民航、海事等国际事务，就需要与相应的联合国专门机构进行合作。比如，国际移民组织和世界旅游组织可以就疫情中的人群流动问题提供指导性意见和技术支持。 在涉及本地区和跨地区应对疫情方面，可以积极发挥东盟、上合、金砖等国际组织作用。 除了在应对疫情过程中开展信息分享、技术支持、业务帮助等比较直接的合作外，还要开展政策协调、外交沟通、政治对话等层面的合作。 与国际组织合作，积极开展国际组织外交，是应对疫情的国际合作的重要组成部分。

其次，积极推动基于人道主义的国际合作。 与其他任何"突发公共卫生事件"一样，新冠肺炎疫情首先事关人的身体健康和生命安全。"患难见真情"，体现的是人道之情。 疫情发生后，许多国家和国际组织领导人向中国政府和人民表示了慰问、理解和支持；一些发展中国家克服自身困难，向中国提供力所能及的援助；发达国家的很多企业和民间组织也通过各种方式帮助中国抗击病毒，这些都体现了人道主义精神。 从人道主义和人类命运共同体的高度认识此次疫情，是开展国际合作的基本出发点。 如果说在一般情况下，国家利益是国际合作的基础，那么面对"国际关注的突发公共卫生事件"这样的共同挑战，应把人的健康和安全作为首要，并以此为指导开展国际合作。 此次疫情进一步表明非传统安全威胁的突发性、跨国性和严重性，要求国际社会所有成员超越国家利益，积极开展基于人道主义的国际合作。 人道主义援助是其中的一个重要方面。 提供人道主义援助是联合国的一项基本工作，联合国人道主义事务协调厅负责国际人道主义行动的协调、政策和宣传，是政府、政府间和非政府救援行动的协调中心。

最后，大力开展国际卫生合作，推动全球卫生治理。此次疫情之前的十年，在世卫组织宣布的五次"国际关注的突发公共卫生事件"中，国际社会都开展了紧密的国际卫生合作，使甲型 H1N1 流感、脊髓灰质炎、寨卡病毒、埃博拉病毒的疫情得到比较有效的控制。此次新冠肺炎疫情再次说明，公共卫生如气候变化一样日益成为全人类面临的共同挑战。国际社会应达成"病毒不分国籍，疫情没有种族"的共识，为尽快控制疫情和消除病毒积极开展国际协调和国际合作。如何应对此次"突发公共卫生事件"，是对我国治理体系和治理能力的一次重大挑战和考验，同时也是我们积极开展国际卫生合作、推动全球卫生治理的一次重要机遇。一方面，相信疫情过后，我们在公共卫生领域会有更大、更多和更好的投入，大力改善我们在公共卫生领域的治理体系，树立现代治理理念，提升治理能力；另一方面，通过国际卫生合作，在协作采取防控行动的同时，大力推动全球卫生治理，共同帮助发展中国家特别是卫生系统薄弱、卫生能力不足的国家增强应对能力，更公平合理地使用和分配资源。

无论是防止疫情在国内的扩散，还是阻止疫情在世界范围内蔓延，都离不开与国际组织的合作。相信我国与国际组织的合作一定能在抗击病毒中发挥至关重要的作用。

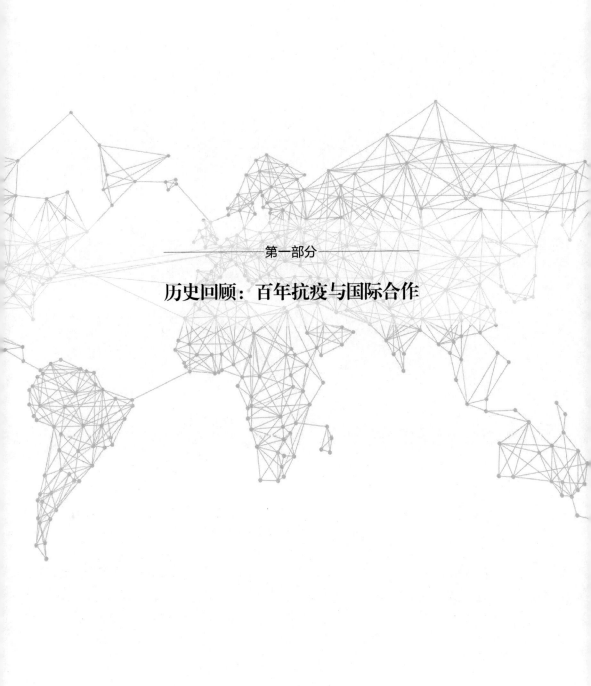

第一部分

历史回顾：百年抗疫与国际合作

第一章

20 世纪主要疫情与国际合作

我们生活在一个充满病毒的世界。从数量上来讲，病毒这种最简单的生命形式才是这个星球真正的主体。1989 年，挪威卑尔根大学的奥伊文·博格（Oiven Borg）团队用电子显微镜计算病毒数量，在每毫升海水中共找到 2.5 亿个病毒颗粒。实际上，人类的文明史就是一部与病毒抗争的历史。病毒引发的瘟疫改变人口规模，塑造人类组织形式、交流方式，促进科学技术进步，甚至推动信仰的改变。瑞典病理学家弗克·汉斯（Falk Hans）甚至认为："人类的历史即其疾病的历史。"在生物学家眼中，世界就是生物间不断相寄相杀的周而复始，包括人类的巨寄生物间奉行弱肉强食的法则，微寄生物间则是寄生掠夺的诡异戏法。而人类虽然攀上了食物链的顶端，但仍逃不过成为微小生物宿主的宿命。在病毒等微生物眼中，无论何种肤色和种族，都不过是食物和寄居之处。整个生物世界的关系，即简化成食物与寄生物之间的共生共存关系。微观到人体内部，这种关系便是细胞与病毒不断抗争的过程。英国广播公司（BBC）出品的纪录片《细胞战场》（*Battlefield Cell*）总结道："每时每刻，你的身体中正进行着一场细胞与病毒之间的战役。"

　　人类作为这个星球的客体却从未放弃过主观能动性，从未停止对病毒的探索和抗争。 这个不断认知和抗争的过程是惨烈的，几乎每一个浅显、微薄的认知进步都是以大量的生命作为代价。 病毒对于其他生物从未有过怜悯。 以天花病毒为例，天花可能是人类历史上致死人数最多、对历史进程影响最大的病毒了。 据《微生物猎手》（ *Microbe Hunters – Then and Now* ）一书介绍，仅 20 世纪天花病毒就杀死了约 3 亿人。 即便如此，人类真正知道这个对手的存在，仅有短短 100 多年时间。 19 世纪末，荷兰微生物学家马丁努斯·贝杰林克（ Martinus Beijerinck ）意识到有一种比细菌更小，小到可以穿过陶瓷过滤器的生命形式会导致疾病。 他将这一生命形式命名为 virus（病毒）。 这是一个拉丁单词，意思是毒药。 同样是经过了旷日持久的努力，人类才有了抗生素、疫苗等对抗病毒的武器。 而战胜病毒的利器，除了科学技术、医疗手段的进步，更为重要的还有人类之间团结互助、休戚与共的人道主义精神。 我们的星球不能仅被描述为简单的生物关系，因为它具有人类文明，充满着人性的光辉。 这体现在人之所以为人，会有对他人病痛、苦难的不忍，会在他人遭遇不幸时伸出援手予以爱的抚慰。

　　进入 20 世纪，人类仍无法停止与病毒的抗争。 全球化自 20 世纪开启了迅猛的进程，人们之间的经济往来、人文交流前所未有地活跃。 病毒也搭上了全球化的便车，在更短的时间内可以感染更多的人群，开始出现真正具有全球意义的"世界病"。 伴随着两次世界大战，疫情更是加剧了人类的苦痛。 与此同时，国际社会开始凝聚起力量共同抗击病毒。 从 20 世纪初期成立国际公共卫生办公室（ The Office International d'Hygiène Publique， OIHP）、国际联盟的卫生部门、泛美卫生组织（ The Pan American Health Organization， PAHO ），到二战结束后创立世界卫生组织（ World Health Organization， WHO ），国际社会开始在国家手段的基础上，通过国际组织的力量来应对共同的健康问题。 即使在冷战期间，东西方阵营间对峙，防疫药物的研发具有战略意义不利于合作的情况下，面对疫情这个人类共同的敌人，国际社会也产生了很多互助、友爱的事迹。本章选取大流感、霍乱、天花、疟疾四个案例，以窥这一百年间全球团结合作、共同抗击病毒的过程。

一、建立全球防御体系——预防大流感来袭

1918 年 2 月的最后一个星期，来自美国堪萨斯州哈斯克尔县的几名新兵到达福斯顿军营。在他们出发前，哈斯克尔县就已经出现了多起流感病例。三周内，福斯顿有 1100 人因病重需要入院治疗。在这期间，与福斯顿来往密切的佐治亚州的福瑞斯特军营和格林利夫军营中都有一成士兵请了病假。接着，如同多米诺骨牌一样，其他军营相继暴发了流感。那年春天，36 个较大的军营中有 24 个经历了流感的浩劫。美国 55 个大城市中的 30 个，也因流感导致了"超额死亡"。① 法国军队在 4 月 10 日出现第一个病例。流感在 4 月底袭击了巴黎，几乎在同一时间，疫情波及意大利。英国军队在 4 月中旬出现首个病例，随即疫情暴发。4 月下旬，德国军队中也出现了流感病例。5 月开始，流感又传播到了西班牙、葡萄牙和希腊，西班牙国王阿方索十三世（Alphonse Ⅷ）也感染了流感。丹麦、挪威、荷兰、瑞典、印度、中国在夏天纷纷沦陷。到了 1918 年的秋季，流感几乎在全球范围内蔓延开来。1918 年大流感被视为人类所经历过的

---

① 约翰·M.巴里.大流感——最致命瘟疫的史诗[M].钟扬,赵佳媛,刘念译.上海:上海科技教育出版社,2018:173.

规模最大的传染病。① 到 1920 年它销声匿迹之前，在这场全球大流感中丧生的人比人类历史上在其他所有疾病暴发中死去的人都多。 而且这次疫情发病十分突然，感染的人甚至走着走着就突然昏倒。 现在的流行病学家估计，在全球范围内大约有 5000 万人在大流感中丧生，这个数字甚至可能高达一亿。②

在此之前，流感早已频繁地光顾了人类社会。 因为流感的传染性强、传播速度快、致死率高，人们将其视为"闪电般的瘟神"。 公元前 412 年，古希腊医师希波克拉底（Hippocrates）在其著作《论流行病》中记录了一场被称为"佩林瑟斯（Perinthus）的咳嗽"的瘟疫，被某些医学史学家认为是人类历史上第一次提到的流感。 1173 年，意大利和法国都经历了类似流感的传染病，不过当时的人们无法将其与其他疾病相区分。 直到 1357 年，才出现了"流感"这个术语，在意大利语中指与寒冷空气有关（influenze di freddo）的疾病。 世界历史上关于流感全球大流行的最早记载始于 1580 年。 这次疫情仅在六周内就覆盖了所有欧洲国家，造成了大量人口死亡。 从 15 世纪到 19 世纪的几百年历史中，大概出现了 31 例暴发性流感。 其中，有 8 例甚至达到了全球暴发的程度。

进入 20 世纪，除去"1918 年大流感"外，世界上又出现了"1957 年大流感""1968 年大流感""1977 年大流感"三次较大规模的大流行。

---

① "1918 年大流感"通常被称为"西班牙流感"，而这个名称并不恰当。一方面，此次疫情的源头仍未确定，只是因为一战期间西班牙作为中立国，可以不顾忌发布任何负面的、有损士气的新闻报道而过多地报道流感情况，从而使"西班牙流感"为人所知；另一方面，"西班牙流感"的命名违反了世卫组织规定的病毒命名原则。根据 2015 年 5 月 8 日发布的《世界卫生组织命名新型人类传染病的最佳实践》，病毒和疫情的命名应兼顾通俗性和学术性，同时应避免歧视，因此应避免使用地名，以消除对于具体地域、国家、个人和动物的负面影响。有鉴于此，本文将媒体中广泛使用的"1918 年西班牙流感""1957 年亚洲流感""1968 年香港流感""1977 年俄罗斯流感"改称为"1918 年大流感""1957 年大流感""1968 年大流感"和"1977 年大流感"。

② 约翰·M.巴里.大流感——最致命瘟疫的史诗[M].钟扬,赵佳媛,刘念译.上海:上海科技教育出版社,2018:4.

1957 年大流感于 2 月始发自中国贵州西部，3 月传播到内地其他地方，4 月在香港流行，月中已有 30 万人感染，几乎每六人中就有一人患病。 随后疫情传播至日本和东南亚，又传至印度、伊朗、也门、希腊和北非等国。 5 月至 6 月间，传至美国、澳大利亚和南美洲。 9 月，北欧以及法国、德国都已成为流感灾区。 此次流感一直持续到 1958 年才逐渐式微，导致 200 多万人死亡。 1968 年 7 月，香港地区再次暴发流感疫情，约 15% 当地居民被感染。 8 月至 9 月疫情逐步传入新加坡、泰国、日本、印度和澳大利亚，年底至北美地区。 其影响程度与 1957 年大流感相当。 1977 年起源于苏联的流感疫情较之前的影响较弱，是 1957 年沉寂 20 年后重新出现的甲型流感 H1N1 亚型病毒的"回马枪"。 正因为一些成年人经历了之前的疫情，具备一定免疫能力，因此这次疫情发病率没有显著增高。 反之，感染人群多为 20 世纪 50 年代后出生的青少年。 这次疫情虽然也蔓延至欧洲、亚洲、美洲和大洋洲，但是没有出现超高死亡率显著上升的趋势，所以并不是严格意义上的"大流行"。

1918 年大流感是第一次真正意义上的全球性疫情。 它让各国切实认识到，病毒的传播超越了种族与国界。 在病毒的传播过程中，没有任何国家可以独善其身，各国必须加强国际卫生领域的有效合作。 一战结束，紧随大流感之后，国际联盟便成立了国际卫生组织，提出要"在预防和控制疾病的国际问题上采取措施"。[①] 流感疫情的频发更让人们意识到，需要建立一个有效的共同防护机制。 普遍接种疫苗，形成有效的集体免疫成为了抗击流感的首要战略目标。 不过，流感疫苗的研制过程并非一蹴而就，因为流感病毒的抗原变异，疫苗的时效性也时常出现迟滞。

1918 年，疫情的突然来袭使正在备战的美国政府顿时乱了手脚，不仅未能认清疫情的破坏性，做出及时应对，反而实行严格的新闻审查制度，

---

① Barberis P. Myles, S. K. Ault, et al. History and evolution of influenza control through vaccination: from the first monovalent vaccine to universal vaccines [J]. J PREV MED HYG, 2016,57(3): E.116.

隐瞒疫情。 失去了科学的引导，公众的防疫行为开始变得"魔幻"，有人脖子上挂着樟脑丸和大蒜，还有人用消毒液漱口。① 当时美国医学界的流感疫苗研发也一度出现了乱象。 研发缺乏统一标准，也不够严谨，往往经过简单的几组实验便投入使用。 起初的研究一直误认为流感嗜血杆菌是流感的病原菌，疫情暴发初期的疫苗研制多以培育流感嗜血杆菌为主，稍后又添加了肺炎球菌和链球菌的多组分疫苗的开发。 不过在当时恐慌的情绪下，这些问题疫苗仍供不应求。 但随着时间的推移，部分疫苗的有效性和可靠性开始受到质疑，人们也开始关注疫苗研发的标准问题。

此时的美国医学界正处于改革之初。 20 世纪初前后相继成立了约翰斯·霍普金斯大学医学院、洛克菲勒研究所等多家科研机构，医学研究兴起一阵实证科学之风。 流感疫情的暴发为这些机构的病毒学研究提供了契机。 直到 1933 年，在前人研究的基础上，米尔希尔医学研究委员会的三名英国科学家首次分离出甲型流感病毒。② 1935 年，小托马斯·弗朗西斯（Thomas Francis Jr.）和他的同事们发明了第一种流感疫苗——灭活单价甲型流感疫苗，该疫苗于 20 世纪 40 年代在美国率先获得批准。 1940 年，一种与甲型流感在抗原上不同的流感病毒被发现，这种病毒被命名为乙型流感。 为了预防这两种流感病毒，科学家们于 1942 年研制出了一种对甲型流感和乙型流感都有效的二价疫苗。③ 世卫组织的成立为流感疫苗的研发提供了网络合作平台。 1957 年，当世卫组织意识到流感疫情有全球蔓延的趋势时，其网络下 46 个国家的 57 个流感实验中心随即开始行动。 位于伦敦的世界流感中心作为这场"战疫"的总部，不遗余力地研究流感病毒，并且研制应对所有流感类型的广谱疫苗。 1968 年，流感裂解疫苗在

① 洪纬.1918 年大流感时期的洛克菲勒研究所［N/OL］.澎湃新闻,（2020-04-01）［2020-04-05］.https：//www.thepaper.cn/newsDetail_forward_6767967.

② 流感病毒分为甲、乙、丙三型,人流感主要是甲型和乙型流感病毒引起的。甲型流感病毒经常发生抗原变异。

③ 张阳.全球防疫如何实现？ ——"全球流感规划"的缘起与建立［N/OL］.澎湃新闻,（2020-04-09）［2020-04-20］.https：//www.thepaper.cn/newsDetail_forward_6859760.

美国获批使用。 20 世纪 70 年代后，大多数厂家不再生产全病毒流感疫苗，而改为生产裂解疫苗。 20 世纪 70 年代至 80 年代，英国研制成功流感亚单位疫苗。 单价流感疫苗只在极个别情况下使用，1978 年以后大多数流感疫苗都是三价的，四价流感灭活疫苗在 20 世纪 90 年代才开始出现。

不过，流感病毒的抗原变异现象往往会影响疫苗效力。① 也就是说，疫苗的研发过程时常滞后于病毒的变异过程。 那么，抗击流感的关键便在于抗击手段要具有时效性和针对性。 疫苗毒株的选择及预测与全年的病毒数据和流行病学信息高度相关。 这便需要对流感病毒的变化进行及时监测，而且需要实现全球范围内的共同监测。 为此，世界卫生组织建立全球流感监测系统，每年预测南北半球流行的优势毒株。

1947 年 7 月 25 日，第四届国际微生物学大会期间，来自九个不同国家的九名代表组成流感专家小组，向世卫组织临时委员会提议，组建负责收发全球流感信息、协调各国实验室交流的国际协调中心。 作为回应，临时委员会决定在英国伦敦国家医学研究所（National Institute of Medical Research，NIMR）建立世界流感中心（World Influenza Centre，WIC），以此为标志，世卫组织临时委员会设立了"全球流感规划"（Global Influenza Program，GIP）。 该计划积极推动由世界流感中心、国家和区域流感中心、全球流感监测网络（Global Influenza Surveillance Network，GISN）构成的全球流感防御体系建设，旨在推进全球范围内的流感病毒的共同监测、共同研究、共同应对。 全球流感监测网络成立于 1952 年，是一个综合性的科学和技术全球协作机构。 时至今日，GISN 包括六个世卫组织合作中心（亚特兰大、北京、伦敦、墨尔本、东京、孟菲斯），143 个国家流感中心，13 个

① 流感病毒抗原变异分为抗原微变（Antigenic shift）和抗原漂移（Antigenic drift）。抗原微变指当来自不同物种的流感病毒同时感染一个宿主细胞时，有可能产生基因互换而引发的不同排列组合的新型流感病毒，即基因体重组而造成抗原性的大变化，是流感病毒抗原发生的大幅度或彻底的变异现象。抗原漂移指由基因组发生突变导致抗原的小幅度变异，不产生新的亚型，属于量变，没有质的变化，多引起流感的中小型流行。

甲 5 型（H5）参比实验室和 4 个重要监管实验室。① 世卫组织在 1997 年
推出了 FluNet 平台，这是一个电子数据库，GISN 实验室可以向其上传实验
室和流行病学数据。 这成为 GISN 实验室之间进行交流的基本工具。
GISN 于 2011 年更名为全球流感监测和反应系统（Global Influenza
Surveillance and Response System，GISRS），仍通过开展全球性监测，监控流
感病毒的变异，并根据监测结果在每年 2 月和 9 月分别针对南北半球下一
个流感季节，为实验室诊断，生产疫苗、抗病毒药物及风险评估提供推荐
建议。

　　1957 年大流感是 GISN 成立后监测到的第一次流感大流行。 在确认是
新型流感病毒后，世卫组织立即向各国发出流感大流行预警。 这直接说明
了参与全球疫情监测协作的重要性。 但中国是最早研究流感病毒的国家
之一，于 1954 年成立病毒系流感室，并于 1957 年成立了国家流感中心。
1981 年，加入 GISN。 1988 年始，为提高国际地位及流感监测和研究水
平，国家流感中心与美国 CDC 合作开展流感监测研究项目，建立了流感病
毒分子生物学技术，并将其应用于流感病毒的监测和研究工作，从而使国
家流感中心的技术水平由一般生物学水平提升到分子生物学水平，并逐步
迈向国际先进行列。 2000 年以来，中国卫生部与世界卫生组织合作开展
了两个为期五年的流感监测合作项目，建立了以流感样病例报告和病毒分
离为主的流感监测网络，全面提高了中国流感监测的整体能力。 世卫组织
在 2010 年任命中国国家流感中心为全球第五家、发展中国家首家全球流感
参比和研究合作中心。

　　在过去的六十多年间，以世卫组织为核心的全球流感防御体系显示了
它的优越性，国际社会对于 1957 年、1968 年和 2009 年流感大流行都做出
了较为及时的反应。 GISRS 每年检测约 100 万个临床样本，向世卫组织报
告数十万流感阳性结果，并向世卫组织合作中心提供了数千种流感病毒以

---

　　① GISN and Laboratory［N/OL］. WHO,［2020 - 04 - 20］. https://www. who. int/
influenza/areas_of_work/gisn_laboratory/en/.

进行彻底的定性。① 现今，全世界通过监测流行毒株及其对人类的影响采取协调行动，每年能防止数百万人患病、就医和住院。 GISRS 还促进了学术界和制药业的科学家密切合作。 各个国家中，不仅决策者依靠 GISRS 网络的信息来制定政策，公众和新闻界也大多依靠其来获取资料。

然而，我们仍不轻言已经成功地掌握了流感病毒的行踪，新型的流感病毒仍时不时地如闪电般向人类袭来，预测流感病毒仍具有极大的挑战。2011 年，第 64 届世界卫生大会决定确立大流行性流感防范（Pandemic Influenza Preparedness，PIP）框架，其目标是进一步改进大流行流感的防范和应对。 新的治理框架显著地提升了世卫组织的应对能力。 在原有治理体系的基础上，PIP 每年从伙伴中获得 2800 万美元捐款用于防范疫情。PIP 还采取预先供应合同的方式，使世卫组织可预见地获得应对下一次流感大流行所需的疫苗和其他产品。 在国际社会的共同努力下，希望狡猾的流感病毒终有一日无处遁形。

二、标本兼治"世界病"——多方伙伴共治霍乱

1858 年，夏天的伦敦依旧炎热，更为要命的是泰晤士河上的污水臭得让人无法忍受，几次议会会议都不得不暂停。 人们将这一困扰伦敦市民的环境问题称为"大恶臭事件"（The Great Stink）。 庆幸的是，"大恶臭"推动了立法改造伦敦的下水排污系统。 这一工程由工程师约瑟夫·巴泽尔杰特（Joseph Bazalgette）主持。 历时 15 年，伦敦人民不仅告别了街道上的污水与恶臭，而且伦敦几乎再没有发生过霍乱疫情。 在此之前的 19 世纪上半叶，本是印度地方病的霍乱沿欧亚大陆一路向西到达英国，在沿途国家都造成了众多的人口死亡。 霍乱很快就在英国境内蔓延开来，造成了极

---

① Thedi Ziegler, Awandha Mamahit, Nancy J. Cox. 65 Years of influenza surveillance by a World Health Organization - Coordinated Global Network [J]. Influenza and Other Respiratory Viruses, 2018(9): 564.

大的伤亡与恐慌，并不是所有的城市都能像伦敦那样及时、有效地改善居民的卫生环境，霍乱一度被称为"19世纪的世界病"。 自1817年全球大流行起，全球范围内先后在1829年、1852年、1863年、1881年、1899年暴发过霍乱大流行。

霍乱是由霍乱弧菌感染的一种急性肠道传染病，通过食物、水、苍蝇等传播。 在大约80%的霍乱感染中，患者没有症状或症状非常轻微。 而20%有症状的人会出现大量的拉稀腹泻、呕吐和腿抽筋。 因此，霍乱更像是一个温柔的杀手。 霍乱通常不会直接人传人，不清洁的环境和污染的水源往往是霍乱的最初宿主。 在环境管理不善和过度拥挤的地区，霍乱的危险性将急剧增加。 确保食品和水源的清洁以及良好管理是预防霍乱传播的最简单方法。 进入20世纪，霍乱仍在困扰着发展中国家落后地区的人们。 1961年，全球范围内暴发了第七次霍乱大流行。 与以往不同，这次大流行始于印度尼西亚的西里伯斯岛，并很快在十年内蔓延至亚洲各国和地区，随即又向西传播。 非洲大陆是受疫情影响最为严重的地区。 1991年，19个非洲国家总共报告了近14万例病例。 天灾往往与人祸相伴，1994年卢旺达大屠杀之后，卢旺达人逃往刚果（金）戈马的难民营内暴发了霍乱，一个月内造成至少4.8万人患病，2.38万人死亡。[1] 1991年，霍乱出人意料地出现在南美洲西海岸的秘鲁，之前在那里霍乱已经消失了近100年。 疫情暴发的第一年，霍乱在秘鲁造成3000人死亡，[2]它很快感染了厄瓜多尔、哥伦比亚、巴西和智利，并向北蔓延到中美洲和墨西哥。 第七次霍乱大流行是世界上持续时间最长的流行病，其影响持续至今，总共波及120多个国家。 直到今日，全世界每年仍有130万至400万霍乱病

---

[1]　Global Epidemics and Impact of Cholera[EB∕OL].WHO，[2020-04-15].https:∕∕www.who.int∕topics∕cholera∕impact∕en∕.

[2]　Cholera Through History[EB∕OL].Encyclopaedia Britannica，[2020-04-15].https:∕∕www.britannica.com∕science∕cholera∕Cholera-through-history.

例，2.1 万至 14.3 万人死于霍乱。①

在与大流行抗争的过程中，人们不断完善对霍乱的认知，探寻有效的应对办法。 1854 年，伦敦霍乱流行期间，约翰·斯诺（John Snow）医生通过对霍乱死者的日常生活的观察，绘制了"霍乱地图"，发现了霍乱与污染水源的关系。 他的发现纠正了霍乱是由"瘴气"或污水中的有害物质所引起的假说，并首次提出预防霍乱的措施。 斯诺的研究被认为是流行病学研究和公共卫生学的先驱。 霍乱期间的一系列病源的流行病学调查，由此开创了"公共卫生学"这一医学门类。 直到 1884 年，德国科学家罗伯特·科赫（Robert Koch）从粪便中分离出了霍乱弧菌，找到了疫情的真正元凶。 1906 年至 1920 年，热带医学先驱伦纳德·罗杰斯（Leonard Rogers）在霍乱治疗领域实施了高渗生理盐水、碱性溶液静脉注射和口服高锰酸盐一系列新疗法，在印度加尔各答取得显著疗效，成为当时世界上霍乱治愈率最高的疗法。 霍乱的防疫工作极大地推动了英国等欧洲国家的公共卫生事业发展，英国为此展开了清洁水运动，建设了城市排水系统，还完善了相关的公共卫生法案和机构建设。 英国的一系列举措为现代科学疾病预防工作奠定了基础，为世界各国所仿效。

对多数国家来说，霍乱是外来的不速之客。 但病毒并不认识国门，它是人类的共同威胁，迫使不同国家的人民联起手来。 各国针对霍乱的防疫工作促进了早期的国际公共卫生合作。 一方面，各主权国家开始通过国际会议的方式磋商、谈判，共同谋划传染病的防控问题。 首次国际卫生会议于 1851 年 7 月 23 日由 11 个欧洲国家在巴黎召开。 这次会议的目标是协调欧洲不同国家相互冲突，和把代价高昂的海上检疫要求降低到安全的最低限度。 这次会议统一规定了对到达欧洲港口的船只进行检查和隔离的措施，而当时检查和隔离的主要对象便是霍乱。 此后直到 19 世纪末，共召开了 10 次这样的会议，其中 8 次会议讨论了关于跨境传播的霍乱、瘟

---

① Cholera Key Facts［EB/OL］.WHO，（2019-01-17）［2020-04-15］.https://www.who.int/news-room/fact-sheets/detail/cholera.

疫、黄热病等问题。① 另一方面，通过国际会议又签订了相应的国际公约，为共同防治霍乱制定了统一的行动标准。 1892 年，在威尼斯举行的第七届国际卫生大会批准并生效了第一项关于霍乱的国际卫生公约，其所订标准分别在 1903 年和 1926 年由巴黎防治鼠疫公约加以补充。 1893 年在德累斯顿和 1894 年在巴黎的会议又订立了另外两个关于霍乱的公约。这些国际防疫公约和规章对各国预防霍乱产生了极大的效果。 20 世纪初叶，欧洲国家霍乱疫情的减少和死亡率的明显降低，在很大程度上得益于这些国际公约的实施。

霍乱作为最为紧迫的国际卫生问题，很大程度上还推动了早期的国际卫生组织，如国际公共卫生办公室、国际联盟的卫生部门、泛美卫生组织以及世界卫生组织的创立。 例如，欧洲国家政府代表于 1907 年在罗马协商成立的国际卫生办公室便是为了监督船舶和港口隔离以防止传播鼠疫、霍乱而设立的。 更为重要的是，国际卫生组织的成立为各国的防疫工作提供了统一指导和援助，推动了国家间防疫工作的相互协调与借鉴。 世卫组织制订了流行病紧急援助计划，向会员国提供咨询意见，分享实验室的研究成果、治疗经验，应需要援助的国家的要求，及时派遣流行病学专家，并在必要时提供物质帮助，如疫苗、补给液、抗生素、诊断血清和其他参考资料。 世卫组织还定期举办有关临床和实验室诊断治疗、流行病学和霍乱预防的培训班，提供方法论、建议和帮助。

国际卫生组织提供疫情监测和信息共享的公共产品。 在国际层面上，及时监测病例对有效控制霍乱发挥着非常重要的作用。 系统地收集、分析和迅速传播所有流行病学信息对于促进流行病学预测和制定适当的控制措施至关重要。 世卫组织自 1948 年成立之初便建立了覆盖全球的以日内瓦为基地的无线电网络，以便及时地通报、交流信息。 政府可以凭借这些信息立即对任何来自危险地区或疑似载有病例的船只或飞机实施隔离检疫措

---

① 黄瑶，聂云飞.国际传染病防控合作与国际法[J].现代国际关系,2003(7):34.

施，也可以在危险解除后立即取消这些措施。1969年，第22届世界卫生大会通过的《国际公共卫生条例》进一步规范了霍乱、黄热病和鼠疫的报告系统。世卫组织还通过出版《每周流行病学记录》公布相关病例的情况，同时还指导建立国家层面的监测系统。世卫组织建议成立国家级的卫生防疫委员会，成员包括卫生部、国防部、财政部等部门的代表，以便跨部门间的合作协调；邀请临床医生、微生物学家和在霍乱领域有经验的流行病学家，以及卫生工程师和卫生教育工作者参与其中；在地方层级设立小组委员会，与全国委员会之间建立沟通渠道；在地方层级，联系社区领导人、教师、宗教领袖或其他有影响力的人士，请他们合作建立监测系统。

人类对抗霍乱所取得的进展是国际社会通力合作的结果。国际合作既有国家间的双边合作，如日本为菲律宾控制和消灭霍乱的行动提供援助，又有国际组织间的合作共济。20世纪90年代，当霍乱重返南美洲时，各国政府、联合国机构和私营部门迅速做出反应，在卫生保健、饮用水和卫生设施方面进行了投资，从而使死亡率保持在1%以下，并将病例数从20世纪90年代的100多万例减少到21世纪的5000例以下。鉴于恶劣的卫生环境，尤其是无法获得清洁水源，成为诱发霍乱疫情的主要原因，国际社会开始从改善贫困地区的卫生环境入手，试图从根源上解决霍乱问题。千年发展目标中的一项便是在1990年至2015年将无法获得改善的卫生设施的人口比例减半。1978年，世界银行和联合国开发计划署合作推出"水和卫生项目"（Water and Sanitation Program，WSP），目的是为世界贫困人口提供安全用水和卫生设施。WSP鼓励当地的私有企业在项目中发挥主导作用，为这些企业提供商业模式指导和金融服务。WSP意识到卫生条件的改善不仅有助于减缓疫病传播，而且可以创造数十亿美元的经济收入。因此，WSP不仅是一项卫生项目，而且其最终目的是促进当地的经济社会发展。美国疾病控制与预防中心和泛美卫生组织于1992年合作开展了"安全水系统项目"（Safe Water System，SWS），通过提供负担得起的和可持续的解决方案，已帮助35个国家的社区获得了安全水源。

由于儿童是霍乱疫情的主要感染群体，因此联合国儿童基金会成为霍乱治理中的主要国际组织。 基金会在下列领域支助各国政府、世卫组织和其他伙伴，包括提供霍乱工具包（有英文和法文两种版本）、培训和后勤支持、监测预警、通信服务、宣传推广等服务。 基金会还是全球霍乱疫苗储备发展的关键伙伴。 联合国儿童基金会特别成立了"水、环境卫生与个人卫生"计划（Water, Sanitation and Hygiene, WASH），旨在为贫困地区改善水和卫生服务以及基本卫生习惯。 计划开展至今，WASH 团队工作已遍及 100 多个国家，为将近 1400 万人提供了清洁水源，为 1100 多万人提供了基本厕所设施。① 基金会还与世卫组织设立了联合监测方案（Joint Monitoring Program, JMP），提供相应的全球数据支持，为可持续发展目标的具体指标服务。 为了进行可持续发展目标监测，在儿童基金会系统内，JMP 与多指标群集调查（Multiple Indicator Cluster Survey，MICS）方案合作，制订和测试新的指标与问题，以填补卫生服务方面的数据空白。 JMP 还与一个卫生处理工作组（Sanitation Treatment Task Force）合作，制订调查问卷，以收集排污企业的排泄物管理信息。

21 世纪以来，人类与霍乱仍在进行着艰苦的角力。 2017 年 4 月，也门暴发了近几十年来世界最大规模的霍乱疫情，2200 余人死亡，超过 100 万人疑似感染。 国际社会抗击霍乱的努力仍未松懈。 2017 年，经过近五十年的发展，WSP 转型为"全球水安全与卫生伙伴关系"（Global Water Security & Sanitation Partnership，GWSP）。 GWSP 开始侧重于帮助受援国提高知识和能力建设，助力他们实现与水相关的可持续发展目标。 GWSP 增添了安全的维度，倚重伙伴关系来促进对话、融资和技术创新。② 同年 10

---

① 水、环境卫生与个人卫生（WASH）［EB/OL］. 联合国儿童基金会，［2020-04-22］.https://www.unicef.org/chinese/wash/.

② GWSP 目前的合作伙伴为奥地利财政部、澳大利亚外交贸易部、比尔及梅琳达·盖茨基金会、丹麦外交部、荷兰对外贸易和发展合作部、瑞典国际发展合作署、瑞士国家经济事务秘书处、瑞士发展与合作署、英国国际发展部、美国国际开发署，详见https://www.worldbank.org/en/programs/global-water-security-sanitation-partnership#5。

月，世卫组织联合 50 多个联合国机构、学术和非政府组织及相关国际机构组成全球霍乱控制工作队，制定了终止霍乱的全球路线图，争取到 2030 年将霍乱死亡人数减少 90%，并在多达 20 个国家消除该病，从而终结霍乱。人类正翘首以盼一个没有霍乱的世界。

三、全球送瘟神——根除天花计划

天花是最古老和最致命的一种传染病，也是唯一已被人类消灭的重大传染病。在天花被消灭之前，人类与之至少纠缠了 3000 多年。在公元前 1157 年去世的古埃及法老拉美西斯五世（Ramesses Ⅴ）木乃伊的身上曾经发现过麻点，这是目前所发现的最早的一个天花病例。大约公元前 1000 年，天花经由埃及传入印度。中国最早有关天花的记载出现于晋代葛洪所著的医书《肘后备急方》。根据该医书的记载，推断天花大约是在公元 1 世纪传入中国的。欧洲大规模的天花流行始于公元 6 世纪，是由埃及经地中海传入的。美洲大陆在被哥伦布发现后仅过了 15 年，即于 1507 年就传入了天花。在 18 世纪，天花到达了世界上最后一个尚未被它蹂躏的澳洲大陆。

天花是由天花病毒引起的急性传染病，经由受感染的气溶胶和已显现症状的受感染者飞沫在人际间传播。受感染后 12～14 天出现发烧、头痛、晕厥、背部剧痛等症状，有时伴有腹痛和呕吐。2～3 天后，体温下降，身上出现皮疹，先是在面颊、手、前臂上，然后在躯干上出现皮疹。天花具有很强的感染性和致命性，每次天花疫情的流行都会造成大量的死亡病例，即使幸免于难，感染者也会留有疤痕，造成心灵上的创伤。在中世纪时，天花的致死率还排在鼠疫和肺结核之后，但到了 16 世纪和 17 世纪，天花成为导致欧洲人口减少的主要原因之一。16 世纪欧洲天花肆虐时，发病人数每年数以十万计，病死率高达 25%～40%。18 世纪时，人口仅为 4000 万的欧洲，每年死于天花的人数竟至 44 万。① 人类在天花病毒前真正地实现了"人人平等"。历史上有很多贵族乃至君王都死于天花，除古埃及法老拉美西斯五世之外，还有英国女王玛丽二世，俄国沙皇彼得二世，法国国王路易十五，西班牙国王路易斯一世，清初的豫亲王多铎、顺治皇帝，等等。此外，英国女王伊丽莎白一世、法国国王路易十四、清朝康熙皇帝也因感染天花而脸上留下麻点。

天花的淫威之处还在于，人类社会始终没有找到有效的治疗手段，即便在医学技术相对发达的当今时代，人们仍没有找到可以治愈天花的特效药。进入 20 世纪后，人类仍生活在其梦魇之中。据世界卫生组织估算，天花在 20 世纪就夺去了 3 亿人的生命。② 仅在俄国，从 1900 年至 1909 年的 10 年间，死于天花者即达 50 万人。③ 1926 年至 1930 年，印度近 98 万人发病，美国也有 38 万人。第二次世界大战后期，天花疫情再次形成高峰，1944 年至 1945 年，全世界报告病例达 70 多万，印度几乎占比 90%。④ 50 年代开始，天花在全球范围内开始呈现不均衡的蔓延趋势，欧洲和北美地区基本控制了天花疫情。中国在 1954 年尚有 13 个省份发现病例，1959 年仅有新疆、四川和云南三个省级地域内发现病例。我国最后一例天花消灭于云南省思茅地区的西盟县，算是较早战胜天花病毒的国家。此后，天花疫情多集中在南亚、非洲和拉美的发展中国家。20 世纪 60 年代，全世界每年仍有 1000 万到 1500 万人感染天花，大概 200 万人死亡，主要分布于 43 个国家。只要存在防疫的薄弱环节，整个人类社会就仍处于疫情的危机之中。于是，世界卫生组织于 1967 年启动了雄心勃勃的"根除天花计划"，历时十年之久，1977 年，索马里诊断出最后一例自

① 傅杰青.消灭天花——全人类联合行动的创举[J].自然辩证法通讯,1981(4):57.

② 世卫组织纪念世界消灭天花 40 周年[N/OL].联合国新闻,(2019-12-13)[2020-04-22].https://news.un.org/zh/story/2019/12/1047381.

③ 王旭东,孟庆龙.世界瘟疫史[M].北京:中国社会科学出版社,2005:42.

④ 杨上池.天花的消灭与国境卫生检疫[J].中国国境卫生检疫杂志,1993(5):260.

然发生的天花病例。 至此，人类社会宣告了对抗天花病毒战役的最终
胜利。

　　天花病毒仅有的"仁慈"一面在于，感染的人一旦痊愈便会终生获得
免疫，这为人类抗击天花病毒带来一线希望。 中国古人曾勇敢地尝试"以
毒攻毒"的方式，创造了"人痘接种术"，即让未感染天花的孩童主动接
触天花病毒，以获得免疫。 具体操作分为痘衣法、痘浆法、旱苗法、水苗
法四种。 这在唐代孙思邈的《千金方》、清初俞天池的《痧痘集解》和清
末医学家董玉山的《牛痘新书》中都有所记载。"人痘接种术"虽然有一定
的风险，但的确大大减少了感染率。 这一方法相继传入日本、俄罗斯和土
耳其，并于18世纪末在欧洲和美洲得到普及。 同样是秉承"以毒攻毒"
的思维，1796年，英国医学家爱德华·琴纳（Edward Jenner）发明了"牛
痘接种法"。 这源于英国有些地方的人们发现挤牛奶的妇女通常不会感染
天花。 人们总结是因为她们在挤牛奶的时候会感染牛痘，而感染了牛痘之
后就不会再得天花。 琴纳对这一现象进行反复观察和实验，对牛痘接种可
以预防天花进行了最初的证实。 虽然琴纳的发现仅是基于偶然性与相关
性，但仍为人类战胜天花病毒提供了有利的武器。 牛痘较之人痘更加安
全，接种反应较温和，从而逐渐代替了人痘接种。 后来又经过伍尔兹（R.
Wurtz）等人的改良，牛痘苗的质量得以改进。 而20世纪50年代，大规
模生产冷冻干燥痘苗技术的普遍应用，为牛痘的普遍接种提供了可能。

　　二战结束后，人们将彼此的仇恨开始转向了集体抗击天花的"战
疫"。 1948年，世卫组织成立之初便将天花列为第一个应该被控制的传染
病。 1953年，世卫组织第一任总干事奇泽姆（George Brock Chisholm）首
先提出了在全世界范围内消灭天花的目标，可惜未能得到足够的支持。
1958年，苏联代表团向第十一届世界卫生大会提出了开展全球性的根除天
花运动的提议，得到了大会的通过。 计划的主要办法是给全球80%以上
的人口接种或重新接种牛痘疫苗。 不过当时正积极开展消灭疟疾运动，根
除天花计划无法获得经费和人力、物力的支持，最终也未能实施。 1966
年，世界卫生组织第十九届大会再次通过了全球性大规模扑灭天花的决

议，全球抗疫正式开始。

1967 年，即计划开始执行的第一年，43 个国家的天花病例超过了 1000 万例。来自 73 个国家、多达 15 万名工作人员经过多年的共同努力，困扰人类 3000 多年的天花病毒终于又被锁进了潘多拉的魔盒。全世界根除天花计划与 1972 年完成的美国阿波罗登月计划被视为 20 世纪两项世界最著名的重大科学研究项目。在 1966—1976 年，通过该计划所进行的牛痘苗接种总数达 17.9 亿人次。尽管取得了如此显著的成就，但是计划的成立和执行同样遇到过很大的阻力。在 1958 年首次通过该计划之时，世卫组织领导人正热衷于开展"根除疟疾运动"，不愿把消灭天花作为重点工作。1959 年至 1965 年批准根除天花的预算经费每年只有 10 万到 20 万美金，世卫组织总部只设一人管理这一个大项目，现场工作人员也仅有四人，工作进展十分缓慢。① 同时还有很多国家、国际组织和专家怀疑计划的可行性。联合国儿童基金会就由于根除疟疾方案的失败而大失所望，没有向根除天花计划提供任何援助。苏联基本上于 1936 年根除了天花病毒，但为了防止输入性疫情，苏联希望借由世卫组织开展全球范围的防疫计划以根除病毒，从而不断向卫生大会呼吁并提供疫苗援助。

苏联的努力对于启动根除天花计划起到了很大的推动作用。不过，该计划的顺利开展是国际社会共同努力的结果。1967 年，世卫组织总部设立了特别基金，经常预算每年保证的固定数额只有 240 万美元。但从 1967 年到 1979 年，每年的天花防治费用升至 2300 万美元。国际捐助者总共提供了 9800 万美元，其中美国提供了最大比重的资金援助，其余 2 亿美元由疫情国家来承担。② 世卫组织先后成立了一系列专项的组织机构筹划工作，如根除天花科学小组、根除天花专家委员会。国际上知名科研机

---

① 章以浩.全世界和中国根绝天花的历史事实、基本经验及启迪[J].中华流行病学杂志，1999(2):68.

② CASE1: Eradicating smallpox[EB/OL].Center for Global Development，[2020-04-26].https://www.cgdev.org/page/case-1-eradicating-smallpox.

构和知名专家则提供了强有力的科研、技术支持与专业指导，如美国的疾病控制与预防中心、苏联的病毒制品研究所等。世卫组织还特别指定加拿大的康诺特实验室及荷兰的公共卫生研究所为痘苗质量检测中心，协助检查各痘苗生产单位的产品质量。

国际专家负责协调、指导相关国家根除天花的计划与行动，如推动设立专职国家计划指导小组，建立国家卫生站，成立种痘专业队伍，组织病例监测报告网等。同时，针对不同工作编印了不同性质和内容的宣传品及培训资料。美国流行病学家唐纳德·亨德森（Donald Henderson）临危受命，领导根除天花计划。亨德森大学毕业后加入美国疾病控制与预防中心，曾接受过中心情报服务处的创始人——亚历山大·朗缪尔（Alexander Langmuir）系统的指导。出任前，他正在执行美国在西非和中非的18个国家中开展的一项消灭天花和控制麻疹的项目。他被时任世卫组织总干事视为领导根除天花计划最合适的人选。事实也证明总干事做出了明确的选择。亨德森不仅凭借其专业的素养和丰富的抗疫经验制订了合理的灭疫战略，他还是一位卫生外交高手，多次前往相关国家进行游说与动员。例如当埃塞俄比亚皇帝海尔·塞拉西（Haile Selassie）手下的卫生部部长不肯提供足够帮助时，亨德森就进入埃塞俄比亚去拉拢皇帝的私人医师。在亨德森博士的领导下，根除天花计划采用了环形接种的战略。与其为每个人接种疫苗，世卫组织不如先行锁定天花患者，进行隔离，为所有与其接触者接种疫苗，再为与这些人接触过的人接种，这样就能避免多余的疫苗浪费。那么，该计划的首要任务便是提供有效的病例报告。世卫组织向落后地区提供了简易的病患识别指导，并设立了标准化的报告流程，这便提高了病例报告的效率。此外，分叉针头的发明让非专业人员也可以轻松使用，这促进了疫苗注射的普及。

不过，更为重要的决定因素仍是多方伙伴间的合作。根除天花计划执行过程中主要面临着资金供给不稳定，地方某些群体对于国际援助和新技术、新方法持有抵触情绪，还有一些疫情国家政治安全形势严峻等阻碍因素。在根除天花计划启动之前，已经有一些区域卫生机构组织开展了大量的防控工作。 严格意义上讲，世卫组织的计划只是对其工作的承接和补充。 例如，泛美卫生组织和奥斯瓦尔多·克鲁兹基金会（Fiocruz）已经成功地将美洲的疫情国家减少到仅有巴西一国。 为协调美国在西非和中非的 18 个国家开展的"麻疹控制和根除天花计划"，世卫组织只是为这些国家提供美国双边安排所无法提供的援助。 美国疾病控制与预防中心还积极地在时局不稳定的南亚地区动员人力和资源。 印度和孟加拉是天花病例最为高发的两个国家，在此次计划行动过程中，两国政府也都给予了积极的配合与支持。 印度的塔塔工业集团同样给予了大量的资金支持。 此外，瑞典和丹麦的国际发展机构也是重要的资源援助方。

全球根除天花计划所体现的国际主义精神至今仍值得被珍视。 对许多人来说，这场抗疫让冷战的对抗情绪逐渐消散。 在战斗过程中，美国、苏联以及盟友国家的一些官员间学会了相互信任。 许多国家工作人员将他们参与该项目视为职业生涯的亮点，与世卫组织框架建立了密切和富有成效的联系。 尽管在国籍、教育、种族、性别和年龄方面存在差异，但许多"根除天花战士"之间仍怀有善意。 对许多年轻官员而言，参与这样一个全球项目，为他们开辟了新的职业道路。 20 世纪 70 年代，拯救生命的共同目标将许多人团结在一起，战胜天花激发了人类对抗病毒的信心，从而催生了"扩大免疫接种规划"等其他项目的开展。 然而，人类战胜其他病毒仍面临巨大的艰辛，或许战胜天花仅是人类的一次侥幸。 这主要是因为天花病毒的特殊性。 天花病毒是一种双链 DNA 病毒，几乎不可能发生变异。 尽管流传千年，天花病毒也只存在两个亚种，而且人类是唯一宿主，一旦人类获得了免疫，病毒便无处遁形。 牛痘和天花的病原体牛痘病毒和天花病毒共有交叉反应抗原，这也是人类接种牛痘就能免疫天花的原因，而牛痘却对人体几乎无害。 但无论如何，根除天花计划的胜利都是人类抗疫史上的一次高光时刻，足以为饱受疫病摧残的人类带来些许温暖。

四、没有疟疾的世界——国际社会的行动与愿景

疟疾是一种单细胞生物疟原虫造成的寄生虫传染病，通过蚊媒传播。疟疾主要活跃于撒哈拉以南非洲、南亚、东南亚、中美洲和加勒比等热带地区，对当地人们的健康、社会经济都产生了极大的影响。 同样是一种古老的疾病，美索不达米亚的楔形文字泥板中记录有类似于疟疾的发烧症状。 吠陀时期（前 1500—前 700）的印度文献称疟疾为"疾病之王"。 希腊诗人荷马在《伊利亚特》中也提到了疟疾。 葡萄牙历史学家若奥·德·巴洛斯（João de Barros）曾说过："上帝派遣一位天使，挥舞着致命热病的火焰之剑，阻止我们进入这花园里的清泉，黄金的河流从那里一直流入我们多次征服的大海。"这里的致命热病便是疟疾，疟疾阻止人们进入的则是非洲大地。 欧洲的探险家和殖民者迟迟无法深入这片"黑暗大陆"，正是因为疟疾作为一种热带疾病，具有极强的传染性和致命性。 即便如此，疟疾还是在欧洲社会中蔓延，它从非洲热带雨林，沿尼罗河向下传播到地中海，然后向东传播到新月沃土，然后向北传播到希腊。 希腊商人和殖民者再把它带到意大利。 从那里，罗马士兵和商人最终把它带到遥远的北方　英格兰和丹麦。 在接下来的 2000 年里，无论在欧洲哪里，只要有拥挤的定居点和死水，疟疾便会肆虐，造成大量的病患和死亡。

直到现在，疟疾的威胁仍未得到完全的遏制。 在 20 世纪，疟疾就夺去了 1.5 亿至 3 亿人的生命，占所有死亡人数的 2% 至 5%。 现今全世界仍有 40% 的人口生活在疟疾传播的地区。① 在疟疾肆虐的热带地区，仅 1947 年，3.3 亿印度人口中就有 7500 万人感染疟疾。 20 世纪上半叶的印度，死于疟疾的人数超过死于其他疾病人数的总和。 而更为严峻的撒哈拉以

---

① Arrow KJ, Panosian C, Gelband H, eds.Saving Lives, Buying Time：Economics of Malaria Drugs in an Age of Resistance[M]. Washington（DC）：National Academies Press, 2004：part 2.

南地区，几乎占据了世界上 80%到 90%的疟疾病例和死亡率。 以疟疾为主的热带病严重地遏制了非洲地区的经济发展，海外投资项目时常因为疾病而难以为继。 1998 年，矿业巨头必和必拓在莫桑比克投资 14 亿美元兴建电解铝厂，两年内即有 7000 例疟疾感染，13 位外派员工死亡。 20 世纪上半叶，世界的其他地区也普遍受到疟疾的困扰。 美国南部地区在 20 世纪 30 年代前都一直受到疟疾的困扰，直到田纳西流域管理局将水力发电和现代化带到南方农村，情况才得以改善。 二战时在太平洋战役初期，美国死于疟疾的士兵比死于战争的士兵还多。 美国最重要的公共卫生机构——疾病控制和预防中心——就是因为疟疾而成立的。 20 世纪 50 年代，中国有疟疾流行的区县约占 80%，每年发病人数最高时达到 3000 万以上，发病人数居感染各种传染病之首。

人类在与疟疾斗争的过程中，曾先后探索出多种对抗疟疾的药物。 17 世纪 20 年代，在美洲的欧洲人发现当地的金鸡纳树皮具有抗疟退烧的功效，随后欧洲人将其作为治疗疟疾的主要药材，并在南亚和东南亚地区大规模地种植金鸡纳树。 19 世纪初，葡萄牙医学家从金鸡纳树皮中分离出金鸡宁，几年后法国化学家又从树皮中分离出奎宁。 尽管现今有零星的耐药性观察，但奎宁仍是一种重要和有效的疟疾治疗药物。 为避免疟疾侵袭，英国殖民者在印度最嗜好的饮料之一即杜松子酒中加奎宁水，它后来演变为酒吧里的金汤力。 一战期间，德国为了打破协约国对于奎宁的控制，开始研发奎宁的替代药物。 起初研发的合成药物副作用过高，直到 1934 年氯喹的合成取得了突破性进展。 二战后，氯喹和二氯二苯三氯乙烷(DDT)成为世界卫生组织雄心勃勃的"全球根除疟疾计划"的两大主要武器。 不过后来在泰国、柬埔寨边界，委内瑞拉，肯尼亚等国先后发现了耐氯喹的恶性疟原虫。 20 世纪 70 年代，美国陆军医学研究与发展司令部、世界卫生组织和霍夫曼-罗氏公司合作研发了甲氟喹。 不幸的是，甲氟喹作为单一的抗疟药引入亚洲后也产生了抗药性。 而且，甲氟喹抗性疟原虫的产生也削弱了 Fansimef（一种由凡西达和甲氟喹组合的复方药）的药效。 另外，由于甲氟喹的造价昂贵，这种药并不适合在非洲地区使用。

中国的古典医学为抗击疟疾提供了最为强大的武器。 我国的药学家屠呦呦从葛洪《肘后备急方》中"青蒿一握，以水二升渍，绞取汁，尽服之"的描述中得到启迪，于 1972 年发现并成功提取青蒿素。 以青蒿素为主的复方制剂目前是世界上治疗疟疾最有效的药物。 屠呦呦因其卓越的贡献于 2015 年获得诺贝尔生理学或医学奖。 发现青蒿素后，中国开始通过国际合作方式向世界推广。 自 1972 年世界卫生组织恢复了中华人民共和国的合法席位后，中国开始重视与世卫组织的合作。 寄生虫病的防治是重要的合作内容，中方希望就青蒿素类药物与世卫组织开展多方位的合作。 1981 年 10 月 6—10 日，由联合国开发计划署、世界银行、世卫组织疟疾化疗科学工作组主持的"抗疟药青蒿素及其衍生物的研究"会议在北京举行。 这次会议是在氯喹抗性疟蔓延情况下世卫组织的一次"求助"，但更像是一次"摸底"。 会议期间，中方通过七篇报告就青蒿素的科研及临床试验情况做了汇报，开启了中国与世卫组织就青蒿素研发、生产的合作。 同时通过此次会议，中国医学界开始关注有关药物注册、专利、研发工作的标准化问题。 不过接下来几年内，外方专家对中国相关药企进行检查，认定中国的青蒿素衍生物制剂和生产过程均未达到 GMP 标准。[①] 这意味着中国研制的青蒿素药品仍不能在国外注册生产。 直到 20 世纪 80 年代末，中国的青蒿素药品仍无法走出国门。

之后，通过青蒿素的国际合作，中国制药走向世界。 一方面，是与国际药企的合作。 20 世纪 90 年代开始，在青蒿素上，中国开始了国际合作的新阶段。 这一时期，中国桂林南药、昆明制药、中国人民解放军军事医学科学院等多家企业和科研机构先后与法国赛诺菲、瑞士诺华等企业合作。 虽然中国只是这些外国药企的原料生产基地，将自己的研发成果掩盖在国外品牌之下，但从合作中学到了海外市场注册、临床试验申报、工艺

---

① GMP 标准，全称 Good Manufacturing Practices，是药品生产质量管理规范体系，最初是由美国坦普尔大学 6 名教授编写制定，20 世纪 60—70 年代的欧美发达国家以法令形式加以颁布，要求制药企业广泛采用。

专利申请等方面的宝贵经验。 2001 年，赛诺菲与桂林南药合作的单方青蒿琥酯片剂已获世卫组织 15 万人份的采购订单。 而诺华自 1999 年开始销售复方蒿甲醚。 从 2001 年 4 月开始，世卫组织正式推荐复方蒿甲醚为复方或联合用药（ACT）的首选。 这是到现在为止唯一一个通过世卫组织预认证的固定比例 ACT 药物，该药 2002 年进入世卫组织的基本药物核心目录。① 另一方面，是与其他国家之间的科研合作。 较为典型的是广州中医药大学与柬埔寨国家疟疾控制中心的合作。 双方于 2003 年 8 月签署了合作研究协议，在柬埔寨疟疾高发区石居省进行为期 3 年的临床研究，以证明青蒿素类药物能快速消灭疟疾传染源。 经研究发现，疟疾流行区的 62 个自然村中有 17 个村的平均儿童带虫率已由采取灭源措施前的 55.9% 下降至 1.9%。

　　20 世纪 40 年代初，DDT 作为一种残留杀虫剂出现，使疟疾控制策略发生了根本性的变化。 DDT 最早在二战期间被美军用于防治疟疾，随后，开始被大范围地使用，其有效性激发人们从全球层面消灭疟疾的雄心。 麦克唐纳数学模型更是从学理上论证了集体行动的合理性。 洛克菲勒医学中心的疟疾学家保罗·罗素（Paul Russell）在 1995 年第八届世界卫生大会上关于疾病与自由的演讲点燃了人们的决心，"全球根除疟疾计划"即通过这次大会获得了批准。 大会决定对除撒哈拉以南非洲大陆和马达加斯加以外的所有疟疾流行国家实行根除疟疾的政策。 因此，这项计划起初就不是全球性的，而是一个个国家行动的组合。 世卫组织的主要任务是提供技术咨询和协调资源。 大会还设立了一个根除疟疾特别账户，以吸引公共和私人捐款。 作为该计划的积极推动者，美国捐赠、贷款 4.07 亿美元，支持 37 个国家的 44 个疟疾根除项目，成为根除疟疾计划最重要的出

---

① 中国青蒿素 40 年徘徊在 WHO 门外 [N/OL]．人民网，(2007-11-26)[2020-04-28]．http://mnc.people.com.cn/GB/6573820.html.

资方。① 经过近十年的努力，"全球根除疟疾计划"取得了显著的成果。
在南欧以及北非和中东的部分地区，疟疾得到了根除。 从 1955 年到 1963
年，斯里兰卡的临床病例数量从每年 100 万例下降到每年 18 例。 但很
快，这种努力开始动摇。 人们开始对 DDT 的使用出现批评和质疑，一方
面是抗杀虫剂的蚊子和耐药寄生虫开始出现；另一方面，人们批评 DDT 对
于环境的破坏。 1962 年，雷切尔·卡森（Rachel Carson）出版的畅销书
《寂静的春天》（*Silent Spring*）是最有影响力的批评声音。 更为重要的
是，随即投入该计划的资金开始放缓。 到 20 世纪 60 年代末，根除疟疾的
计划不得不终止。

　　1978 年，世卫组织将其抗疟政策从根除和消除策略转向控制策略。
不过，在此后 20 年的时间内疟疾议题都较为边缘化。 直到 1998 年，挪威
前首相布伦特兰博士就任世卫组织总干事，又重新将疟疾问题作为优先事
项处理。 同年，以世卫组织为主导，联合国儿童基金会、开发计划署和世
界银行共同发起了一项"击退疟疾伙伴关系"（The Roll Back Malaria Part-
nership，RBM）的倡议，该倡议是针对疟疾采取协调行动的全球平台。 倡
议发起至今，已有 500 多个伙伴参与其中，包括疟疾流行国家、双边和多
边发展项目、私营部门、非政府组织和社区组织、基金会以及研究和学术
机构。 日前有 252 个伙伴仍在倡议框架内开展工作。② RBM 的提出改变
了过去世卫组织框架内国家间合作的模式，转向了全球不同层级伙伴间合
作，以实现共同治理目标的一种网络状协作模式。 新的模式一改以往"输
血式"的援助手段，更加强调当事国的参与及对当事国的卫生体系建设。
伙伴关系模式成功地提升了国际社会对于疟疾问题的关注，大幅增加了用
于控制疟疾的资金来源。

---

　　① 汤蓓.伙伴关系与国际组织自主性的扩展——以世界卫生组织在全球疟疾治理
上的经验为例[J].外交评论,2011(2):126.

　　② 具体伙伴名录详见 https://endmalaria.org/about - us/governance/partner[2020 -
04-29]。

2002—2007 年，全球对疟疾控制的资金投入平均每年为 2.5 亿美元，主要来源于抗击艾滋病、结核病和疟疾全球基金（Global Fund to Fight AIDS，Tuberculosis and Malaria，简称全球基金）、美国总统防治疟疾行动（U.S. President's Malaria Initiative，PMI）和世界银行的促进方案。 其中全球基金是最大的出资方，出资比重在 50% 以上。 美国则是抗疟战役中最大的援助国，除了向全球基金这类多边机构提供资金支持外，还于 2005 年由总统布什启动了美国总统防治疟疾行动，被视为美国运营最好、成效最大的全球医疗项目之一。 布什总统在项目启动的五年内将美国用于疟疾预防和治疗的资金增加了 12 多亿美元。 奥巴马总统延续了这一举措，在 2009 年至 2016 年期间对 PMI 投资了近 58 亿美元。 美国还向 30 多个国家进行了双边援助。 美国为双边疟疾防控和研究活动提供的资金从 2001 年的 1.46 亿美元增加到 2019 年的 9.84 亿美元。① 比尔及梅琳达·盖茨基金会于 2007 年加入抗疟战役中，向各种疟疾项目捐赠了 10 亿美元，呼吁全世界发起一场新的运动来根除这种疾病。 此外，诺华、葛兰素史克、埃克森美孚和住友等企业，以及告别疟疾基金会（Malaria No More）、朝圣者非洲（Pilgrim Africa）等非政府组织都是这场战役中的重要援助方和参与者。

在国际社会的共同努力下，疟疾对于人类的威胁得到了明显的控制。 2002—2017 年，在采取了疟疾控制的国家，因疟疾而产生的死亡率下降了 61%。② 但是，某些国家还是经历着疫情的反复，撒哈拉以南非洲仍是疟疾的重灾区。 国际社会始终没有放弃致力于建设一个没有疟疾的世界的愿景。 21 世纪初，国际社会就将在 2015 年终止并开始扭转疟疾发病率作为千年发展目标。 RBM 于 2008 年再次推出"全球疟疾行动计划"（The

———————

① The President's Malaria Initiative and Other U.S. Government Global Malaria Efforts [R/OL]. Global Health Policy，(2019-04-23)[2020-04-30]. https://www.kff.org/global-health-policy/fact-sheet/the-u-s-government-and-global-malaria/.

② Malaria[EB/OL].The Global Fund，[2020-04-30]. https://www.theglobalfund.org/en/malaria/.

Global Malaria Action Plan），为在长期内实现疟疾死亡率接近零并最终根除疟疾提出了战略构想。 在基本完成千年发展目标的基础上，联合国又在 2015 年制定了于 2030 年结束疟疾流行的可持续发展目标。 世界卫生大会于 2015 年 5 月通过《2016—2030 年全球疟疾技术战略》。 该战略旨在到 2030 年时使全球疟疾发病率和死亡率进一步降低 90%，为指导各国努力加快消除疟疾方面的进展进一步提供了一个全面的框架。《柳叶刀》（The Lancet）消除疟疾委员会更是提出了一项大胆的主张：疟疾作为人类最古老和最致命的疾病之一，能够而且应该在 21 世纪中叶之前被根除。 锲而不舍，金石可镂，但愿一个没有疟疾的世界能够如期而至。

第二章

21 世纪主要疫情与国际合作

　　进入 21 世纪以来，全球化进程的急速推进，不仅加深了人与人之间的交往联系，也加速了病毒的传播规模与速度。 人类在经历经济全球化、科技文明国际化的同时，也伴随着疾病防疫的全球化。 在全球化迅猛兴起的时代，面对传染性疾病，任何族群、国家都难以独善其身。 全球问题需要全球手段，新时代呼唤新合作。 在 21 世纪，人类一方面需要防备已被消灭或基本得以控制的传染病卷土重来；另一方面，要积极应对新发传染病带来的新威胁和新挑战。 2000 年以来，人类相继遭遇了非典型性肺炎、H5N1 禽流感、中东呼吸综合征、H1N1 猪流感、小儿麻痹症、埃博拉病毒、寨卡病毒，以及新近暴发的新冠肺炎等疫情。"岂曰无衣？ 与子同袍。"面对疫情，国际社会表现出团结合作的精神。 针对这些疫情的国际合作也形成一些新的变化趋势。 新兴国家、地区组织开始发挥更大的作用，新兴的多边机制和技术手段显得更加亮眼。

一、已结束的战役——"众志成城,抗击非典"

2002 年 12 月 10 日,在深圳罗湖区一家餐馆当厨师的黄师傅,突然发起了高烧。 他本以为回老家休息几天,吃些药,打个退烧针就能痊愈,结果病情并不见好转,甚至烧到 40℃。 黄师傅随即被转往河源市人民医院救治,未见转机,又被送往广州军区总医院呼吸内科治疗。 经过诊断发现他肺部阴影扩大,白细胞增多,出现呼吸衰竭,医院当天就给他上了无创呼吸机。 这显然不是寻常的发烧感冒,更可怕的是,还有很强的传染性。治疗中与他密切接触的 8 名医护人员先后出现了相似的症状。 经过 20 多天的治疗,黄师傅痊愈了,然而关于这个怪病的故事在 2003 年才刚刚开始。 到 2003 年 6 月 11 日,北京诊断最后一名确诊病人,6 个多月时间里,中国内地共有 24 个省(自治区、直辖市)出现疫情,同时,全球共有 32 个国家和地区也发现了感染病例。 这是 21 世纪全球首次暴发的大流行疫情。 这次疫情报告病人 13667 例。 中国是这次疫情的重灾区,有 5327 例,死亡 349 例。 虽然相较于以往的大流行,这次疫情的感染率和死亡率都相形见绌,但其来势之猛、症状之怪、危害之烈,尤其是在全球化时代,其对于经济社会的影响都是以往疫情所不及的。 同时,"非典"的启示也是深刻的,特别是对中国来讲,"非典"对于中国的公共卫生事业建设和国家卫生治理能力提升具有里程碑式的意义。

自 2003 年 1 月开始,广州、中山以及广西某地相继出现了多起类似病例。 其中 1 月底广州的一位海鲜商贩发病入院,感染了 50 多名医护人员和 19 名亲属。 2 月 12 日,广东省人民政府新闻办公室公布,2002 年 11 月 16 日至 2003 年 2 月 9 日,全省报告病例 305 例,死亡 5 例,其中医护人员发病 105 例。 2 月 6 日进入发病高峰,全省发现病例 218 例,当天增加 45 例,大大超过此前单日新增病例。 与此同时,民众之间出现了恐慌。早在 2002 年 12 月底,网络上就已经出现了关于这种"非典型性肺炎"的疫情的讨论。 尽管 2003 年 1 月 21 日,国家疾病控制中心专家组正式将这类病例命名为"非典型性肺炎（不明原因）"，广东省政府在 2 月初也给出了相应的防范工作指导，但关于"非典"的疑团仍困扰着官方与公众。　从 2 月 9 日开始，有关熏白醋、喝板蓝根能预防怪病的传言四起，市场上已出现抢购囤积迹象。　同在 2 月，黄师傅回到广州军区总医院复诊，医生告知他是中国第一例报告的"非典"病例，尽管后来证实，在佛山有人比他更早得病。

由于缺乏对"非典"的认知和管控，很多出现症状的人都没有意识到自己已经染病，仍当作普通感冒来治疗，并且随意出行。　而另一些感染患者出于恐慌，染病后并不是抓紧投医，而是急于返乡。　在这些情况下，神秘的病毒开始了它奔赴全国、全世界的旅程。　2 月 17 日，广东的一名湘籍打工者染病后返乡，成为湖南首例病人。　通过输入的方式，山西于 27 日也开始出现病例。　随后内蒙古于 3 月，宁夏、天津、河北等地于 4 月纷纷有病例确诊。　至疫情结束，全国共有 24 个省（自治区、直辖市）出现疫情。　2 月末，太原人徐某去广东出差返回后发烧入院，治疗不见起色后，于 3 月 1 日转往中国人民解放军总医院——北京 301 医院，成为北京首例确诊病例。　之后不久，北京开始不断出现感染者。　4 月 20 日，北京的确诊病例从前一天的 37 例猛增至 339 例，形势开始恶化。　北京成为中国内地"非典"疫情最为严峻的地区。

如同其他疫情一样，"非典"的突如其来是人们始料不及的。　一方面，病情暴发得突然，人们对其认知有限，有效的应对需要一定时间的学习和摸索。　另一方面，我国的专业机构起初对其表现麻木，应对失当，明显地表现出了我国公共卫生在全国社会体系中是最为脆弱的一环。"非典"至今仍是中国无数家庭的梦魇，那么多的家庭因之破碎，那么多的医护人员为之牺牲。"非典"是一场公共卫生事件，也是一次政府的公共危机。但是，危机中同样孕育着机遇，"非典"更是中国公共卫生制度建设和能力提升以及加强国际公共卫生合作的重要契机。

"非典"最先引发的是舆论导向问题。　2003 年，广州市民几乎是在各种疫情流言中度过春节。　流言导致了恐慌，进一步诱发针对食品和药品的

抢购潮。 而这期间政府与媒体的"正式发声"基本缺席。 直到 2 月 11
日，广州召开了全国首场公布"非典"疫情的新闻发布会。 据 2011 年出
版的《广州市志（1991—2000）》中的《政府决策志》披露，时任广州市委
书记林树森在新闻发布会前夜才在新闻稿上加上"192 例病例，其中 2 例
死亡"等数据。 他在紧急情况下明确表示"一定要实事求是介绍情况，需
要承担责任由我负责"①。 显然，流言在某种程度上成为倒逼官方渠道发
声的"反权力"。 事实也证明，信息公开才是制止流言最有力的武器。
2003 年 4 月 20 日，时任卫生部副部长高强主持新闻发布会，首次披露北
京"非典"疫情相关数据。 4 月 20 日成为"非典"疫情信息公开的"分水
岭"，20 日之后政府和媒体开始放开对于疫情信息的严格管制。 信息公开
也成为"非典"疫情最重要的"遗产"之一。 它倒逼政府完善重大公共事
件中的新闻发言人制度，还推动了 2008 年 5 月 1 日起实施的《政府信息公
开条例》的出台。

　　掩盖和瞒报疫情信息不仅会引发国内的社会恐慌，延误相关部门采取
应对措施，更不利于国际公共卫生合作。 在国际合作方面，"非典"疫情
还揭示出我国参与全球治理的青涩。 时任世卫组织总干事格罗·哈莱
姆·布伦特兰（Gro Harlem Brundtland）认为，如果世卫组织能够在早期阶
段提供帮助，疫情可能已经得到控制。 她敦促中国让世卫组织尽快参与。
之后，中国开始配合世卫组织的工作，与世卫组织分享了数据，并于 4 月
2 日承诺会与世界卫生组织全面合作。"非典"暴发之际，中国刚"入世"
不久，对于各类国际组织的运行、合作机制和战略目标仍处于认知阶段。
而且，中国对于国际公共议题的合作保持谨慎态度。 因此，中国错失了借
助世卫组织的全球预警网络和政策工具以阻断疫情蔓延的良机，而且严重
影响了我国政府的国际声誉和大国形象。 参与全球治理是全球化时代的

---

① 海鹏飞.流言倒逼出的首场"非典"发布会[J].南方人物周刊，2013（3）：48.

必然选择,"非典"加速了我国公共事务治理国际化的进程。① 与此同时,严峻的国际舆论压力也接踵而来,一些国家在鼓吹"中国威胁论"的同时,还鼓吹中国"危险论"和"不可接触论",甚至主张"隔离"中国。由于东盟地区国家受疫情影响最为严重,部分东盟国家的经济遭受了很大影响,社会出现恐慌和不稳定,一些国家开始出现反华情绪。 时任新加坡总理吴作栋就公开指责中国,称:"如果不隐瞒疫情,新加坡不至于'受疫'。"这严重地影响了中国与东盟国家之间的关系。

在意识到"非典"疫情的严重性和紧迫性后,中国政府及时调整了应对举措。 4 月 17 日,中共中央政治局常委会召开会议,决定包括人事任免在内的各种紧急措施应对"非典"。 23 日,温家宝总理主持召开国务院常务会议决定,设立总额 20 亿元的非典型性肺炎防治基金,成立全国防治非典型性肺炎指挥部。 一系列政策举措标志着中国正式开始全面抗击"非典"。 为了缓解外部舆论压力,争取国际社会的广泛支持与合作,当时的国家领导人在刚上任不久便开始积极地展开卫生外交工作。 原定于 4 月 29 日,东盟十国首脑在曼谷召开共同商讨防治"非典"的特别峰会并未邀请中国参加,中方知晓后提出希望能与会。 这一倡议得到了东盟支持,国家总理温家宝率团到会。 从做出决定到成行只有短短一个星期的时间。会议期间,温家宝首先承认:"面对这场突如其来的疫情灾害,我们缺乏预防和控制经验,应对机制不健全,一些地方和部门工作不力。"然后承诺:"中国政府是勇于面对困难、高度负责任的政府,时刻把人民健康和生命安全放在第一位。 我们已经并且继续采取果断的措施。"②这次会议期间,中国与东盟十国签订了联合声明,建立互通疫情机制,成立了专项基金,携手共同对抗"非典",进一步促进友好合作关系。 5 月 20 日,国务

① 薛澜,刘冰.盘点"非典"十年:公共治理体系变革[N/OL].人民网,(2013-06-17)[2020-05-02].http://theory.people.com.cn/n/2013/0617/c49154-21866221.html.

② 中国-东盟领导人"非典"特别会议在曼谷举行[N/OL].人民网,(2003-04-30)[2020-05-02].http://www.people.com.cn/GB/shizheng/16/20030430/982438.html.

院副总理兼卫生部部长吴仪在日内瓦举行的世界卫生大会上坦诚地指出，疫病发生的初期，中国政府对这场疫情的严重性认识不足，公共卫生系统存在缺陷，防治工作在一段时间内有些被动。她同时表示，中国政府愿意真诚地与国际社会合作，在应对全球疾病灾害方面承担自己的责任，履行自己的义务，发挥建设性作用。① 中国领导人坦诚、负责任的言论一定程度上赢得了国际社会的理解与支持，维护了中国负责任的大国形象，促进了国际间的互助合作。

在 2003 年全球抗击"非典"的战役中，世卫组织的领导角色得到了充分的发挥。首先，世卫组织对于疫情病原做出定性，并向全球发出预警。早在 2002 年 11 月，世卫组织就通过监测中国的医疗信息栏和新闻媒体意识到疫情具有暴发趋势。2 月 20 日，世卫组织西太平洋区域办事处主任致电给卫生部，请求允许世卫组织的一个小组调查广东的疫情。3 月 15 日，世卫组织把这一原因不明的病症，定名"严重急性呼吸系统综合征"，缩写为"SARS"。4 月 16 日，世卫组织正式宣布"非典"的致病原是一种新的冠状病毒。在预警工作方面，3 月上旬，更多具有相同流行病特征的病例陆续在多国出现。12 日，世卫组织正式发布了全球"非典"警告。从 4 月 2 日开始，世卫组织发出了多份旅行建议，建议旅行者除非必要应推迟前往"非典"高发地区的一切旅行。世卫组织的预警与建议有助于各国及时采取防范行动，减缓疫情的传播。

其次，世卫组织借助自身的网络优势，协调医学界各方开展病理研究和诊断工作。从 3 月 17 日开始，世卫组织呼吁 9 个国家和地区的 11 个实验室参与一个关于"非典"诊断的多中心合作研究项目。该项目汇集了全球领先实验室，包括传染病学家、病毒学家和临床医生在内的智力资源，以实现一个共同的目标：检测"非典"病原体和开发诊断检测。利用现代

---

① 吴仪表示中国政府愿在应对全球疾病灾害方面发挥建设性作用[N/OL].人民网,(2003-05-21)[2020-05-02].http://www.people.com.cn/GB/shizheng/19/20030521/997027.html.

通信技术，该项目史无前例地将研究结果在内部网站上进行数据共享。 伙伴成员在世卫组织网站上共享病毒的电子显微照片、用于病毒识别和鉴定的遗传物质序列、病毒分离物、来自患者和死后组织的各种样本。 来自同一病人的样本也可以在多个实验室中并行分析。 实时分享"非典"个案临床样本的调查结果，促进了各方的对话与交流，及时地评估各方的研究成果，从而改进应对策略。 3 月 17 日，香港大学微生物系的病毒学家裴伟士和他领导的研究小组第一个分离出了"非典"病毒。 在随后的几天时间里，仅相差数小时，包括香港实验室在内的全球三个实验室确认"非典"的元凶是一种新的冠状病毒。

最后，为协助当事国应对疫情，全球疫情警报和反应网络(Global Outbreak Alert and Response Network，GOARN)被迅速动员了起来。 世卫组织与该网络的伙伴合作，支持在中国、越南、新加坡的国际工作队。 这些工作队包括来自 20 个组织和 15 个国家的 60 名专家，他们与国家当局在病例管理、感染控制、监测和流行病学调查方面合作。 实地运作小组每天通过电话或视频会议聚集在一起，审查进展情况，比较经验，并计划进一步的行动。

在全球共同抗击"非典"的过程中，国际组织间的合作，以及区域内国家间的合作也十分亮眼。"非典"疫情暴发后不久，亚洲开发银行即与世界卫生组织建立了合作关系。 双方主要的合作方式，是亚行提供经济援助，先后批准了两笔均为 200 万美元的技术援助赠款，世卫组织则负责提供专业技术。 亚行之后与世卫组织于 6 月 18 日签署了一项谅解备忘录，为双方今后在抗击"非典"和其他疾病方面继续合作奠定了基础。 亚行承诺，今后将主要为加强疾病的长期监控与预防提供援助，其中包括为亚行14 个成员改善疾病监测及传播控制的项目提供支持，防止"非典"疫情反弹，并为预防类似传染病的出现做好准备。①

———————

① 亚行与世卫组织签署抗非典合作备忘录[N/OL].人民网,(2003-06-18)[2020-05-03].http://www.people.com.cn/GB/guoji/1029/1922231.html.

疫情期间，各地区内也进一步加强合作。 为了预防本地区出现和传播"非典"，南亚区域合作联盟七个成员国于 4 月 29 日召开 SARS 病毒在全球扩散紧急会议，商讨预防对策。 欧盟各国卫生部部长和世界卫生组织高级官员 5 月 5 日举行会议，讨论改善、协调各项卫生政策，以及如何预防"非典"在欧洲蔓延。

为帮助中国尽快战胜疫情，一些国家还与中国开展双边合作，提供一定的援助。 在医学研究方面，4 月底和 5 月初，美国疾控预防与控制中心负责人和一个专家组分别来华同中方有关部门与专家举行会谈和讨论，双方达成了合作协议。 中德两国数十名知名科学家于 6 月 3 日会聚北京，就"非典"防治中双方可能合作研究的项目进行磋商。 在物质援助方面，中国接受国际机构和外国政府的各类无偿援助金额（含承诺金额）约 3802 万美元。① 为抗击"非典"，中国政府投入了几十亿的资金，这些援助无疑是重要的补充。 在政治支持方面，世界上几十个国家的领导人向中国政府抗击"非典"工作表示了关心和支持。 这期间三个国家的政府领导人、三个国家的议会领导人和四个国家的外长坚持访问了中国，12 个国家的领导人先后来信或来电表示对中国抗击"非典"工作的支持。②

众志成城，抗击"非典"。 2003 年 6 月 24 日，世卫组织宣布，北京的非典型性肺炎疫情明显缓和，已符合世卫组织有关标准，北京被移出疫区名单。 至此，"非典"疫情结束，人们开始恢复了日常的生活。

二、迎战"愤怒的小鸟"——专业组织间的合作

人类社会的很多病毒都源于动物界，在动物界传播的流感病毒最易对

---

① 中国目前接受抗击"非典"无偿援助约 3802 万美元［N/OL］.中国新闻网，（2003-06-05）［2020-05-04］. http://www.chinanews.com/n/2003-06-05/26/311000.html.

② 阎学通."非典"检验中国对外关系［N/OL］.人民网，（2003-05-23）［2020-05-04］.http://www.people.com.cn/GB/paper68/9252/858738.html.

人类健康构成威胁。禽流感是较易传染给人类的动物流感。禽流感病毒是甲型流感病毒，一般只在禽间传播，不直接传染给人。但随着全球生态环境的变化，原本主要在野生禽类动物中流行的禽流感，开始在家禽中频繁传播。当病毒基因发生重组或突变，会出现感染人的情况。人与家禽频繁接触，也使得禽流感病毒在人体的变异有了可能，不断双向进化适应，最终使人致病。人感染不同亚型禽流感病毒后症状不一，有些仅表现为普通流感症状，有些则出现重症肺炎、呼吸衰竭、休克乃至死亡等严重现象。有研究表明，20 世纪发生四次流感大流行，均与禽流感有关。这些流感病毒要么可能是禽流感病毒感染人体后适应了人类宿主，具备了人传人的能力，要么是人流感病毒与禽流感病毒之间发生重组所致。这说明，长期存在于天然宿主禽类的流感病毒具有高度的遗传分化特性，是重要的前体病毒，具有极大的大流行潜力。

流感病毒颗粒的外膜由两种不同的表面糖蛋白所覆盖，也就是血细胞凝集素（Hemagglutinin，HA）和神经氨酸酶（Neuraminidase，NA）。其中 H 分 17 个亚型，N 分 10 个亚型。所以，禽流感的不同亚型也就是这两种表面糖蛋白的不同排列组合。至今发现能直接感染人的禽流感病毒亚型有：H4N8，H5N1，H6N1，H7N2，H7N3，H7N7，H9N2，H7N9，H5N6，H10N7，H10N8。其中，1997 年于香港出现的 H5N1 型和 2013 年3 月在人体上首次发现的 H7N9 型是高致病性禽流感病毒，其引发的疫情尤为引人关注，不仅对人类健康造成极大损害，还重创了家禽养殖业，造成了极大的经济损失。

表 2-1　禽流感病毒类型及相应疫情

HA 亚型名称	NA 亚型名称	禽流感疫情
H4	N8	1991 年 3 例实验性人感染
H5	N1	1997—2015 年全球 16 个国家共 907 例
H5	N6	2014—2016 年中国(16 例)
H6	N1	1991 年 2 例实验性人感染
H7	N2	2002 年美国(1 例)、2007 年英国(4 例)

续表

H7	N3	2004年加拿大(2例)、2006年英国(1例)、2012年墨西哥(2例)
H7	N7	1959年美国(1例)、1977年美国(1例实验室感染)、1979年美国(4例)、1996年英国(1例)、2003年荷兰(89例)、2013年意大利(3例)
H7	N9	2013—2016年中国内地(782例)、中国台湾(4例)、中国香港(16例),加拿大(2例)、马来西亚(1例)
H9	N2	1998—2016年中国内地(30例)、中国香港(8例),埃及(4例)、孟加拉国(3例)
H10	N7	2004年埃及(2例)、2010年澳大利亚(7例)、1991年6例实验性人感染
H10	N8	2013年中国(3例)

资料来源:姜慧等:全球人感染禽流感疫情及其流行病学特征概述,《科学通报》2017年第19期,第2104—2115页。

　　1997年5月9日,中国香港的一位三岁的小男孩突感不适,父母找来医生诊断,被告知只是一般的"儿童病",休息两日即可康复。几天后,男孩病情迅速恶化,送往医院一周后不幸去世。当时医生诊断为病毒性肺炎并发展出了瑞氏综合征。男孩去世前一日,医生从他的气管上取了一份咽洗液样本进行分析。分析结果认为是一种流感病毒,但无法确定病毒类型。医生将样本寄给世卫组织的几个合作中心进行分析,还给位于乌特勒支附近的荷兰国家公共卫生研究所的杰出病毒学家简·德容(Jan de Jong)寄了一份样本。最后德容回复称这是一种H5型病毒,是禽流感病毒。这是首次发现人感染H5N1禽流感病例。自此之后H5N1成为对人类最具威胁的禽流感病毒。起初感染病毒的小男孩只被视为偶然案例,但后来香港陆续出现多起感染案例。截至12月28日,香港共有18人感染病毒,6人死亡。与此同时,香港的禽类数量因禽流感连月下降。香港市民一度陷入恐慌,更令人不安的是,病毒学家们始终无法解释传染禽类的流感病毒如何传播给人，又如何使人类患病。 香港政府开始大量扑杀禽类，疫情得到了控制。 但是病毒却未消失，只是隐匿了起来。 自 2003 年开始至今，病毒时不时地突然出现，中国香港、越南、泰国、柬埔寨、印尼、朝鲜等 16 个地区和国家都出现过病例。 2013 年 3 月，我国首次发现人感染 H7N9 禽流感病例。 这是又一新出现的可感染人的禽流感病毒。其实 H7N9 并非新发现，既往仅在禽间发现，在荷兰、日本及美国等地曾发生过禽间暴发疫情。 自 2 月以来，上海、安徽、江苏、浙江先后发生不明原因重症肺炎病例，经检测才发现是来自禽类的 H7N9 病毒，很有可能是候鸟将其传给家禽，又由家禽传给人。 自 2013 年起，中国境内反复出现 H7N9 病例，共报告了 1500 多例确诊和死亡病例。①

值得庆幸的是，目前还未出现人际传播禽流感病毒的现象，人感染禽流感病毒的死亡率相对较低。 相对于人类健康，其更大的破坏性在于家禽养殖业。 每次禽流感的突发不仅造成大量家禽感染死亡，为抑制疫情蔓延，人们还不得不对存栏的家禽进行大范围的扑杀。 这对于经济和粮食安全都是很严重的威胁。 2003 年 H5N1 流行期间，仅 8 月印尼爪哇省的一家养殖场就有 7000 只鸡一夜之间全部病死。 截至 2005 年 11 月，受 H5N1疫情影响的亚洲各国已造成了超过 1.4 亿只家禽的死亡和大约 100 亿美元的经济损失。② 对于禽流感疫情的防控刻不容缓。

禽流感疫情有别于其他疫情的复杂性，在于它不仅涉及一般性流感病毒的防治问题，还涉及粮农牲畜的治理、食品安全问题以及动物和兽医公共卫生，乃至动物福利问题。 这就需要涉及这些问题领域的相关国际专业组织机构间形成合作网络，确立合作机制。 有鉴于此，世界卫生组织与联合国粮食及农业组织（Food and Agriculture Organization， FAO， 简称"粮

---

① Influenza（Avian and other zoonotic）[EB/OL].WHO，（2018-11-13）[2020-05-10]. https://www.who.int/en/news-room/fact-sheets/detail/influenza-（avian-and-other-zoonotic）.

② 遏制禽流感[EB/OL].联合国粮食及农业组织农业及消费者保护部，[2020-05-10]，http://www.fao.org/ag/zh/magazine/0511sp4.htm.

农组织"）、世界动物卫生组织（World Organization for Animal Health，
OIE，也称"国际兽疫局"）间形成了三方合作伙伴关系。 这些机构发挥
各自的比较优势，共同致力于禽流感疫情的风险评估、干预政策制定、应
对能力建设等工作。 粮农组织、世界动物卫生组织和世卫组织早已就
"人—动物—生态系统"的健康风险防范制定了密切的战略合作框架，并
于 2011 年确定了三个优先领域，分别为动物性流感、抗菌剂耐药性和狂
犬病。

在动物性流感，特别是禽流感问题领域，粮农组织在 2005 年 9 月建立
的联合国系统禽流感协调员（UNSIC）机制中发挥着主导作用。 该机制负责
协助会员国从源头控制动物中的疾病。 粮农组织主要负责提供家禽管理、
疾病防范、野生禽类保护方面的专业技术。 粮农组织反对先发制人地扑杀
濒危物种，破坏其栖息地，而是支持在家禽运输或销售过程中加强家禽农
场的良好卫生做法和生物安全干预措施。 迄今为止，粮农组织已向 95 个
国家提供了高致病性禽流感的控制和防范支持，在 2004 年和 2005 年协同
世卫组织等其他机构分别派出了 106 和 166 支行动队。 截至 2006 年年
中，粮农组织已筹集 1.2 亿美元用于支持抗击禽流感的活动。[1] 2004 年，
粮农组织建立了跨界动物疾病应急中心（The Emergency Centre for Trans-
boundary Animal Diseases， ECTAD）。 这是一个综合平台，用于实施禽流
感等动物卫生危机有关的畜牧方案。 ECTAD 将组织内不同部门间的专业
知识与行动经验进行了有机整合。 世界动物卫生组织的主要职能是收集
并通报全球动物疫病的发生发展情况及相应控制措施，促进并协调各成员
国加强对动物疫病监测和控制的研究，制定动物及动物产品国际贸易中的
动物卫生标准和规则。 2005 年 7 月，其成员国批准了经世界贸易组织认
可的新标准。 这些标准明确针对禽流感，目的在于提高禽类和禽类产品国
际贸易的安全性。 这些新标准包括监测方法，低致病性和高致病性禽流感

---

① FAO's Response to Avian Flu［EB/OL］.FAO，［2020-05-10］，http://www.fao.
org/avianflu/en/response.html.

病毒株的强制性国际通报，应用疫苗接种，以及禽类产品的食品安全。①双方通过融汇各自的专业知识为各国对抗禽流感疫情提供标准化的指导战略方案。截至 2007 年年中，由粮农组织和世界动物卫生组织制定的预防和控制战略已被不少国家所采纳。世卫组织仍以人的卫生安全为主要目标，负责各方间的统筹协调。

全球一级的禽流感早期预警活动是粮农组织、世界动物卫生组织和世卫组织共同关注的问题。2006 年，为应对 H5N1 高致病性禽流感和严重急性呼吸道综合征（如 SARS）等健康威胁，三个组织共同建立了全球早期预警和应对系统（The Global Early Warning System，GLEWS）。该机制将这三个机构的现有暴发预警、核实和应对能力结合起来。同时这一机制还汇集了全球的专业知识、数据、功能网络、业务系统和利益攸关方，体现了跨部门和多学科的协作方法，改进了组织间协调，并支持成员国发现、预防和控制对健康和食物链的威胁。为汇聚各方专家的专业技能，粮农组织还协同世界动物卫生组织创建了全球动物流感专家网络（The OIE-FAO Network of Expertise on Animal Influenza，OFFLU）。OFFLU 是关于动物流感的全球专门知识网络，通过促进动物卫生专家和人类卫生部门之间的有效合作，致力于增强对动物流感病毒的认知，以减少其负面影响。OFFLU 于 2005 年 4 月启动，最初只有禽流感，2009 年扩展到包括所有动物流感病毒。OFFLU 通过进一步支持兽医服务，以减少动物流感病毒对动物和公众的风险。世卫组织就动物流感疫苗的早期制备工作合作，加入与 OF-FLU 的合作。此外，三方还积极推动当事国国内动物和公共卫生部门间的合作，2005 年 7 月在马来西亚举行的粮农组织、世界动物卫生组织、世卫组织联合会议，致力于处理动物疾病与人类接触和感染的危险之间的联系，并确定了应由动物和公共卫生部门联合采取的预防措施。

禽流感防疫过程中帮助禽类养殖企业与小型养殖户止损和进行经济补

---

① 应对禽流感大流行的威胁——建议的战略行动［R/OL］.世界卫生组织，2005：6，［2020-5-15］.https://www.un.org/chinese/esa/health/avianflu/4.htm.

偿也是一项重要任务。 由于扑杀感染的禽类，或在疫区周边扑杀禽类是目前最常使用的防疫手段，那么为确保禽类所有者能配合工作，通常会对他们的损失给予一定的补偿。 世界银行、粮农组织、世界动物卫生组织等机构是补偿资金的重要提供方，国际组织还鼓励当事国政府以及私有部门积极参与协助。 国际组织最早于 2004 年 12 月在禽流感疫情较为严重的越南开展补偿计划，但计划并没有取得很好的遏制疫情的实际效果。 为了能让补偿手段更好地发挥功效，2006 年 5 月，世界银行决定通过附属机构国际开发协会（International Development Association， IDA）的软贷款协助各疫情国。 粮农组织、世界银行和国际粮食政策研究所（International Food Policy Research Institute， IFPRI)还于当年出台《通过补偿加强对发展中国家高致病性禽流感的控制——问题和良好实践》报告，为高致病性禽流感传播防控战略一部分的补偿手段提供更明确的指导方针。 自 2004 年 12 月至 2007 年 11 月，国际组织先后在越南、毛里塔尼亚、科特迪瓦、塞内加尔、尼日利亚、加沙和约旦河西岸等 15 个国家和地区执行了补偿计划。

专业国际组织间的强强联手已形成了一张强大的禽流感疫情防控网络。 但鉴于禽流感病毒高度变异的特性，对禽流感病毒进行长期、持续的监测和研究，以及评估禽流感病毒是否会引起流感大流行等方面的工作仍面临很大的挑战，存在很大的进步空间，一些发展中国家的防控能力还亟待提升，疫情后的产业恢复工作仍需要各方的大力协助。

三、大国引领战胜丛林恶魔——埃博拉战争

"莫内通红的眼睛望着穆索凯医生，但眼球一动不动，瞳孔已经放大。 莫内再次呕吐。 黑色呕吐物涌过喉镜，从莫内的嘴里喷了出来。 黑色与红色的液体溅到半空中，落在穆索凯医生身上。 血液从莫内的每一处孔窍向外喷涌，体内剩下的血液已经不足以维持循环。 医生为其输血，无论把针头扎进患者手臂的什么地方，血管都会像煮熟的通心粉那样破裂，涌出血液。 莫内陷入更深的昏迷，第二天凌晨，他在重症监护病房死

去。"这是美国科学记者理查德·普雷斯顿（Richard Preston）在其1994年的非虚构作品《血疫》（*The Hot Zone*）中描述一位感染了埃博拉病毒的病人临终时的可怕场景。 普雷斯顿用生动的笔触向世人介绍了埃博拉病毒的缘起与可怕之处。 埃博拉病毒是一种高威胁病原体，是最高生物安全等级的病毒，病死率高达50%至90%。 在这种神秘病毒的攻击下，感染者的内脏、肌体会在几天内彻底"融化"成一摊"肉泥"。 自1976年首次在扎伊尔［现刚果（金）］发现感染者，埃博拉就如同丛林里的魔鬼，时不时地光顾人类社会，给人们带来恐惧与痛苦。 它被世卫组织认定为2019年全球十大健康威胁之一。

1976年8月的一天，扎伊尔小城杨布库的医院收治了一位高烧患者。在医疗水平落后的情况下，这类病人通常都被当作患有疟疾来治疗。 更糟糕的是，医生会用同一支注射器为上百个病人注射药品。 不久，医院周边的50多个村庄都出现了感染者。 感染者普遍发着高烧，有的还伴有头痛和身体僵硬的症状，病情恶化后，病人开始浑身出血，逐渐在痛苦中死亡。 两个月后，距离杨布库约640千米远的一个苏丹小镇，当地一个棉花厂的工人们也接连发病，症状和杨布库的病人极为相似。 两处突发的相似疫情立刻引起了世卫组织和美国疾控中心的注意，派出了一批医生和科学家前往调查。 经研究发现，导致疫情的是一种新型病毒，而病毒极有可能是通过黑猩猩和猴子等灵长类动物以及蝙蝠传播给人类。 研究者们以杨布库丛林中一条美丽小河的名字埃博拉为其命名。 不过，一时人们还是难以揭开埃博拉的神秘面纱。 埃博拉的神秘，很大程度在于其暴发丝毫没有规律可循。 1976年首次发现疫情后，接下来1977年和1979年都有不同规模的暴发。 而自1980年开始，埃博拉病毒在非洲丛林沉寂了15年，直到1995年卷土重来，一下子在刚果（金）杀死了200多人。 没有人知道为什么埃博拉病毒给了人类15年的休战期。 但可以明确的是，埃博拉病毒一直隐匿着，从未消失。 1989年10月，美国弗吉尼亚州雷斯顿城的灵长类动物检疫中心接收了100只来自菲律宾雨林的猴子，用于药物和疫苗研究。 未承想，这些猴子中就有些感染了埃博拉病毒。 好在猴子感染的是一种不易使人类致死的埃博拉病毒型,并未造成大量的人类感染和死亡。① 不过"雷斯顿事件"更加表明,埃博拉病毒只是在伺机而动,随时准备向人类扑来。

2000 年后,埃博拉病毒多出现在乌干达、刚果（金）、苏丹三国,其中 2000 年乌干达北部地区的疫情最为严重,病毒造成 425 人确诊感染,其中超过半数死亡。 不过,这些零星的疫情都属于地方性流行,还不足以引起过高的警觉。 2014 年,西非暴发了有史以来最为严重的埃博拉疫情。这次疫情传播范围最广,感染人数、死亡人数最多,经济社会影响也最为严峻。 病情最先于 2013 年 12 月出现在几内亚境内,美良度（Meliandou）村的一名 18 个月大的男童出现发烧、黑便和呕吐症状,男童和出现类似症状的亲属相继死亡,几内亚开始出现疫情。 不久,疫情通过陆路边界传到塞拉利昂和利比里亚。 在全球化时代,文明与病毒之间,往往只隔了一个航班的距离。 一名游客通过飞机将病毒传到了尼日利亚。 10 月,从利比里亚到美国探亲的一位旅客因病在达拉斯入院,被诊断感染了埃博拉病毒,成为非洲以外首个确诊病例。 同月,在西班牙,一位照料埃博拉病患的女护士不幸感染病毒,成为非洲以外地区首例传染病例。 在短短几个月间,病毒已经传播至马里、尼日利亚、塞内加尔、西班牙、英国和美国。这次疫情波及的人数也最多,截至 2015 年 4 月 19 日,各国已经累计发现和报告病例 28616 人,死亡 11310 人。②

2014 年,埃博拉疫情还造成了前所未有的社会经济影响,形成了埃博

---

① 目前已确定埃博拉病毒分 6 个亚型,即埃博拉—扎伊尔型（EBO-Z）、埃博拉—苏丹型（EBO-S）、埃博拉—雷斯顿型（EBO-R）和埃博拉—科特迪瓦型（又叫塔伊森林型）（EBO-CI）,以及本迪布焦型和最新发现的邦巴里型（Bombali）。不同亚型具有不同的特性,EBO-Z 和 EBO-S 对人类和非人类灵长类动物的致病性和致死率很高;EBO-R 对人类不致病,对非人类灵长类动物具有致死性作用;EBO-CI 对人类有明显的致病性,但一般不致死,对黑猩猩的致死率很高。

② Ebola Situation Report-10 June 2016[R/OL]. WHO, [2020-05-18]. https://apps. who.int/iris/bitstream/handle/10665/208883/ebolasitrep_10Jun2016_eng.pdf? sequence=1.

拉效应。 疫情重灾区往往都是饱受长期内战和政局动荡的地区，原本脆弱的卫生基础设施与公共卫生体系更加不堪重负。 缺乏基本的医疗条件，加之谣言四起，大量疫区居民陷入恐慌，盲目逃离家园。 这不仅加剧了疫情扩散，而且引发群体间冲突，严重危及当地的经济和社会秩序。 不同于以往，这次疫情中很多城市受到了波及，出现了大范围的停工、停学、停产现象。 百姓的生活必需品严重短缺，到处都充满着恐惧和绝望的情绪。英航、法航、阿联酋航空等国际航空公司相继停飞西非航班，正常的国际交通秩序被打乱，经贸、旅游等交流活动纷纷终止，西非三国一时成为"孤岛"。 据世界银行估算，仅在 2014 年至 2015 年，疫情导致西非三国的国内生产总值直接损失 20 亿美元，综合考虑财政收入的减少，抗击病毒的支出，以及外来投资的缩减，这三国的经济损失至少为 38 亿美元。①

　　2014 年 3 月 23 日，世卫组织正式接到埃博拉病毒暴发的通报。 不过，不同于以往，世卫组织在此次抗击埃博拉疫情过程中并没有扮演核心领导角色，而是联合国安理会和以美国为主的大国居于抗疫的核心舞台。与前一次大流行病不同的是，这次世卫组织行动迟缓，表现谨慎，且有意削减预算。 直到 8 月 8 日，世卫组织才宣布此次疫情为"国际关注的突发公共卫生事件"。 世卫组织的行为遭到了广泛指责，一些科学家认为世卫组织的反应是"重大的失败"，是世卫组织的失职导致了局势的失控，从而演变成了一场灾难。 客观来讲，世卫组织的关键职能还是不应被抹杀。虽然反应迟缓，但世卫组织还是采取了自其成立以来规模最大的紧急救援行动，包括派遣 2013 名医疗和技术专家，其中 562 人来自全球疫情警报和反应网络（GOARN）。 GOARN 的核心部门"突发和危险病菌实验室网络"（Emerging and Dangerous Pathogens Laboratory Network， EDPLN）还承担了建立移动实验室监控的职责，最多每天可检测超过 750 例病毒采样。8 月起，世卫组织相继建立了五个埃博拉治疗中心（Ebola Treatment Units，

---

① 徐彤武.埃博拉战争:危机、挑战与启示[J].国际政治研究,2015(2):36.

ETU)。此外，还进行了一系列的培训和后勤救援工作。① 世卫组织在抗疫过程中始终是联结各方、汇聚多方资源的重要网络平台。

世卫组织与联合国、美国之所以有不同的应对态度，更多的是因为双方对于此次疫情具有认知差异。世卫组织仍将此次疫情视为单纯的公共卫生事件，而联合国与美国则将其上升为安全高度。这一点与当事国也将其上升为安全高度具有共识。2014年8月6日，利比里亚总统艾伦·约翰逊-瑟利夫（Ellen Johnson-Sirleaf）认为，埃博拉病毒疫情蔓延已经威胁到"国家存亡"。联合国在此次抗疫中起着主要的指导作用。2014年9月18日，联合国安理会第7268次会议通过了第2177号（2014）决议，决议指出埃博拉疫情"已经威胁到国际和平与稳定"，②并就几内亚、塞拉利昂和利比里亚防控工作提出了多项政策建议。为贯彻和落实该决议，第69届联合国大会第一次全会决定成立埃博拉应急特派团（Ebola Emergency Response，UNMEER），部署了5000多名军事人员，与非盟和西非国家经济共同体紧密合作，重点完成阻止疫情暴发、治疗感染者、确保关键服务、维持稳定和预防再度暴发的任务。9月22日，联合国设立"埃博拉疫情多方信托基金"。25日，联合国又召开应对埃博拉疫情高级别会议，统筹疫区国家、联合国系统和其他国际组织之间的协作。这一系列行动标志着联合国从世卫组织手中接过了此次抗疫的职责。

美国是应对2014年西非埃博拉疫情的最大援助国。这同样是美国疾病控制与预防中心成立以来规模最大的海外应急行动。疫情期间，美国疾控中心共派遣1400多名医护人员到西非疫区国家，并成立埃博拉应急中心。至2014年12月下旬，美国提供的援助金额达5.95亿美元。美国的行动体现了其强大的国家综合实力和其非洲战略规划。美国同样具有安

---

① 陈佳骏.应对埃博拉与中国医疗援助模式的转型[J].国际关系研究，2015(4)：72.

② 联合国安全理事会第2177号(2014)决议[Z/OL].联合国，(2014-09-18)[2020-05-20].https://undocs.org/zh/S/RES/2177(2014).

全的考量，埃博拉被美国视为重要的生物安全威胁。 早在 2004 年 5 月 19 日，美国参议院就通过了"生物盾牌计划"法案，批准拨款 56 亿美元用于美国预防生物或者化学武器袭击。 法案涉及的生化袭击包括天花、炭疽病、肉毒杆菌毒素、瘟疫和埃博拉病毒等。 而在这次抗疫中，五角大楼的作用则十分突出，非洲司令部、空军、第 621 应急部队和第 101 空降师都投入到了抗疫行动中，部署美军约 3000 名。① 此外，美国还十分注重疫情后经济社会的恢复工作。 从 2015 年到 2018 年，美国国际开发署将重点转向西非国家的长期重建工作，建立可持续的社会系统，更好地抵御未来的冲击。 在这一时期，美国国际开发署将通过 24 亿美元的援助，帮助西非国家加快卫生、教育、农业和粮食安全等领域建设。②

中国应对此次埃博拉疫情是当时中国最大的单次对外卫生援助，也是最大限度地参与国际卫生突发事件的治理。 中国此次在抗击病毒的过程中不仅是积极的物资援助方，还是非洲国家卫生治理能力建设的重要合作伙伴。 在物资援助方面，2014 年 4 月至 10 月，中国相继向疫区国家及其周边高危国家，以及联合国应对埃博拉疫情多方信托基金、世卫组织和非盟提供四轮援助，合计金额达 7.5 亿人民币。 在卫生治理能力建设方面，中国支援疫区国家的专家和医护人员超过 700 人，为当地上万名医护人员提供了指导与培训。③ 中国在利比里亚援建配有上百张床位的诊疗中心，援建塞拉利昂的一个生物安全级别为 P3 的实验室，是目前西非国家最好的实验室之一。 这极大地提升了相关国家的卫生能力。 此外，中方于 2015 年启动中非公共卫生合作计划，为非洲举办 12 期公共卫生和疫情防

---

① Fact Sheet: Update on the Ebola Response [R/OL].The White House Office of the Press Secretary, (2014-12-02) [2020-05-23]. https://obamawhitehouse.archives.gov/the-press-office/2014/12/02/fact-sheet-update-ebola-response.

② Ebola: From Recovery to Self-Reliance [EB/OL]. USAID, [2020-05-23]. https://www.usaid.gov/ebola.

③ 驻尼日尔大使石虎就中国援非抗击埃博拉举行记者会[N/OL].环球网,(2014-11-19)[2020-05-25].https://china.huanqiu.com/article/9CaKrnJFQLP.

控培训班，开展中非热带病联合研究，并帮助非洲建设公共卫生信息平台和流行病防控监测网络。 与此同时，中国通过联合国舞台提出主张、促进合作，发挥其建设性作用。 2014 年 9 月 18 日，中国常驻联合国副代表王民大使在安理会关于埃博拉问题紧急会议上向国际社会呼吁，应尽快提供援助，加大行动的协调，通过加快经济和社会发展实现标本兼治。① 9 月 25 日，王毅外长在联合国埃博拉疫情防控高级别会议上提出了中国应对埃博拉疫情的四点主张，即加强团结、雪中送炭、密切协调和标本兼治。② 在疫情好转后，王民大使继续呼吁国际社会合力应对疫情，调整援助优先方向，以及加快非洲国家卫生能力治理建设和社会经济发展。③ 参与此次抗疫，中国实现了将本土突发公共卫生事件应急经验在非洲现场进行实践，而且经此抗疫，中国的医护人员还与国际组织、非政府组织、当地政府以及其他国家的工作人员进行了良好的互动，丰富了自身的经验。

这场声势浩大的"埃博拉战争"是一次真正意义上的全球协作。 国家、企业、国际组织、多边发展银行体现了前所未有的凝聚力，共同为抗击病毒筹措了 20 多亿美元。 除美国外，英国、法国、德国、日本也是重要的单边援助国。 欧盟是提供最多援助的地区多边组织，援助金额 12 多亿美元。 世界银行紧随其后，提供近 10 亿美元用于抗击病毒，其中 4.5

① 常驻联合国副代表王民大使在安理会关于埃博拉问题紧急会议上的发言［N/OL］. 环球网，（2014-09-19）［2020-05-21］. https://china. huanqiu. com/article/9CaKrnJFA5e.

② 疫病无国界　患难见真情——在联合国埃博拉疫情防控高级别会议上的发言［N/OL］.中国外交部网站，（2014-09-26）［2020-05-22］.https://www.fmprc.gov.cn/zflt/chn/zfgx/zfgxzzjw/t1195097.htm.

③ 常驻联合国副代表王民大使在第 69 届联大关于埃博拉疫情非正式会议上的发言［N/OL］.中华人民共和国常驻联合国代表团网站，（2015-01-20）［2020-05-24］.https://www.fmprc.gov.cn/ce/ceun/chn/hyyfy/t1230099.htm.

亿美元用于恢复西非三国的贸易、投资和就业。① 面对疫情，非洲国家间守望相助，非盟动员成员国向受影响的国家派遣 2000 多名卫生工作者，动员非洲企业，至少为西非三国筹集到 3200 万美元的捐款。② 在抗击埃博拉过程中，亚太经合组织北京第 22 次领导人非正式会议和二十国集团领导人布里斯班峰会等多边机制相继发表抗击病毒的声明。 这些多边机制有利于各国汇聚共识，促进决心，加强合作，推动了"埃博拉战争"走向胜利。

2015 年 7 月，随着感染病例趋于零增长，"埃博拉战争"暂时宣告结束。 世界卫生组织于 2016 年 12 月 23 日宣布，由加拿大公共卫生局研发的疫苗可实现高效防护埃博拉病毒。 这项临床试验由世卫组织领导，几内亚卫生部等机构参与。 不过，人类仍不能过早地宣告战胜了埃博拉病毒。从 2017 年开始，刚果民主共和国仍陆续宣布出现埃博拉确诊病例，大范围的埃博拉疫情还有死灰复燃的可能。 这次抗击病毒的过程虽然见证了国际社会的团结、协作，而回顾其过程，并不能给出满分的评价。 2014 年10 月，世界银行行长金墉还批评称，国际社会在应对埃博拉疫情上遭遇"惨败"，国际社会本应该做更多的事情。 是的，我们的确可以做得更好，积极从此次抗疫战争中总结经验，吸取教训，时刻做好准备，才能对抗埃博拉这个丛林里的神秘恶魔。

---

① Fact Sheet: Update on the Ebola Response [R/OL].The White House Office of the Press Secretary, (2014 - 12 - 02) [2020 - 05 - 23]. https://obamawhitehouse. archives. gov/the-press-office/2014/12/02/fact-sheet-update-ebola-response.

② Making A Difference: The Global Ebola Response: Outlook 2015[R/OL].Global Ebola Response Coalition, 2015: 25, [2020 - 05 - 25]. https://ebolaresponse. un. org/sites/default/files/ebolaoutlook_full.pdf.

表2-2　埃博拉病毒病既往疫情年表

年份	国家	埃博拉病毒分型	病例数	死亡数
2019	刚果民主共和国	扎伊尔型	进行中	
2018	刚果民主共和国	扎伊尔型	54	33
2017	刚果民主共和国	扎伊尔型	8	4
2015	意大利	扎伊尔型	1	0
2014	西班牙	扎伊尔型	1	0
2014	英国	扎伊尔型	1	0
2014	美国	扎伊尔型	4	1
2014	塞内加尔	扎伊尔型	1	0
2014	马里	扎伊尔型	8	6
2014	尼日利亚	扎伊尔型	20	8
2014—2016	塞拉利昂	扎伊尔型	14124*	3956*
2014—2016	利比里亚	扎伊尔型	10675*	4809*
2014—2016	几内亚	扎伊尔型	3811*	2543*
2014	刚果民主共和国	扎伊尔型	66	49
2012	刚果民主共和国	本迪布焦型	57	29
2012	乌干达	苏丹型	7	4
2012	乌干达	苏丹型	24	17
2011	乌干达	苏丹型	1	1
2008	刚果民主共和国	扎伊尔型	32	14
2007	乌干达	本迪布焦型	149	37
2007	刚果民主共和国	扎伊尔型	264	187
2005	刚果民主共和国	扎伊尔型	12	10
2004	苏丹	苏丹型	17	7
2003（11—12月）	刚果民主共和国	扎伊尔型	35	29
2003（1—4月）	刚果民主共和国	扎伊尔型	143	128
2001—2002	刚果民主共和国	扎伊尔型	59	44
2001—2002	加蓬	扎伊尔型	65	53
2000	乌干达	苏丹型	425	224

续表

年份	国家	埃博拉病毒分型	病例数	死亡数
1996	南非（前加蓬）	扎伊尔型	1	1
1996（7—12月）	加蓬	扎伊尔型	60	45
1996（1—4月）	加蓬	扎伊尔型	31	21
1995	刚果民主共和国	扎伊尔型	315	254
1994	科特迪瓦	塔伊森林型	1	0
1994	加蓬	扎伊尔型	52	31
1979	苏丹	苏丹型	34	22
1977	刚果民主共和国	扎伊尔型	1	1
1976	苏丹	苏丹型	284	151
1976	刚果民主共和国	扎伊尔型	318	280

＊ 包括疑似、可能和确诊的埃博拉病毒病病例。

资料来源：世界卫生组织，https://www.who.int/zh/news-room/fact-sheets/detail/ebola-virus-disease.

四、挽救寨卡"小头儿"——以地区组织为前沿的合作

2016年8月5日至21日，第31届夏季奥运会在巴西的里约热内卢举行。此时的巴西太需要这样一场盛事来提振士气了。自2014年年中开始，国际大宗商品价格暴跌，以农牧业和矿业为支柱的巴西经济增速大幅放缓。根据世界银行公布的数据，2015年巴西国内生产总值同比下降3.55%，创下1982年以来最低增速，巴西被指已成"没落金砖"。在经历2014年巴西世界杯惨败之后，巴西足球又在2015年留下黑色记忆，男足在美洲杯出局，女足在世界杯交出近16年来最差答卷，"足球王国"元气大伤，"桑巴之都"无心起舞。2016年，奥运准备工作接近尾声之时，巴西国内的政治形势又现风波。5月12日，巴西参议院投票通过对总统罗塞夫展开弹劾程序，罗塞夫被停职180天。而奥运会的筹备工作又问题连连，先是里约热内卢的五处海滩发现"超级细菌"，又是奥运筹备资金短

缺，里约政府甚至宣布进入"公共灾难状态"。而对人们带来更大冲击的是，从 2015 年 10 月至 2016 年 1 月，巴西出现了 4000 多例新生儿小头症病例，而且有越来越多的证据表明，导致这种小头婴儿的罪魁祸首是一种神秘的寨卡病毒（Zika virus）。

"寨卡"出自乌干达语"Zika"，意思是"杂草"。Zika 病毒是一种由蚊子传播的病毒，该病毒可能导致婴儿患上"小头症"。寨卡病毒属于黄病毒科，对于人类健康有严重威胁的黄热病毒、登革病毒和丙型肝炎病毒同属这个科。在 2015 年南美洲地区大范围出现寨卡疫情之前，人们对于这种病毒还比较陌生，但是寨卡病毒却已"低调"地潜伏了许久。1947年，科学家首次从乌干达寨卡森林的恒河猴体内分离出该病毒，他们用了这座丛林的名字来给这种新病毒命名。1952 年，在乌干达和坦桑尼亚的人类身上发现了这种病毒。在 2007 年以前，世界上只有非洲和亚洲出现过散发病例。在 2007 年和 2013 年，太平洋岛国密克罗尼西亚的雅浦岛和法属波利尼西亚发生过两次较大规模的暴发，其中 2007 年在雅浦岛暴发的疫情中，当地确诊病例 49 例，3 岁以上的人群中约有 73% 受到感染。2013 年的疫情更为严重，疑似病例的数量超过了 8000 例，检测确认的有接近 400 例。近年来，在东南亚和西太平洋地区也时常出现散发病例。感染寨卡病毒的发病率并不高，为 20%~25%，主要的症状是发热、皮疹、关节痛和结膜炎。病人的症状也都并不严重，一般持续数天至一周便会痊愈，死亡率很低。寨卡病毒主要通过埃及伊蚊和白纹伊蚊叮咬传播，也可能通过输血、性行为或者实验室意外暴露等途径传播。母婴途径也是主要的传播途径。孕妇感染寨卡病毒的情况则比较严重，越来越多的证据表明寨卡病毒感染可能会导致胎儿先天缺陷（如小头畸形）以及神经系统并发症（包括吉兰-巴雷综合征）。

2015 年 8 月开始，巴西东北部城市累西腓一些医院的医生陆续接诊了头部严重畸形的婴儿。在随后的几个月中，小头畸形患儿的数量开始增多，远超过正常的患病比例，而且医生并没有找到导致这种畸形的病因。在对这些病例的调查研究过程中，科学家发现很多患儿的母亲都反映在怀孕期间被蚊子叮咬过，并且出现过皮疹的症状。而在此期间，该地区过去一年间出现了大量的寨卡病毒感染病例。科学家开始进行新生儿小头畸形的现象与寨卡病毒之间的相关性研究。从 2016 年 2 月开始，《新英格兰医学杂志》《细胞—干细胞》以及学术期刊 PeerJ 的网站上相继发表了多篇研究论文，表明感染寨卡病毒和神经系统的损伤以及新生儿小头畸形间存在着很强的相关性。2016 年 6 月 14 日，世卫组织突发事件委员会第三次会议同意国际科学界的共识，认为寨卡病毒就是小头症和古兰—巴雷综合征的病因。2017 年 9 月，中国人民解放军军事医学研究院秦成峰团队联合中科院遗传与发育生物学研究所许执恒团队等的研究进一步明确，一个氨基酸位点上的突变导致寨卡病毒的毒性显著增加，进而引发小头症。不过，寨卡病毒与小头症之间的因果关系还需更深入地研究。

引发小头症的这一轮寨卡疫情最早于 2014 年 2 月出现在智利复活节岛上。2015 年 5 月，巴西出现大规模暴发，成为疫情最严重的国家，估计超 150 万人感染。疫情紧接着在加勒比海国家大肆流行。至 2017 年 3 月 9 日，已有 84 个国家和地区出现了寨卡病例。① 这其中的很多国家都是首次出现寨卡病例。疫情在中南美洲蔓延后，大西洋岛国佛得角于 10 月份暴发，截至 12 月共 4744 例感染。② 疫情又逐渐扩散至亚洲，中国于 2016 年 2 月 9 日确诊首例输入性病例。日本、韩国分别于 2 月 25 日和 3 月 22 日确诊首例感染病例。在东南亚国家中，泰国和新加坡的疫情较为严重，截至 2016 年 9 月 9 日，新加坡累计报告本土聚集性病例 304 例。③

如同其他疫情，世卫组织在全球应对寨卡病毒的工作中仍发挥了协调作用。2016 年 2 月 1 日，世卫组织国际卫生条例委员会召开了关于寨卡

---

① Zika Situation Report-10 March 2017[R/OL].WHO,[2020-05-24].https://apps. who.int/iris/bitstream/handle/10665/254714/zikasitrep10Mar17-eng.pdf? sequence=1.

② 郑爱华,邹振,施一.寨卡(Zika virus)来袭:地方性流行病毒的全球化[J].科学通报, 2016(22):2442.

③ 陈婷,高云华,赵晓宇,刘术.寨卡疫情与防治研发进展[J].公共卫生与预防医学,2017(3):73.

病毒的紧急会议，宣布寨卡疫情为"国际关注的突发公共卫生事件"。2016 年 2 月 14 日，世卫组织启动了全球战略应对框架和联合行动计划，从发现、预防、护理和支持、研究四大主要目标指导国际间的协作。 自2 月起，有 23 个伙伴与世卫组织合作实施战略应对框架，之后合作伙伴逐渐增加至 60 多个。 以联合国儿童基金会为例，其在 21 个国家中协助政策制定，并实际参与社区的病毒控制和救助工作。 联合国儿童基金会还着重参与社区中的蚊虫控制，为受影响的儿童和家庭提供关怀和支持，并推动开发易于使用的工具来诊断感染和研发疫苗。 寨卡疫情引起了整个联合国系统的关注，自 2016 年 2 月以来，联合国副秘书长每月召开一次协调会议，为联合国系统的协调和信息共享提供了一个主要的平台。 显然，与不久前应对埃博拉疫情不同，这一次世卫组织表现得更为积极主动，行动更加及时。 鉴于"小头症"患儿的激增，需求更多关于寨卡病毒的科学知识，以及被指责在埃博拉病毒问题上的行动迟缓，世卫组织希望在寨卡病毒问题上能够有更好的表现。 这些虽然都是推动世卫组织采取快速行动的原因，但更为重要的是得益于美洲地区的泛美卫生组织在此次疫情中的积极作用。

泛美卫生组织凭借其区位优势和专业性，积极促进地区内乃至全球范围内的行动响应，形成了以地区卫生组织为前沿的全球协作样本。 早在寨卡病毒被宣布为"国际关注的突发公共卫生事件"之前，泛美卫生组织就已经开始协同世卫组织采取应对行动，并自此一直在不断加速前进。 作为世卫组织的美洲办事处，泛美卫生组织成立于 1902 年，是世卫组织历史最悠久的区域办事处，总部设在美国华盛顿特区，由 52 个成员组成，致力于提高美洲人民的健康和生活水平。 相较之下，非洲卫生组织(African Health Organization， AFHO)在对抗埃博拉疫情方面相对无效。 这部分是因为它的政治关系和低效率的文化，部分是因为它没有充足的资金和人员。① 而泛美卫生组织得到了地区内大国的支持，特别是与美国有着密切的联系，能够落实应对寨卡病毒所需的疾病控制措施。 此外，泛美卫生组织表现出了应对寨卡病毒所需的较高的专业精神，其在登革热和基孔肯雅热等蚊媒传播疾病的防控方面具有专长，这使其要求世卫组织在内的国际社会采取更多行动。 不过，泛美卫生组织在资金方面不具备优势，为有效实施寨卡战略应对计划（2016 年 7 月至 2017 年 12 月），需要 1.221 亿美元。② 而泛美卫生组织获得的资金仅次于联合国儿童基金会和世卫组织，大约在 1500 万美元。③ 世卫组织紧急应急基金，美国、英国、加拿大、挪威和比尔及梅琳达·盖茨基金会是最重要的援助方。

鉴于寨卡病毒在美洲地区的快速传播以及其严重的后果，泛美卫生组织区主任艾蒂安（Carissa Etienne）博士于 2015 年 12 月 8 日启动了突发事件应急系统，以期能及时地发挥该组织的专业技能，并调动所有成员国响应。 该应急系统由传染病与健康分析、家庭性别和生活指导、应急防备救灾、卫生与公共服务、通信联络、对外关系和伙伴资源调动六个部门组成。 泛美卫生组织于 2016 年 2 月 3 日出台《加强美洲国家应对寨卡病毒流行的能力战略》文件，进一步明确该应急系统的目标在于首先能及时发现病毒的传入，监测不断演变的疫情，包括发现与病毒相关的罕见和严重后果。 其次，减少高病媒密度带来的风险，从而最大限度地减少传播机会。 最终，为充分地应对管理并提供工具和指导，包括适当处理病例，为

---

① Amy S. Patterson. Here's why the WHO responded so differently to Zika and Ebola [N/OL].Washington Post，（2016 - 04 - 15）［2020 - 05 - 20］，https://www.washingtonpost.com/news/monkey - cage/wp/2016/04/04/heres - why - who - responded - so - differently - to - zika - and - ebola/.

② 全球应对寨卡病毒疫情［EB/OL].世界卫生组织，（2016 - 07 - 15）［2020 - 05 - 19］.https://www.who.int/emergencies/zika - virus/response/zh/.

③ Zika Strategic Response Plan［R/OL].WHO，2016：24，［2020 - 05 - 19］．https://www.who.int/emergencies/zika - virus/strategic - response - plan/en/.

专业护理需求激增做好设施和卫生保健人员准备，最大限度地降低病毒感染相关后果的风险，建立风险沟通和应对的能力。① 此外，该应急系统还制定了一个关于病毒的区域研究议程，优先解决当前知识方面的差距，以指导公共卫生干预措施。2016 年 6 月 14 日，美洲国家组织（OAS）大会第四十六届常会特别强调泛美卫生组织应在协调区域应对寨卡病毒疫情及其相关情况发挥领导作用，各美洲国家应积极配合。②

与此同时，泛美卫生组织还积极地同东加勒比国家组织（Organization of Eastern Caribbean States， OECS）与加勒比公共卫生署（The Caribbean Public Health Agency， CARPHA）等次区域组织开展抗击寨卡病毒的卫生合作。地区内组织间的合作目标主要在于建立共同的蚊媒疾病的预防机制。2014 年 11 月，在泛美卫生组织、加勒比公共卫生署、加勒比共同秘书处的共同支持下，举行了加勒比共同体政府首脑公共卫生威胁问题第十七届特别会议。会议上，首脑们批准了一项建议，即每年开展"加勒比防蚊周"活动，目的在于提高人们对蚊子与其传播的疾病（如登革热、基孔肯雅热、寨卡病毒等）之间关系的认识，并与社区合作预防蚊媒病。

此次寨卡疫情暴露了加勒比国家在突发卫生事件应急方面相当薄弱，即便疫情有所缓解，地区组织仍致力于长期的区域内国家的公共卫生应急能力建设。在世界银行的资助下，东加勒比国家组织丁 2020 年 1 月 13 日开启了为期五年的金额达 660 万美元的"区域卫生计划"，旨在推进多米尼加、格林纳达、圣卢西亚、圣文森特和格林纳丁斯四国的卫生应急能力建设。欧盟援助加勒比公共卫生署 430 万欧元，改善其成员国人民的公共

---

① Strategy for Enhancing National Capacity to Respond to Zika virus Epidemic in the Americas [R/OL]. PAHO，2016（2）：4，[2020 - 05 - 19]. https://www. paho. org/hq/dmdocuments/2016/2016-cha-strategy-respond-zika-americas.pdf.

② Declaration on Zika Virus：Inter-American Cooperation to Meet a Global Health Threat，AG/DEC. 84（XLVI-O/16）[Z/OL].OAS，2016：13，[2020-05-21].https://www. paho.org/hq/index.php? option = com_topics&view = rdmore&cid = 8337&item = zika-virus-infection&type=mandates&Itemid=41484&lang=en.

卫生条件，减少与寨卡病毒和其他蚊媒疾病相关的发病率。 该项目的一个重点内容是推动"加勒比病媒传播网络"（Cari Vec Net）的建设，该网络侧重于使用基于证据的信息来改进监测、诊断、临床管理和病媒控制策略，将成为伙伴之间信息交流和协作的主要平台。 在各方的援助支持下，拉美地区国家针对蚊媒疾病的防疫能力得到了显著的提升。

第三章

抗疫国际合作的经验与教训

人类的文明史就是与病毒抗争的历史。 在这个抗争的过程中，人类遭受着痛苦的同时也在不断学习。 通过与病毒的每一次对峙，人类增加了对病毒的认知，积累了治疗的经验和手段，更为重要的是，培养了合作的精神。 无论哪一个种族，哪一个阶级，在病毒面前都是平等的，没有特权。 但病毒却有权力跨越任何疆域，闯入任何国界。 病毒的传播是人类社会交流互动的附属品，病毒的跨国传播则伴生于人类社会的国际化、全球化过程。 抗击病毒的国际合作是全球化时代的必然选择，国际卫生合作是维护全人类利益的应有之义。

自主权国家建立以降，人类抗击病毒先后经历了国家卫生治理、国际卫生治理和全球卫生治理的进化过程。 19 世纪以前，主权国家通过实施隔离与检疫措施来应对疫情。 不过，这时期的策略更偏向"以邻为壑"，这仅能在国际交流不那么频繁的时代奏效。 在此期间，大量的国家还开启了国内公共卫生体系的建设过程，而这一过程是与现代国家建设相伴相生的。 随着病毒跨国传播频仍，国家间开始寻求国际卫生合作。 早期的国际卫生合作多以国际卫生会议的形式展开。 1851 年，11 个欧洲国家加上土耳其举行第一届国际卫生大会，标志着基于传染病防控的国际合作机制初步形成。 伴随着国际卫生会议的召开，产生了大量关于传染病控制的国际条约，这些条约奠定了传染病国际治理的国际法基础。 更为重要的是，具备传染病防治合作功能的国际组织开始出现。 美洲国家于1902年成立了国际卫生局（泛美卫生组织的前身）；1907年，12个欧洲国家在罗马建立了国际公共卫生办公室；1923年，成立国际联盟的常设卫生组织。 但早期的国际卫生合作机制并不完善，国际条约更替频繁，甚至时常被藐视。 两次世界大战更是严重破坏了国际卫生合作的基础。 二战后，世界卫生组织的成立标志着现代国际传染病控制体系的确立。 世卫组织不仅使国际社会有了公认权威的健康定义，使所有的国家，无论大小或强弱，首次被纳入统一的国际卫生治理框架，而且于1948年生效的《世界卫生组织组织法》和1951年通过的《国际卫生条例》为成员国提供了统一的、普适的且具有约束力的国际卫生法律规范。 国际卫生治理既实现了机制化，又确保了法治化。

20世纪70年代末期，国际卫生治理开始向全球卫生治理转型。 1978年9月，世卫组织、联合国儿童基金会共同在哈萨克斯坦阿拉木图召开的国际初级卫生保健大会，标志着全球卫生时代的到来。 这次卫生大会具有真正的全球意义，来自134个国家的代表，同世卫组织、联合国儿童基金会建立正式联系的专门机构及非政府组织的67名代表参加了会议。 会议提出了"2000年人人享有初级卫生保健"的全球战略目标。 世界卫生组织185个成员国中，几乎所有国家的元首或政府首脑对该目标的实现作出了政治承诺。 自此，全球卫生合作体系可具体概括为以世卫组织为主导，以《国际卫生条例》为指导原则，以其他组织和相关机构为国际伙伴的全球流行病预防和响应机制网络。 不过，国家卫生治理、国际卫生治理、全球卫生治理不是简单的线性进化过程，全球不同地区间、不同国家间存在着卫生治理发展的时间差，而且三者之间还存在交互发展的过程。

国际卫生合作缘起于防治跨国疫情。 随着合作的不断深化和发展，卫生的内涵和领域也在不断扩展。 迄今为止，防疫仅是国际卫生（或全球卫生）概念的基石，在其之上，人们更加强调健康的理念。 同时，健康已从没有传染病等疾病的消极健康理念，发展到人的身心内外都康健的积极健康理念。 健康的概念已不再局限于生理健康，还有心理健康，同时也是经济、社会、文化问题。 基于积极健康的卫生概念，不仅要求实现人维持健康的基本生存权，还赋予人们健康发展的各项权利。 可以说，卫生概念正在同人权理念一同延伸。 这样一来，卫生便有了发展的维度，国际卫生合作开始与国际发展议程相结合。 与此同时，国际卫生还有安全的维度。在冷战后传统安全议题式微的背景下，传染病等非传统安全议题的重要性显著提升，也更易引发人道主义危机，这就促使"人的安全"大有超越"国家的安全"之势。 人类社会的一切发展目标都以人的健康与福祉为核心。 确保人的安全是发展的前提，而健康不受疫情威胁，则是人最基本的诉求。 全球化背景下健康与安全议题的融合是全球卫生安全成为全球治理重大议题的原因。 全球卫生安全具有三个层面的内涵：居民个体的生命与健康，主权国家的卫生安全，世界范围的公共卫生安全。① 这三个层面的卫生安全是三位一体的，最终的落脚点还是人。

在全球化的背景下，国际合作是成功抗击病毒的基石。 但从 20 世纪以来国际社会合作抗疫的经验来看，合作仅是成功的条件之一，要想真正地获得成功，还应具备很多其他条件。 也就是说，国际社会的成员能够有意愿来合作抗疫，已经是事半功倍了。 在有意愿合作的基础上，还应有健全的规范、机制，必要的技术手段、工具和知识，以及正确的战略方案予以支撑。 迄今为止，人类遭遇的病毒威胁不胜枚举，针对不同的疫情，人类也积累了不同的应对经验，当然这其中也不乏教训。 虽然人类迎击疫情的经历较为丰富，但鲜有病毒已经完全被人类征服，病毒的进化变异远超于人类的认知与掌控。 正因为如此，每次直面疫情的经验与教训都极为可贵，这些都是用生命换来的宝贵财富。 即便人类无法完全复制已有的经验来应对新发疫情，但过往的经验可以让人们在突发事件前有章可循，有法

---

① 徐彤武.当代全球卫生安全与中国的对策[J].国际政治研究,2017(3):10-11.

可依。 总之，从已有的经历中不断提取、归纳、总结经验与教训，有其合理性和必要性，这是对于保护更多生命的一种责任与承诺。

一、抗疫国际合作的经验

纵观百年来的抗疫国际合作历史，成功的合作案例通常都会有明确的合作目标和战略，有一定的资源保障合作的可持续性，有各方伙伴群策群力、贡献专长，以及有一系列的制度和规范保障。 本章以全球卫生治理为大背景，从卫生合作的重点、卫生资金管理、卫生伙伴和卫生法制四个方面，来总结抗疫国际合作的成功经验和有待完善之处。

1.注重预警能力建设以便积极地应对响应

疫情的突如其来总会给人类相当沉重的打击，即便屡次遭遇病毒的突袭，对于疫情的预测仍是国际合作中的一个"弱项"。 无数惨痛的经历告诉我们，防患于未然远胜于亡羊补牢。 并且，只有在能做到及时预警的情况下，才能采取及时的应对措施。 因此，疫情的预警能力建设应是国际合作中的重中之重。 无论是在国家还是在国际层面上，有效及时地监测病例并发出预警，对控制疫情的传播发挥着非常重要的作用。 有系统地收集、分析和迅速传播所有流行病学信息对于促进流行病学预测和制定适当的控制措施至关重要。 这些重要的信息收集、处理和分享工作是国际卫生组织提供的国际公共产品。 世卫组织自 1948 年成立之初便建立了覆盖全球的以日内瓦为基地的无线电网络，以便及时地通报、交流信息。 政府可以凭借这些信息立即对任何来自危险地区或疑似载有病例的船只或飞机实施隔离检疫措施，也可以在危险解除后立即取消这些措施。 此后，在世卫组织的主导下，全球建立了多个流行病预警和响应机制，主要包括"全球疫情警报和反应网络""根除脊髓灰质炎倡议""化学事故预警和响应系统""全球流感监测和反应系统"等。 这些预警系统通过伙伴关系与当事国以及所在国家的国际工作队，在病例管理、感染控制、监测和流行病学调查等方面开展合作。 为确保合作富有成效，一方面，应保证对病毒敏锐的捕捉与监测能力；另一方面，需要对已获取信息的有效共享。 这就要求国家与国际组织之间沟通机制畅通，同时要求国家主动及时通报潜在疫情。

世界卫生组织框架之外的病毒情报、预警系统是对既有预警能力的重要补充。 一些国家部门、科研机构和非政府组织也在致力于建设全球性的病毒布控系统。 美国的疾病控制与预防中心、国际开发署和国防部在国际流行病预防中都扮演着重要角色。 其国际疾病追踪和控制机构，如国际开发署下设的禽流感和其他新发威胁研究机构（Avian Influenza and Other Emerging Threats Unit）、国防部下属的国防威胁降低局（Defense Threat Reduction Agency）和军队卫生监控中心（Armed Forces Health Surveillance Center），都名列全球实力最强之列。 尽管是以服务本国的卫生安全为首要任务，但其仍能为抗疫国际合作带来积极的外部效应。 此外，加拿大的卫生情报监视系统"全球公共卫生情报网"、ProMed 全球电子新兴传染病疫情通报系统、HealthMap 全球疾病警报地图和龙火行动（Operation Dragon Fire）等都是通过社交媒体和网络获取病毒情报的重要平台。 独立的科研机构，如《病毒来袭》（*The Viral Storm*：*the Dawn of a New Pandemic Age*）的作者内森·沃尔夫（Nathan Wolfe）创立的全球病毒预警行动组织（Global Viral Forecasting Initiative，GVFI）（2013 年更名为环球病毒组织 Global Viral，GV），尝试通过监测"哨兵人群"（主要是对猎人、动物栖息地不正常的动物群死事件、定期接受输血人群等的持续监控），预测传染病流行的风险。

科研攻关对构建强大的公共卫生体系具有关键的支撑作用，应重视科学技术的提升在疫情预警和防治工作中的作用。 习近平总书记在 2020 年 6 月 2 日主持召开专家学者座谈会时强调指出："科学技术是人类同疾病斗争的锐利武器，人类战胜大灾大疫离不开科学发展和技术创新。"在病毒预警能力的建设过程中，应重视科技创新的作用，更应努力实现疫情预警与响应的信息技术化、智能化、无人化与数字化。 目前，搜索技术、地理信息系统（GIS）等信息技术已经成为病毒预警的有效工具。 谷歌（Google）于 2008 年就推出了一款预测流感的产品，即谷歌流感趋势

（Google Flu Trends，GFT）。 谷歌认为，某些搜索字词有助于了解流感疫情。 谷歌流感趋势会根据汇总的搜索数据，近乎实时地对全球当前的流感疫情进行估测。 目前该系统可以很好地提供有关季节性流感的早期数据。美国国防高级研究计划局（Defense Advanced Research Projects Agency，DARPA）甚至打算结合技术手段与全世界病毒热点地区的专家团队的研究支持进行分析，来预测病毒的自然进化过程，这便是著名的"预言"（Prophecy）项目。 再早些时期，人们已经通过聚合酶链反应、DNA微阵列芯片技术来对病毒进行识别，从而采取更加精确的治疗手段。 此外，通信技术的进步让远程交流更加便捷，使隔离时期的线上活动成为可能。 智能测温机器人，集红外测温、人脸识别、智能监控、语音识别以及大数据分析于一体，能够精准测温、捕捉异常情况，使疫情中的监防工作更加安全、便捷。 科技的创新发展增强了人们对于病毒的认知，促进了防疫措施更加精准、高效。 因此，不断突破防疫手段的科技创新是必然之举。

2.确保卫生基金的稳定供给和资金的创新运用

如果全球卫生治理体系是一个人的身体，那么卫生基金就是身体里的血液，它推动着整个体系的运转。 因此，确保全球的卫生事业得到充足和稳定的资金供给便显得尤为重要。 全球用于卫生治理的资金不断攀升，从1990年的78亿美元升至2019年的410亿美元。① 目前，全球卫生事业的资金支持主要来源于国家政府（尤以经合组织国家政府为主）、私人部门（包括基金会、企业捐赠、其他非政府组织等机构的捐赠）和其他来源（债务免除等其他方式）。 全球卫生资金通常以双边援助和多边捐助的形式被运用，而世卫组织等国际卫生组织和卫生项目是卫生资金的主要多边承载方和运行方。 国家一向是国际卫生治理的主体，卫生事业的资金也主要在援助国和受援国之间流动。 以经合组织（OECD）为主的发达国家是卫生资金最主要的供给主体，出资约占72%，其中美国是最大的出资国，

---

① Flows of global health financing［EB/OL］.IHME，［2020-06-07］.http://www.healthdata.org/.

占36%左右。① 不过，近些年来，以中国为主的新兴国家对于卫生治理资金的贡献开始扩大，私人部门开始兴起。 私人部门的支持占20%左右，而且具有更高效的管理模式和更丰富的投资经验。

世卫组织是全球公共卫生体系中最具权威性的多边机制，在解决全球各类卫生问题上具有广泛的责任义务，同时引领着各项卫生议题的走向和治理模式的革新。 世卫组织2016年至2017年规划预算方案的总额将近44亿美元（其中7.65亿美元用于传染病的防治），约占全球卫生治理资金的11%。② 世卫组织的规划预算资金由评定会费和自愿捐款两部分构成。其中，评定会费约占20%，由各成员国大致根据联合国摊款比额缴纳，缴纳的费用与本国的财富和人口状况相适应。 自愿捐款约占80%，分为指定用途的自愿捐款和灵活自愿捐款两种类型。 自愿捐款的来源除了有成员国之外，还涉及其他联合国系统、国际组织、私营企业、民间团体、基金会、学术界、研究机构以及民众、社区等多元主体，但目前成员国依然是最大的自愿捐款方。 在2018年的自愿捐款中，来自成员国的资金占到了总额的51%。③ 在世卫组织框架之外，全球基金、全球疫苗免疫联盟等也是重要的多边卫生合作基金组织。 世界银行、联合国儿童基金会、开发计划署、欧盟委员会、非洲发展银行等国际组织和地区组织也有大量的基金项目用于公共卫生事业。 比尔及梅琳达·盖茨基金会、惠康基金会、默沙东基金会等则是重要的私人慈善机构。 这些不同层面的机构构成了全球卫生治理资金的多元捐助主体，丰富了资金的来源。

然而，全球卫生基金存在着供给来源不稳定和资金运用效率有待提升等多重问题。 即便卫生基金存在多元性的供给主体，但基金总量与实际需

① 高明,唐丽霞,于乐荣.全球卫生治理的变化和挑战及对中国的启示[J].国际展望,2017(5):132.

② 2016-2017年规划预算[R/OL].世界卫生组织,2015:2,7,[2020-06-07].https://www.who.int/about/finances-accountability/budget/PB201617_ch.pdf.

③ 世卫组织的预算来源参见复旦国际发展知识微信公众号发布的文章《世卫组织经费盘点:谁在资助全球卫生治理? (会员国篇和非国家主体篇)》。

求间仍存在一定的赤字。 从供给不稳定性来看，一方面，发达国家的国际卫生援助总额仍不足。 2002 年，蒙特雷共识（Monterrey Consensus）要求发达国家提供卫生发展援助的财政预算支出占本国 GDP 的比例在 0.7% 以上，但鲜有国家能达到这一要求，而新兴国家目前尚未能弥补这一缺口。另一方面，个别国家对于卫生援助具有选择性，援助往往成为一项政治议题，所援助的目标通常需满足其一定的政治利益而非基于议题的紧迫性。此外，美国虽然作为最大的援助国，但其提供公共卫生产品的意愿和能力都大打折扣。 美国时常拖欠世卫组织的评定会费，并且还意图削减会费甚至"断供"。 而且，有限的资源更多地投向于特殊疾病（主要包括艾滋病、疟疾和肺结核病）的预防和治疗。 全球卫生治理是以疾病为导向还是以建立全球公共卫生体系为主要目标的争论一直没有停息。①

为了将有限的资源发挥出最大的效用，应采取基于市场的、创新性的资金运作模式。 全球基金在卫生物资采购和完善供应链管理方面提供了宝贵经验。 全球基金通过"集中采购机制"，即汇总受助方总需求的订单量，与医疗用品制造商协商价格和交货条件，改善采购和供应链管理，提高了产品可用性，减少了产品浪费和供应链成本。 2017 年，全球基金集中采购机制管理了 10 亿美元的订单，为 63 个国家和地区的受助方提供服务。"集中采购机制"使得按时和按批交付量在 2017 年增加到 84%，并在 2017 年节省了 2.05 亿美元资金。② 全球疫苗免疫联盟通过公私伙伴合作为克服全球卫生治理中的市场失灵问题提供了一些经验。 市场失灵是导致全球卫生治理失效的重要原因，明显表现在疫苗推广领域，即有效的新型疫苗可以通过市场获得，但发展中国家普通民众无力支付疫苗的费用。在这一背景下，盖茨基金会和其他创始伙伴开拓出一种解决方案：鼓励疫

---

① 高明,唐丽霞,于乐荣.全球卫生治理的变化和挑战及对中国的启示[J].国际展望,2017(5):138.

② 关于全球基金和全球疫苗免疫联盟的介绍参见微信公众号"Diinsider 草根创变者"推出的全球基金"三部曲"系列文章和"中非健康与发展传播项目"系列文章。

苗生产商在短期内减免一些贫困国家疫苗的采购费用。 这在短期内解决了贫困国家资金不足的问题,从长远来看则有利于对疫苗总需求量的增长。 当受援国的经济水平有所提升后,所采购的疫苗价格将逐渐恢复,直至获得自行承担疫苗全部费用的能力。

3.缔结高效的治理联盟,充分发挥全球伙伴关系治理功效

国际卫生治理逐渐从国家间合作模式向全球伙伴间合作模式转型。 传统的国家间合作模式在国际交往中不那么频繁,这一模式在疫情传播范围有限的时期具有一定的功效。 但随着全球化进程的高歌猛进,国家间合作应对全球化的疫情便显得捉襟见肘。 而且,国家间合作模式会抑制世卫组织等国际卫生组织的自主性,这主要是包括世卫组织在内的国际卫生组织作为政府间国际组织的性质所致。 政府间国际组织在履行其职责时,动员成员国政府作出政治承诺、提供必要资源并具体实施政策一度是他们最为倚重的工作方式。 在这种合作模式下,国际组织的治理活动往往受到少数实力雄厚成员国的左右。 从世卫组织应对疟疾问题上就可见一斑。① 同时,国家间合作模式在资源动员上和专业性上都有一定的局限,在日益复杂的全球疫情面前治理能力越发欠缺。 从 20 世纪 90 年代开始,在全球治理的各项领域中,围绕特定议题在全球范围内缔结治理联盟,利用"公私伙伴关系"(Public-Private Partnership, PPP)的形式开始盛行。 在卫生领域,人们开始诉求降低医药的研发成本和风险,同时希冀医疗资源能够惠及更多的贫困国家。 与此同时,更多的医药企业开始被鼓励履行社会责任,以及更多的人道援助组织开始出现,这一切都在启发人们探索新的卫生合作方式,全球卫生伙伴关系开始得到人们的重视与欢迎。

所谓伙伴关系,是指"包括政府、国际组织、非政府组织、基金会、企业在内的多元行为主体承诺共享资源和专业知识并分担风险,以实现共

---

① 汤蓓.伙伴关系与国际组织自主性的扩展——以世界卫生组织在全球疟疾治理上的经验为例[J].外交评论,2011(2):122-132.

同治理目标的一种合作形式"。① 全球卫生伙伴关系的主体则包括世卫组织及其成员国、成员国的卫生部门和社区、联合国系统内的专职机构、地区和次地区卫生组织、其他国际组织，以及意愿联盟临时组成的卫生机制、非政府组织、科研机构和私有企业等。 由于卫生议题并非是高政治领域，全球卫生治理更被广泛视为一个政策空间，其特点是有多种（有时是相互竞争的）行动者，却没有总体权威。 世卫组织通常被视为全球卫生伙伴关系网络中的核心，但更多扮演着议题倡导者、资源协调者、行动协调者等角色。 全球卫生伙伴关系是一种典型的分工协作模式，以联合国系统内机构为主的其他行为体凭借自身的比较优势发挥其专业技能。 随着地区自主性的突显，全球卫生伙伴关系网络开始下沉，地区组织（尤以地区卫生组织）也时常会成为伙伴网络的核心。

3-1　全球卫生伙伴关系网络图

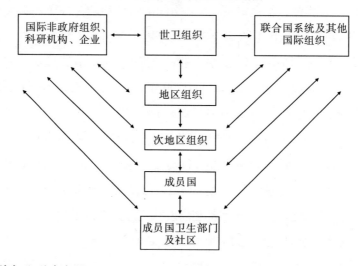

资料来源:笔者自制。

那么，如何确保这样一种组织松散、权威并具有流动性的关系网络能

① Robert G. Ridley. Putting the "Partnership" into Public-Private Partnership[J]. WHO Drug Information, 2001(2): 57, 转引自汤蓓.伙伴关系与国际组织自主性的扩展——以世界卫生组织在全球疟疾治理上的经验为例[J].外交评论,2011(2):128.

实现更高效地协调运作呢？　从既有的经验来看，成功的伙伴关系往往是伙伴间拥有共同的愿景、共同的承诺以及互补的技能和资源的整合。　首先，应凝聚共识，确定各方利益攸关的最大共同值域，在此基础上制定切实可行的战略方针。　战略方针要清晰可行，应具有明确的最高目标和可以量化的进度评价标准。　1998 年，多方召集成立的"击退疟疾伙伴关系"就被评价缺乏明确而共同的目标，因此影响了其成效。①　其次，伙伴关系的决策管理规模和结构是决定其成功与否的关键因素。　伙伴关系是一种典型的集体行动，集体行动效果很大程度上会受其成员规模的影响，鉴于卫生伙伴关系的庞大网络结构，其决策管理层的规模便成为主要的决定变量。决策管理规模要与项目的规模相匹配，对于全球基金的评估就显示其秘书处规模太小，无法充分管理其不断增长的投资组合。②　而且，决策管理层要具有代表性，能切实体现各方利益的汇总，为当事方的不同群体发声。最后，伙伴关系应尊重受援当事国或目标群体的自主权。　伙伴关系的行动应切实改善当事国的卫生体系，提高其卫生治理能力，增加当地受众的福祉。　这一方面需要当事方能参与决策，及时表达自己的所需所想，从而使行动方案得到当事方同意，也更容易开展行动。　另一方面，需要对当事方提供精细化的公共产品，而不是一刀切的标准化服务。

4.强化国际卫生合作的国际法建设，为合作提供法制保障

健全的国际法有助于国际合作更加规范，使之制度化。　国际社会曾一度认为解决传染病问题的最有效方式是劝导、医疗而不是立法，国际卫生法曾一度遭受漠视。　随着病原微生物变异产生越来越多的病毒谜团，人们终结了对于单纯依赖疫苗和药物手段的自满，开始寻求更为多元的对抗病毒传播的手段。　同时，传染病全球化的发展趋势，改变了运用国际法控制

---

① Kent Buse, Sonja Tanaka.Global Public-Private Health Partnerships: lessons learned from ten years of experience and evaluation[J]. International Dental Journal, 2011(61):6.

② Booz Allen Hamilton. Organization & Management Review of the Global Fund[R/OL]. The Global Fund, 2007[2020-06-10]. https://www.theglobalfund.org/media/3705/bm16_03edreport_annex_en.pdf? u=637165999790000000.

疫病的政治社会条件，为国际卫生法的创立与发展提供了重要契机。 国际卫生法作为国际卫生合作机制的重要组成部分，开始受到前所未有的关注。 法制对于抗击病毒的重要性在于，对内，国家需要法律予以明文规定政府维护公共卫生安全的权责，传染病强制治疗或隔离的制度与方式，以及国家卫生医疗机构、个人的权利与义务；对外，国际卫生法有利于提高国际行为主体对彼此的行为及结果的预期，有助于增进合作，并会对不良行为进行警示和约束。 国际卫生法还会引导有关传染病控制的国内立法。

从 1851 年 7 月 23 日的第一次国际卫生会议试图签订首个国际卫生条约到 2005 年《国际卫生条例》的修订，国际卫生法制建设经历了 150 多年的历程。 国际卫生法经历了诞生和初步发展（1851 年 7 月—1946 年 7 月）时期。 这一时期产生了大量的国际卫生条约，但这些条约并不完善，并且陷入频繁的废立过程，达成的条约也很少得到遵守。 1946 年 7 月至 2003 年 5 月是国际卫生法快速发展的时期。 1946 年 7 月，64 个国家和地区的代表于纽约签署了《世界卫生组织宪章》。 根据宪章，世界卫生组织于 1948 年宣告成立，承担着指导和协调国际卫生工作的职责。 作为唯一的全球性政府间卫生组织，世卫组织拥有重要的国际卫生法准立法权，宪章第十九条授权为 "世界卫生组织对国际卫生事务具有跨国立法的职能"。① 世卫组织在其成立后提出了一系列的国际公约、协定，使国际卫生法得以迅速发展，为疾病分类和传染病控制制定了规章。 其中，1951 年第四届世界卫生大会通过的《国际卫生条例》，统一了传染病防治的国际规则，为各成员国提供了统一的指导。 自 2003 年 5 月以来，以《烟草控制框架公约》的签订为起始，国际卫生法为适应全球卫生治理的发展需求，正不断向全球卫生法的方向迈进。 国际卫生法制体系除了世卫组织的条例外，还包括一些其他组织和国际法中涉及传染病防治的条约协定，如世贸组织的《与贸易有关的知识产权协定》和《实施卫生与植物卫生措施协定》等，国际环境法中关于自然环境保护、动植物卫生保护的相关规

---

① 张彩霞.从国际卫生法迈向全球卫生法[J].医学与法学，2012(4):5.

定，以及国际人权法中关于"健康权""妇女权"的一些规定等。

目前的国际卫生法主要存在两方面的问题：其一，国际卫生法发展的滞后性问题。《国际卫生条例》总是基于既有的传染病防治，如 1969 年条例主要规定鼠疫、霍乱、黄热病三种传染病的国境卫生检疫措施，在很长一段时间内都无法应对新出现的传染病，条例的修订总是滞后于传染病的发展变化。这便需要条例应有一定的前瞻性。其二，国际法在应对全球防治传染病合作上的效力较为有限，饱受诟病。这在很大程度上要归因于国际社会的无政府状态，缺乏强制机关实施惩戒措施，当然还有一部分原因在于疫情对于每个国家的影响是不对称的，大家对于"公共利益"有不同的认知。比如，受疫情影响较小的国家往往会抗拒严格的贸易禁运或旅游限制等措施。不同的利益感知会增加集体行动的成本。有鉴于此，世卫组织通过 2005 年修订的《国际卫生条例》增强了其权威，但其强制手段仍需要加强，更为重要的还是国际社会对于世卫组织授权的支持与拥护。同时，应注重世卫组织与其他专业国际组织如世贸组织等的协调，应有一定的"问题联动"意识。在全球卫生法发展趋势下，卫生法早已超越了传染病议题，还包含了人权、食品安全、经贸、环境、武器以及社会文化等因素，这需要树立一个综合卫生法观。此外，还应注重卫生"软法"的重要性。卫生"软法"指卫生治理过程中产生的宣言、指南、劝告性意见等一些非正式安排。这些"软法"是"硬法"的补充，且具有一定的灵活性，可以借助国际卫生"软法"应对一些突发的情况。

二、抗疫国际合作的教训

国际社会在合作抗击病毒的过程中取得了诸多成就，合作机制日趋完善和常态化，合作的法制基础也越发完善。从具体的成效来看，21 世纪疫情导致的死亡人数在整体上较以往有所减少，管控疫情的人员、资金规模都有明显增加，而且全球范围内的动员速度也大有提升。大部分国家的卫生治理能力和卫生体系建设整体上也都有所提高和完善。不过，从具体情况来看，每次疫情防控过程中都会有些不尽如人意的地方，有些甚至是失败的。而且，从宏观层面来看，全球卫生治理仍存在很大的能力赤字，南北方国家间存在较大的能力差距。种种不足之处表明，以抗击病毒为主的国际卫生合作不仅有很多需要完善的方面，还有很多问题是需要纠正的。大致可以从价值观、技术策略和治理结构三个层面总结出既往抗疫国际合作的教训，主要表现在思想上的自保怠惰、策略上的消极失当以及更为根本的结构上的内生性矛盾。总结以往的教训是为了今后出现类似情况时能有更有效的应对措施，当然，更要在此基础上未雨绸缪，以便针对新发情况也有一定的准备。

1.警惕"自保"思想、不当策略对于抗疫合作的消极影响

疫情的全球化是一个公害问题，而针对疫情的全球治理则是一个公益问题。合作抗击病毒的集体行动符合全球人民的共同利益。不过，并非国际社会中的每个个体都能意识到合作抗疫既符合共同利益，又符合自身的利益。也就是说，个别的个体会对共同利益保持冷漠，或者说存在个体理性与集体理性的矛盾，这就是全球公共问题治理过程中各国之间合作面临的最大障碍。① 个体逐利的理性行为，并不总能保证集体理性的自动实现，有时还会造成共同利益的受损。共同的利益是实现国际合作的前提，但并不必然形成合作。要想将共同利益转化为现实，一方面，需要借助国际制度来保障和维持；另一方面，在强调实现共同利益最大化的顶层思维的同时，还应竭力避免有损于国际合作的价值观和思想。针对卫生合作领域，最为有害的思想莫过于"自保"的思想。

在疫情中寻求"自保"最初是一个中性行为。在 19 世纪中期之前，各国"孤军奋战"地抵抗传染病更是常态。当时设置的入境检疫、提供健康证明等检疫制度最根本的目的就是将病毒隔绝于国境之外。不过，基于国家主权的各自为政，缺乏国际间的协调，导致了国际运输和商业贸易成

---

① 苏长和.全球公共问题与国际合作：一种制度的分析[M].上海：上海人民出版社，2009：2.

本的不断上升。 更为关键的是，以"有国界"的卫生防疫模式来应对"无国界"的病毒流动，是注定无效的。 而且，在病毒扩散日益全球化的背景下，"自保"及其衍生的行为开始有悖于国际伦理。 在常规的检疫、隔离措施难以奏效的情况下，"自保"行为极易演变为"以邻为壑""筑墙"等行为。 还有些疫情当事国害怕国际社会的隔绝而隐瞒疫情。 这些行为都是试图以牺牲他人的利益来保全自己，是典型的"零和"思维。 自保者不光无视他者的苦难，还时常推卸自身应履行的责任，疫情来临时，总是急于寻找替罪羊。 出现新的疫情时，这些国家最先急于寻求的是病毒的"民族属性"或"制度属性"，而非"病理属性"。 为保全自己，他们还会禁止本国的医疗物资出口，为他国的急救物资转运设置障碍，奉行专利保护至上原则。 殊不知，面对疫情，国际社会各成员间的命运是环环相扣的，如有一方消极应对，就会出现薄弱的一环，而全球抗击病毒成功的关键就在于薄弱环节的巩固。 谋求保全自己的国家只会成为多米诺骨牌中最后一个倒塌的，受到疫情的损害仅是时间的问题。

　　为纠正抗疫合作中的"自保"思想，各方行为体间要有命运共同体思维。 病毒是人类的公敌，没有国家会独善其身，国际社会抗击病毒势必要凝聚成一股合力。 在此基础上，还应坚持及时、透明、公正等原则。 一旦出现疫情端倪，当事国政府或卫生部门应及时向世卫组织和国际社会通报疫情信息，及时分享毒株以供研究，要做到不缓报、不隐报、不瞒报。 而其他国家和行为体应对这些信息保持敏锐，做出积极的应对。 抗疫信息的公布不仅要及时，还要透明。 在一个资讯发达、通信便利和观念多元的现代社会，权威且透明的信息有助于各方的统筹协调。 抗击病毒是全方位的社会动员，涉及医疗卫生、交通运输、社会治安、市场监管等众多部门。 权威部门详细地披露信息，还有助于遏制流言，避免社会恐慌，抑制市场资源、医疗资源挤兑现象。 公正原则在于受疫情影响的各方受到公正对待，尤其是弱势群体和族群的权益要受到重视和保障。 同时，要真实、理性地看待疫情的发展变化，使国际社会形成客观、公正的舆论场。 再者，应确保国际社会间各方沟通顺畅，保证沟通的渠道健全、标准统一、反馈及时。

2.规避国际政治对于卫生合作的负面影响

国际间的抗疫合作本身是一个非政治领域的公共问题，但也逐渐地被提上政治议程，出现了政治化的趋势。 从广义上来讲，政治化是指将非政治属性的议题上升至政治高度，并且不可避免地受到权力博弈的影响，也就是让本来是制度规定的行为者之间的 "游戏的规则" 让位于 "权力的规则"，是 "现实主义战胜了功能主义"。 联合国专门机构建立的初衷就是想把政治问题排除在议程之外，力求通过功能性的国际合作来促进世界的和平和发展。 然而，联合国专门机构的政府间性质使得政治化难以避免，全球相互依赖的加深也使得政治化不可或缺。① 除了联合国专门机构的属性外，公共卫生议题的 "安全化" 也是导致其政治化的重要原因。 冷战之后，人们强化了对于将传染病视为非传统安全问题的认知，传染病和生物恐怖这些 "存在性威胁" 越发凸显，对于人和国家的安全都存在着威胁，开始上升为一个具有最高优先权的议题。 为解决这些被 "安全化" 了的公共卫生问题，不但需要各方的技术性合作，而且需要各国的政治承诺，从而使其成为一项政治议题。

政治化基本表现在两个方面：一是将某一低阶问题上升至政治高度；二是以该议题为手段来追求政治目标，将该议题作为外交政策工具。 抗疫合作作为一项重要的国际公共问题不可避免地被附加政治属性，世卫组织作为治理卫生问题的最主要联合国专门机构也不可避免地成为政治博弈的擂台。 其主要的表现包括：2005 年修订的《国际卫生条例》对于成员国内政的干涉；世卫组织与联合国安理会就生物安全、生化武器管控方面的合作；在此次抗击新冠病毒疫情期间，美国指责世卫组织 "以中国为中心" 等。 贾韦德·西迪基（Javed Siddiqi）博士在其著作《世界健康与世界政治》(*World Health and World Politics*： *The World Health Organization and*

---

① 晋继勇.试析联合国专门机构的政治化——以世界卫生组织为例[J].国际论坛，2009(1):12—17.

the UN System ）中对于卫生组织和卫生议题的政治化及其负面影响进行了专门的论述，并且特别以 20 世纪 50 年代的"根除疟疾计划"作为案例分析。

不过，应该理性地看待卫生议题被政治化的事实，不应将技术因素过度天使化，或将政治因素过度妖魔化。 一方面，国际组织的运作无法处于政治真空之下，联合国专门机构在议题设定、项目运营、预算安排等很多方面都无法规避成员国国内国外政治环境影响。 另一方面，政治可以调节成员国间的不同理念和利益诉求，积极的政治化还能凝聚共识，确保承诺，有利于公共问题的解决。 那么，问题的关键不是避免卫生治理领域的政治化，而是做好技术与政治之间的平衡，极力避免政治化的负面影响。

基于既有的历史教训，从国内政治来看，国内政治派别间往往借用疫情作为打压、制衡彼此的工具，这在西方代议制民主政治体制中表现得尤为明显。 其结果是不仅难以形成国内共识，很难达成连贯的治理政策，而且有时还会助推政治极化，导致排外的民族主义、民粹主义情绪，难以促成国际合作。 针对疫情，在国内无法达成共识，甚至出现分裂的情况下，地区与国际合作通常是极为脆弱的。 从国际政治来看，一些国家会借卫生问题政治化，恶化全球卫生治理所需要的国际合作政治基础。 最典型的现象是，一些发达国家会就某类病毒对一些发展中国家进行污名化或矮化，借此攻击其政治制度，进行意识形态对抗。 某些国家甚至借助对其他国家的援助试图对其制度体制进行改造，附加政治条件，干涉其内政。 更有甚者，有些国家会借疫情之机谋求自身的经济利益，趁机扰乱金融、贸易市场，试图扩大自身的贸易空间，占领更大的市场份额，或是进行技术垄断，恶性收购，以图打压竞争对手。 总之，消极的政治化因素是国际卫生合作的重大阻碍，是各方需要极力克服的公共危害品。

3.及时发现和纠正全球卫生治理体系的"先天缺陷"

现有的全球卫生治理体系是一个以世界卫生组织为核心，与其他组织机构形成的一个相互分工协作的伙伴关系网络。 这个网络形式较为松散，不具备常态化的组织结构。 同时，这个网络不是单维度、水平层次的，而是向下纵深发展的。尽管全球卫生治理网络体系也受到政治化的影响，但总的来看，该体系仍不是权威主导的，而是议题导向的，更近似于一个政策场域空间。"松散"是这个治理体系的显著特征，也成为全球卫生治理结构的"先天缺陷"。"松散"的直接表现在于卫生治理协调机制处于碎片化的状态，这种状态产生了难以调和的两组矛盾，即权力集中与分化的矛盾和资源汇聚与流散的矛盾。当这两组矛盾无法协调时，便会影响到具体卫生议题的治理效果。

就权力集中与分化的矛盾来看，主要体现为两个方面：其一是世卫组织系统内权力的分化，其二是世卫组织与其他专业组织之间的权力竞争。具体到世卫组织系统内部，其矛盾又表现为世卫组织与成员国间的矛盾，以及世卫组织与地区卫生组织之间的矛盾。虽然世卫组织针对每次疫情会进行统一行动部署，但仍会有国家坚持各自为政。成员国有时顾忌国际社会的过度介入会干预其主权内政，有时又会觉得世卫组织建议实施的旅游和贸易限制过于严苛，危害到自身利益。那么，这便需要世卫组织尊重成员国的主权，制定灵活的、有针对性的政策措施。世卫组织与地区卫生组织之间的矛盾根源在于《世界卫生组织组织法》第五十条规定了地区卫生组织"绝对有区域性之事项决定施政方针"。各区域办公室在其领导层任命、预算以及优先事项上拥有高度自治权，这导致了双方之间主导权的竞争。地区卫生组织有时会对世卫组织的举措表示不满。抗击寨卡病毒期间，加勒比公共卫生署执行董事詹姆斯·霍斯佩达莱斯（C. James Hospedales）在给世卫组织的报告中就曾埋怨，世界卫生组织的寨卡病毒预警对加勒比地区酒店和旅游业产生了不利影响。

虽然世卫组织在全球卫生治理中发挥着最为重要的作用，但并不是最高权力机构，更多扮演着议题倡导者、资源协调者、行动协调者等角色。联合国系统内的其他行为体凭借自身的比较优势也在全球卫生治理中发挥着重要作用，具有一定的权威。而且，这些机构的影响力有日渐增长之势，有时甚至代替了世卫组织的主导地位。例如，联合国艾滋病规划署在艾滋病防控领域的地位，全球基金在疟疾、结核病防治中的突出表现等。

再如，世界银行已将传染病控制列为其重点关注的五种全球公共产品之一；国际医疗救援非政府组织"无国界医生"在抗击埃博拉疫情中的积极表现，与世卫组织的延迟反应形成了鲜明的对比。之所以出现如此趋势，一方面是因为，全球疫情、疾病防治的复杂性决定了世卫组织难以独自应对，需要其他具有各项专长的组织机构通力协作。另一方面原因在于，卫生健康问题是发展议程的一个重要维度，这便赋予了其他专业组织扩展功能性的空间。其他组织的积极参与可以填补全球卫生治理的能力赤字，但其弊端在于某一具体的运行过程难以形成整体性的协调，更为关键的是，政策间的相互折冲、交叉重叠会进一步稀释稀缺的卫生治理资源，造成不必要的挤兑或浪费。

权力竞争的矛盾不可避免地导致了资源集中与流散的矛盾。虽然其他国际组织机构参与卫生治理能完善治理议程，丰富卫生公共产品的多样性，不过，在资源有限的情况下，资源同时向多方流散，很容易导致各项议程都难以得到充足的资源供给。这样一来，卫生治理中的融资问题便倾向于供资方市场，也就是说，赋予了供资方更多的话语权，而间接削弱了议题主导方的自主性。以世卫组织为例，世卫组织的资金来源包括评定会费和自愿捐助两部分。从 1999 年起，其评定会费一直没有增加，从而导致世卫组织在融资方面越发依赖于成员国的自愿捐款，在 2018—2019 年财政预算中，自愿捐款的项目预算在世卫组织总预算中占比达 78%。[①] 与此同时，大部分的自愿捐款都被捐助国指定了具体用途，这就明显地赋予了捐助国更多的决策权和控制权。由此可见，全球卫生治理中权力矛盾与资源矛盾之间是相互关联的。而且，这两组矛盾是全球卫生治理的结构性问题，是"先天性的缺陷"，短时期内难以根本解除。全球卫生治理的失效很大程度上都是源于这些矛盾。虽然矛盾暂时无法根除，但仍有可以调和的空间。国际社会仍应继续坚持维护世卫组织的核心角色，拥护其权威，发挥其协调各方的功效。同时，应注重各项卫生议题间的相关性，同一议

---

① 晋继勇.全球卫生治理的背景、特点与挑战[J].当代世界,2020(4):46.

题内不同项目间的协调和补充，避免对于资源和主导权的恶性竞争。

纵观以往，人类与病毒的抗争已贯穿了历史发展的脉络，抗击病毒已成为人类历史的基因。 不过人类的合作抗疫只是历史长河中的短暂瞬间。 近两百年的病毒现代史中，在全球化文明的时光机中，开始上演或悲壮或温情或龃龉的合作抗疫故事。 抗疫国际合作的理念、机制、手段一直在顺应着现实的发展而发展，随着病毒的变化而变化。 这说明，即便病毒是这个星球的主人，但人类始终没有放弃自身的能动性。 人类对抗病毒的过程实际上就是认识自己、认识自然、改造自己、敬畏自然的过程。 每一次直面疫情，总结出的经验和教训，都是弥足珍贵的，其背后都有大量的牺牲。 这些宝贵的财富将继续指引着人类前行。 当然，考虑到病毒的变化莫测，人类还应该未雨绸缪，积极设想更多未知的可能，为病毒的突袭做好准备。 从理念上，应该坚持综合的全球卫生治理观，重视疫情对社会、经济等的连带反应，提前准备好各部门的统筹工作，同时发挥其他部门治理疫情的功效。 从规范上，应弘扬全球卫生正义，在建立全球传染病监测机制的同时，还应特别注重落后国家的卫生能力建设。 从机制上，既要以多边为主，也不应忽视双边，还应鼓励小多边，要坚持合作形式的灵活性。 从手段上，科学技术的发展始终都是应对疫情的关键利器。 总之，人类与病毒的共生还将长期存在，人类彼此间要勿忘同心一体、合作共赢。

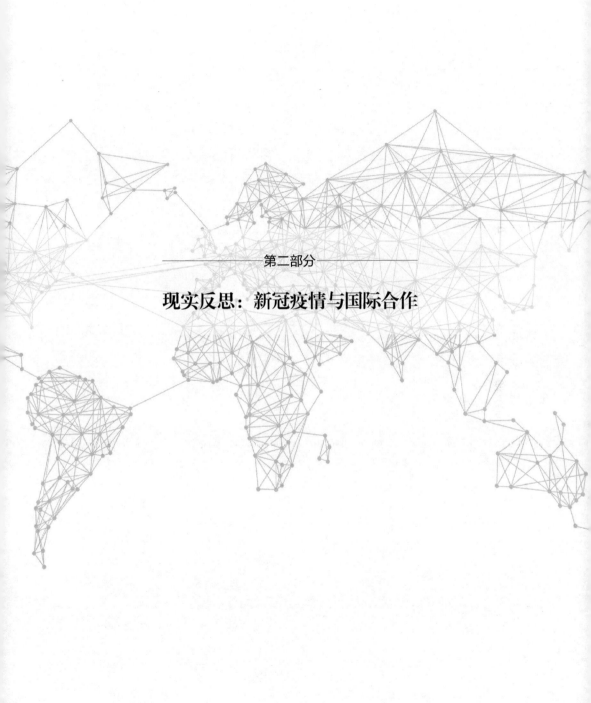

第二部分

现实反思：新冠疫情与国际合作

第四章

新冠疫情的国际蔓延

新型冠状病毒肺炎是近百年来人类遭遇的影响范围最广的全球性大流行病，是中华人民共和国成立以来我国遭遇的传播速度最快、感染范围最广、防控难度最大的重大突发公共卫生事件。

当前，新冠肺炎疫情正在以超出所有人预料的速度在全球范围内不断蔓延扩散。特别是全球多个地区和国家出现疫情反弹，新冠肺炎疫情的第二波来势汹汹，确诊病例数不断攀升，但死亡率相对第一波疫情更低一些。根据美国约翰斯·霍普金斯大学实时统计数据显示，截至 2020 年 12 月 15 日，全球新冠肺炎累计死亡病例超过 1620773 例，累计出现新冠疫情的国家和地区共 215 个。① 3 月 11 日，世界卫生组织总干事谭德塞称，新冠肺炎疫情已经构成"全球大流行"。从确诊首例到全球病例数达 10 万共花了 67 天时间，而达到第二个 10 万仅用了 11 天，第三个 10 万仅用了 4

---

① 世界卫生组织官网实况报道［EB/OL］.2020 年 12 月 15 日,https://www.who.int/zh/.

天，第五个 10 万仅用了 2 天。 4 月 3 日，全球新冠肺炎确诊病例累计超过 100 万例；6 月 28 日，确诊病例累计超过 1000 万例。 目前全球除南极洲地区以外其他各大洲均出现了确诊病例，并在东亚、欧洲、西亚、南亚、拉美、非洲等地区不同国家形成集中暴发点。 从长远来看，全球新冠疫情病例增长并无明显的趋缓迹象，美国、印度、巴西等国家新增确诊病例居高不下，一些国家的疫情出现反弹，还有诸多发展中国家的疫情形势正在恶化。 在当前多个国家新增病例仍处于高位增长的情势下，加强国际合作共同抗击新冠肺炎疫情是当务之急。 联合国秘书长古特雷斯在其发布的题为《共担责任、全球声援：应对新冠病毒的社会经济影响》报告中认为，这次新冠病毒是自联合国成立以来我们共同面临的最大考验，这一人类危机亟须来自全球主要经济体协调一致，采取果断、包容和创新的政策行动。[①] 美国前国务卿亨利·基辛格认为此次新冠肺炎疫情将会永远改变世界秩序，世界各国必须面对历史性挑战。[②] 随着新冠肺炎病毒在全球各地区的肆虐，疫情在给世界各国带来灾难性损失的同时，也深刻影响着全球政治、经济格局以及国际秩序的不断变化发展。

表 4-1   新冠肺炎累计确诊人数全球排名前十位国家(数据统计截至 12 月 15 日)[③]

国家(地区)	累计确诊病例(人)	治愈(人)	死亡(人)
美国	16903131	9823625	307803
印度	9884100	9388159	143355

---

① 秘书长 2019 冠状病毒病社会经济影响报告发布会讲话[EB/OL], 2020 年 3 月 31 日, https://www.un.org/sg/zh/content/sg/press-encounter/2020-03-31/transcript-of-unsecretary-general%E2%80%99s-virtual-press-encounter-launch-the-report-the-socio-economic-impacts-of-covid-19.

② Henry A. Kissinger. The Coronavirus Pandemic Will Forever Alter the World Order [N]. The Wall Street Journal, April 3, 2020.

③ 新冠肺炎累计确诊人数全球排名会随时间的变化而变化, 尤其是拉美、南亚、非洲、东南亚等地区发展中人口大国的数据变化十分明显。

续表

国家（地区）	累计确诊病例（人）	治愈（人）	死亡（人）
巴西	6901952	6138349	181402
俄罗斯	2656601	2105414	46846
法国	2433859	183340	58391
英国	1874803	4022	64500
土耳其	1866345	1631944	16646
意大利	1855737	1115617	65011
西班牙	1762036	196958	48013
阿根廷	1503222	1340120	41041

资料来源：世界卫生组织官网：https://covid19.who.int/.

一、东亚主要国家的疫情发展态势

东亚地区曾是本次新冠肺炎疫情最早暴发且最为严重的地区之一，但在中国、日本、韩国、新加坡等国采取了一系列有效的疫情防控应对措施后，该地区也成为疫情最早得到有效控制的地区。 东亚地区国家疫情防控的良好态势得益于相关国家在疫情初期便及时、严格采取社交隔离、宵禁、关闭营业场所等措施，大大降低了单日新增确诊病例。 与此同时，东亚地区国家在抗疫合作中体现出同舟共济、守望相助的精神，为地区抗疫作出了巨大贡献。

1.中国

新冠肺炎疫情是中华人民共和国成立以来发生的传播速度最快、感染范围最广、防控难度最大的一次重大突发公共卫生事件。 根据中国国家卫生健康委员会数据统计，截至 2020 年 12 月 15 日，中国累计新冠肺炎确诊病例人数 86770 人，累计死亡病例 4634 人。① 面对前所未有的新冠病毒来袭，中国共产党和中国政府高度重视、迅速行动，习近平总书记亲自指挥、亲自部署，统揽全局、果断决策，为中国人民抗击病毒坚定了信心、凝聚了力量、指明了方向。 在中国共产党领导下，全国上下按照"坚定信心、同舟共济、科学防治、精准施策"的总要求，采取了一系列前所未有的防控和救治举措，打响了抗击新冠疫情的人民战争、总体战、阻击战，付出了巨大代价和牺牲，用一个多月的时间初步控制住了疫情蔓延的势头，用两个月左右的时间将本土每日新增病例控制在个位数以内，用三个月左右的时间取得了武汉保卫战、湖北保卫战的决定性成果，维护了人民生命安全和身体健康，也为全球抗击新冠疫情赢得了宝贵的时间。②

2019 年 12 月 27 日，湖北省中西医结合医院向武汉市江汉区疾控中心报告不明原因肺炎病例。 武汉市组织专家从病情、流行病学调查、实验室初步检测等方面情况分析，确认上述病例为病毒性肺炎。 2020 年 1 月 3 日，武汉市卫生健康委发布《关于不明原因的病毒性肺炎情况通报》，共发现 44 例不明原因的病毒性肺炎病例。 1 月 20 日，中国国家主席习近平对新冠肺炎疫情防控做出重要指示，指出要把人民生命安全和身体健康放在第一位，坚决遏制疫情蔓延势头，尽快查明病毒感染和传播原因，及时

---

① 截至 12 月 15 日 24 时新型冠状病毒肺炎疫情最新情况［EB/OL].2020 年 12 月 16 日,中华人民共和国国家卫生健康委员会,http://www.nhc.gov.cn/xcs/yqfkdt/202012/c424a62f39374fd988ff283dc93109e0.shtml.

② 《抗击新冠肺炎疫情的中国行动》白皮书［EB/OL].国务院新闻办公室网站,2020 年 6 月 7 日,http://www.scio.gov.cn/zfbps/32832/Document/1681801/1681801.htm.

发布疫情信息，深化国际合作。① 截至 1 月 21 日，国内 13 个省市累计报告新冠肺炎确诊病例 440 例，累计死亡病例 9 例，全部为湖北病例。

3 月 17 日，根据各省市报告，全国累计确诊病例 80894 例，累计死亡病例 3237 例。 3 月 18 日，全国新增本土确诊病例首次实现零报告。 3 月 25 日，全国 23 个省份报告了境外输入病例，防止疫情扩散压力仍然很大。 3 月 27 日，中共中央总书记习近平主持召开中共中央政治局会议，指出要因应国内外疫情防控新形势，把重点放在"外防输入、内防反弹"上来。 4 月 17 日，武汉市新冠肺炎疫情防控指挥部发布《关于武汉市新冠肺炎确诊病例数确诊病例死亡数订正情况的通报》，对确诊和死亡病例数进行订正说明。 截至 4 月 16 日 24 时，累计确诊病例数订正为 50333 例，累计确诊病例的死亡数订正为 3869 例。② 4 月 27 日，经中共中央总书记习近平和中共中央批准，中央指导组离鄂返京。 进入 5 月份以来，国内疫情总体呈零星散发状态，局部地区出现散发病例引起的聚集性疫情，境外输入病例基本得到稳定性控制，疫情积极向好，态势持续巩固，全国疫情防控进入常态化阶段。

6 月 13 日，北京市新增报告本地确诊病例 36 例，这些新发现病例均与北京市丰台区新发地农贸批发市场有关。 北京市决定将对 5 月 30 日以来与新发地市场有密切接触的人员开展核酸检测，并以区为单位进行筛查。 截至 6 月底，北京市的新增新冠肺炎确诊病例回到个位数，且无新增死亡病例。 截至 7 月 7 日，北京新发地市场暴发的疫情共导致 335 人感染，但尚未出现死亡病例，且首次无新增报告本地确诊病例、疑似病例和无症状感染者，北京市在短短四周内基本得以控制疫情。 经过几个月的防

---

① 习近平对新型冠状病毒感染的肺炎疫情做出重要指示[EB/OL].2020 年 1 月 20 日,中华人民共和国国家卫生健康委员会, http://www.nhc.gov.cn/xcs/fkdt/202001/6be45fe493804bb6b96a3ed6c92ddb0f.shtml.

② 《抗击新冠肺炎疫情的中国行动》白皮书[EB/OL].国务院新闻办公室网站,2020 年 6 月 7 日,http://www.scio.gov.cn/zfbps/32832/Document/1681801/1681801.htm.

控实践，我国已经积累了较为丰富的防控经验。就当前国内疫情发展态势来看，疫情一直处于动态清零、发现疫情、控制疫情、再清零的常态之下。

从全国的疫情防控情况来看，单日新增病例和死亡病例明显减少。相比其他国家而言，在"外防输入、内防反弹"两方面均取得了阶段性胜利，全国疫情防控基本上处于可控状态，各种复工复产活动也在逐步展开。目前中国已经基本实现了本土疫情的阻断，但由于当前世界相当一部分国家均出现了第二波或第三波疫情，我国应对疫情外部输入的压力仍然很大。

2.日本

在东亚地区，日本是除中国之外较早受到新冠肺炎疫情冲击的国家之一，也是疫情较为严重的国家之一。2020 年 1 月 15 日，日本国内首次出现新冠肺炎感染患者，此后发现的感染者人数不断攀升。2 月 13 日，日本国内首次发现感染新冠肺炎死亡病例。2 月 7 日，日本厚生劳动省确认"钻石公主号"邮轮新增感染新冠肺炎患者 41 人。不规范的隔离措施，导致船上确诊病例不断攀升。2 月 19 日，"钻石公主号"邮轮隔离期满之后，新冠病毒检测呈阴性的乘客开始分批下船，日本政府派巴士将日籍游客送到横滨车站，随后宣布"就地解散"。日本这一做法引起国内民众一片哗然，很多人担心会加大病毒在日本的传播范围。2 月 13 日，日本国内首次出现了 3 例感染路径不明的病例。他们均有一个共同特点：没有中国旅行史，也没有接触过中国人士。这表明病毒在日本的社区传播早已开始，东京和大阪逐渐成为疫情重灾区。从 1 月 15 日日本本土出现第一例病例开始，到 3 月 22 日累计病例超过 1000 例，用了 60 多天；但是从 1000 例到 3 月底的 2000 例，只用了 10 天。此后日本感染人数分布范围已经扩大到日本 47 个都道府县中的 28 个，其中北海道地区感染者最多。进入 4 月之后，日本的确诊病例增加速度更快了。

4 月 23 日，日本迎来了第二波疫情高峰，单日新增确诊病例 848 例。在东京、大阪等地区，一些大型的企业和综合性的大型医疗机构发生了令人震惊的交叉感染事件。但日本的死亡病例数一直比较低,死亡率为1.57%。日本疫情最严重的行政区是首都东京,其次是大阪。首都圈中被列为"特定警戒"的1都4县(东京都、神奈川县、千叶县、埼玉县和茨城县)累计确诊人数约占全日本的50%。截至5月23日,日本全国累计感染者人数为16569人,累计死亡825人。5月底,日本结束国家紧急状态,开始逐步解封。6月2日,日本新增确诊病例51例,累计17000例,其中东京都新增确诊病例34例。当晚,东京都依据当地情况独立制定了一套警报标准,首次发出了"东京警报",提醒民众注意避开"密闭""密集""密切接触"的高风险环境。截至12月15日,日本累计新冠肺炎确诊病例184536例,累计治愈150791例,累计死亡2558例。①

3.韩国

2020年1月初,在获悉中国武汉出现不明原因肺炎患者后,韩国政府和舆论开始关注中国疫情的发展动态。2020年1月20日,韩国发现第一例新冠肺炎确诊病例,患者是一名前一天从武汉到达仁川国际机场的中国籍公民。随后和其有过接触的45名人员也被进行了医学隔离,至此,韩国抗击新冠疫情的大幕已然拉开。从发现新冠肺炎感染病例到2月19日出现病毒"超级传播者"这段时间里,韩国仅有31名新冠肺炎确诊患者,其中大部分是有中国旅行经历的韩国人,韩国国内疫情一直呈现平稳控制的态势,增长速度也比较缓慢。直到2月17日,韩国连续出现了3名无出国史的确诊患者,韩国新冠肺炎疫情发生变化。其中,来自大邱市的"31号确诊者"曾多次参与了一共约1000名教徒的礼拜活动。因为"31号确诊者"的出现,大邱成为韩国抗疫的中心战场。2月20日是韩国疫情扩散的分水岭,全国累计确诊病例达104例,且出现了首例死亡患者。从2月19日到3月中旬,韩国开始进入病毒社区传播阶段,先在大邱和庆尚北道地区集中暴发,后来扩散到首尔等其他地区,韩国国内的疫情快速

---

① 新冠肺炎 COVID-19 全球疫情实时动态[EB/OL].2020年12月15日,https://news.ifeng.com/c/special/7uLyp1412jw? code=Japan&needpage=1&webkit=1.

升级，本土感染人数迅速攀升，单日确诊人数最多时达到 909 例。 截至 2 月 28 日，韩国已经累计确诊 2022 例，其中多达 456 例的感染与"新天地"教会有关，抗疫形势十分严峻。 仅仅一周左右时间，韩国就成为同时期中国之外确诊新冠疫情最为严重的国家，其中大邱市和庆尚北道是主要疫区。 而在此后一段时间内，韩国的感染人数呈现高速增长状态。 3 月 3 日，韩国感染人数突破 5000。

韩国初期疫情迅速扩散主要与大邱市的"新天地"教成员有关。 大邱市约有"新天地"教信徒 15000 人，被韩国视为此次疫情"超级传播者"的"31 号确诊者"就是其中一位。 截至 3 月 5 日，韩国确诊人数为 5766 人，其中与"新天地"教相关的确诊人数为 3452 人，占比 59.9%。① 随着疫情急转直下，韩国宣布关闭首尔"新天地"教会，将新冠肺炎疫情危机预警级别上调至最高的"严重"级别，并成立中央灾难安全对策部。 这也是韩国自 2009 年甲型 H1N1 流感后，时隔 11 年再次发布最高级别预警。之后，韩国政府出台了一系列抗疫措施，并严格实施，最终疫情得到了较好控制。 3 月 12 日后，新冠肺炎确诊人数稳定在 150 人以下。 进入 3 月下旬，韩国进入疫情平稳回落期。

值得注意的是，相较于其他国家，韩国此次疫情的拐点到来是比较早的。 且在后来的发展过程中，韩国新冠肺炎确诊的增长人数明显势头趋缓，甚至回到个位数。 韩国政府宣布，从 5 月 6 日起全国转入正常生活和防范疫情兼顾并行的"生活防疫"阶段。 但 5 月底，首尔梨泰院夜店的人员聚集再度为疫情暴发提供了温床。 随后首尔市政府立即对 4 月 24 日—5 月 6 日去过梨泰院五家夜店的 5517 人进行逐一追踪确认，并通过通信基站的技术掌握了相关人员名单，及时发送相关防疫信息，使疫情在一定程度上没有发生根本性反弹。 8 月 13 日，新增确诊人数创下三位数。 截至 12 月 15 日，韩国累计确诊新冠肺炎病例达 44364 例，累计治愈 32559 例，累

---

① 邢丽菊、于婉莹.从新天地教看韩国宗教万象[J].世界知识,2020(6):70.

计死亡 600 例。　①

二、欧美国家疫情发展形势

在欧洲地区，新冠肺炎疫情最先在意大利集中暴发，意大利被迫"封国"。 接着是西班牙、法国、德国、英国，随后疫情逐渐在欧洲其他国家蔓延传播开来。 由于疫情初期欧洲国家不够重视，人民普遍防范意识不高，导致疫情暴发迅猛。 欧美国家在短时期内迅速成为疫情的新"震中"，有的国家死亡率甚至超过 10%。 欧洲国家首次出现确诊病例是在 1月 24 日的法国，但呈现严重暴发态势的，则是在一个月之后的意大利，随后意大利迅速沦为欧洲疫情的"震中"。 由于欧洲国家早期缺乏对病毒的认知，将其误认为多发季节性流感，政府未能及时采取措施阻断传播。 同时由于申根区各国间边境开放、人员来往密切，当时多国还举行了节庆活动、体育赛事等大型集会，导致了疫情在欧洲的迅速传播和蔓延。 截至3 月 9 日，塞浦路斯宣布发现首例确诊病例后，欧盟 27 国已经全部出现新冠肺炎病例。② 3 月 13 日，世界卫生组织将欧洲认定为"新冠疫情中心"，欧洲继中国之后成为全球抗疫主战场的序幕由此拉开。③ 新冠肺炎疫情使欧洲国家遭受重创，欧洲各国在抗击病毒方面各自为政，欧盟在携手应对疫情方面表现无力，欧洲一体化进程困难重重。

1.意大利

意大利是欧洲地区新冠疫情较早暴发且最为严重的国家之一。 1 月 30日，意大利宣布确诊新型冠状病毒感染病例，被感染者是两名来自中国的

---

① 新冠肺炎 COVID-19 全球疫情实时动态［EB/OL］.2020 年 12 月 15 日,https://news.ifeng.com/c/special/7uLyp1412jw？ code=Korea&needpage=1&webkit=1.

② 欧盟 27 国全沦陷,法德意西疫情持续蔓延［N］.北京日报,2020 年 3 月 10 日.

③ 世界卫生组织:欧洲已经成为新冠肺炎大流行的震中,新华网,2020 年 3 月 13日,http://www.xinhuanet.com/world/2020-03/14/c_1125710116.htm.

游客。 事实上，在意大利尚未暴发疫情之前，意大利政府便采取了一些防控措施。 1月23日开始，意大利就宣布对于经过中国的所有航班进行检查。 1月26日，意大利外交部又计划与法国合作，从武汉撤侨。 1月31日，意大利启动了为期六个月的国家卫生紧急状态，意大利总理宣布，为了阻止新冠肺炎疫情的蔓延，关闭所有往返中国的航班，成为欧盟中第一个采取这种防疫措施的国家。

2月6日，首例本土意大利人确诊，意大利累计确诊3例新冠肺炎病例。 意大利国内新冠肺炎疫情迅速蔓延，2月底，累计确诊病例达1128例，累计死亡21例，成为全球疫情最为严重的国家之一。 3月4日，累计确诊病例3144例，累计死亡107例，全国范围内已经有74座城市出现新冠肺炎疫情。 意大利作为欧洲疫情的中心和主要的病例输出地，是最早达到峰值的欧洲国家。 3月6日，意大利单日新增病例超过千例。 为了防止新冠疫情的扩散，意大利政府在北部伦巴第、威尼斯托两个大区的12个城镇采取了"封城"措施。 但"封城"禁令下达后，局面并没有因此而得到根本性扭转。 3月10日，意大利累计确诊10149例，死亡631例，成为亚洲以外疫情最为严重的国家，覆盖全国101座城市。 意大利政府宣布将"封城"措施扩大至全国，面积30万平方千米、总人口6000万的意大利进入"封国"状态。 截至3月20日，意大利累计确诊病例达47021例，累计死亡病例达4032例，单日新增确诊病例5986例，意大利已经成为全球因感染新冠肺炎死亡人数最多的国家。 意大利总理孔特在其社交媒体个人账号上引用英国前首相丘吉尔在二战期间的话："这是我们的至暗时刻。"来形容当前意大利的新冠肺炎疫情困境。①

病毒之所以在意大利快速传播，与其社会文化、民众生活习惯、经济活动特点等紧密相关：意大利人喜欢聚会聊天，有广场文化传统；人们习惯拥抱和行贴面礼；群体文化活动丰富；旅游业很发达。 自3月21日以

---

① 这是我们的至暗时刻：意大利总理孔特宣布全境封城［EB/OL］.澎湃新闻,2020年3月10日,https://www.thepaper.cn/newsDetail_forward_6432667_1.

来，意大利新增确诊病例呈现下降趋势，欧洲多个国家纷纷计划解封，宣布将进入与病毒共存的"第二阶段"。3月30日，意大利累计确诊新冠肺炎病例数突破10万例，死亡病例累计达11591例，死亡率高达11.39%。自3月10日采取"封国"措施以来，意大利的新增确诊病例数趋于下降。4月21日，孔特宣布意大利将于5月4日进入第二阶段。5月9日，意大利累计治愈新冠肺炎患者人数93245人，治愈人数首次超过现有患者人数。截至12月15日，意大利累计确诊新冠肺炎病例数高达1855737例，累计治愈1115617例，①累计死亡病例65011例，累计确诊病例位居全球第8位。

2.德国

2020年1月27日，德国确诊首例新冠肺炎病例。由于德国的卫生系统发达，医疗水平较高，最初的感染病例人数始终维持在较低水平，并未引起足够的重视。然而，2月25日，德国在一夜之间出现10例确诊病例。到3月16日，德国全部16个联邦州均已出现确诊病例。因为德国各联邦州在疫情传播初期并未及时取消狂欢节、球赛等大型聚集活动，也未采取严格的隔离措施，导致疫情在德国蔓延开来。3月11日，德国出现了第一个死亡病例。德国卫生部部长施潘开始呼吁取消国内所有1000人以上的大型聚集活动。德国总理默克尔也首次就疫情表态，她发出警告称，为减缓新冠病毒的传播速度，必须取消更多的活动，否则未来将会有60%～70%的国民感染新冠病毒，德国需要在更长时间内与病毒作斗争。②3月27日，德国实施了针对疫情的《紧急状态法》，并规定该法在国家一级和各联邦州得以执行。

进入4月份，在德国严格限制人们的接触后，德国的疫情传播速度呈

① 新冠肺炎COVID-19全球疫情实时动态[EB/OL].2020年12月15日,https://news.ifeng.com/c/special/7uLyp1412jw? code=Italy&needpage=1&webkit=1.

② 默克尔警告:60%～70%在德人员将感染新冠病毒[EB/OL].人民日报海外网,2020年3月11日,http://m.haiwainet.cn/middle/3541083/2020/0311/content_31739894_1.html.

现出放缓趋势。 4 月 2—13 日，不到半个月时间，德国每天新增的确诊病例从 6000 多例下降为 2000 多例。 自 4 月 12 日以来，德国每天痊愈的人数已经超过新感染的人数，疫情开始变得可控。 随着疫情发展趋于平缓，"解封"开始成为德国民众日益高涨的呼声。 4 月 15 日，根据德国时代在线报道，截至当地时间 15 日晚，德国共确诊感染新冠肺炎 135073 例，死亡 3840 例。 默克尔当天与各州州长举行关于是否应该放宽管控的视频会议，表示目前已实现的只是"脆弱的阶段性成功"，会议上做出了谨慎复工计划：将现有的限制措施期限延后至 5 月 3 日，但文化娱乐场所和球赛等继续无限期关闭和取消。① 从 4 月 20 日起，德国已经开始逐步开放商铺、教堂等公共场所，部分公司也开始逐步复工复产，德国足球甲级联赛也准备提上日程。 但在德国复工复产的过程中，部分地区感染率出现了反弹，面对尚未可知的"二次感染危机"，联邦政府面临的"解封"压力剧增。

德国虽然被视为欧洲大国中疫情防控做得最好的国家之一，但在放宽防疫禁令后，德国接连发生了多起聚集性感染事件，包括德国最大的肉类加工企业通尼斯位于北莱因—威斯特法伦州居特斯洛县的一家加工厂。 截至 6 月 17 日，该工厂已经有 657 名员工被确诊感染新冠肺炎，7000 人被隔离。② 这也是德国发生的包括肉类加工厂在内的一系列"超级传播"事件中规模最大的一次。 从 9 月份开始，新冠肺炎疫情在德国又开始出现反弹，第二波疫情更加凶猛地卷土重来，每日新增确诊病例屡创新高。

截至 12 月 15 日，德国累计新冠肺炎确诊病例为 1363730 例，累计治愈病例 1012114 例，累计死亡病例为 22687 例，③相比较意大利、西班牙、

---

① 德国延长禁足令至 5 月 3 日,累计确诊 13.5 万人[EB/OL].中国新闻网,2020 年 4 月 6 日,http://www.chinanews.com/gj/2020/04-16/9158341.shtml.

② 德国一肉类加工厂确诊 657 例致 7000 人隔离,产品被暂停输华[EB/OL].澎湃新闻,2020 年 6 月 18 日,https://www.thepaper.cn/newsDetail_forward_7899857_1.

③ 新冠肺炎 COVID-19 全球疫情实时动态[EB/OL].2020 年 12 月 15 日,https://news.ifeng.com/c/special/7uLj4F83Cqm.

英国等欧洲重灾区的死亡率，德国的累计确诊病例数和死亡病例数均明显低于这些欧洲国家。

3.英国

2020 年 1 月 29 日，英国首次出现新冠肺炎确诊病例，新冠肺炎正式蔓延至英国境内。 随后 24 小时内确诊 19 例，确诊病例均为外来的输入性病例。 2 月 28 日，英国出现首例本土人传人的病例。 3 月 1 日，英国新冠肺炎感染病例总数已经达到 35 例。 英国首相鲍里斯·约翰逊主持召开了紧急内阁会议，英国卫生部部长、首席医疗官、首席科学顾问等均参加了这次会议。 3 月 5 日，英国累计确诊新冠肺炎病例 85 例。 值得注意的是，英国首席医疗官克里斯·惠蒂在采访中表示："这一流行病极有可能席卷全国，预计还会有人因此而死亡，但是并不建议人们在公共场合戴口罩。"①英国政府的相关宣传将防护重点放在了"勤洗手"上，通过各种途径强调频繁洗手的重要性。 2020 年 3 月 21 日，英国累计新冠肺炎确诊病例达 3983 例，累计死亡 177 例，其死亡增速已经超过了同时期的意大利。3 月 25 日，查尔斯王子确诊感染新冠病毒。 3 月 27 日，英国首相约翰逊确诊感染新冠病毒。② 4 月 12 日，英国累计确诊人数高达 84279 例，累计死亡人数达 10612 例。 4 月 25 日，英国累计确诊人数 148377 例，累计死亡人数达 20319 例。 5 月初，英国的总体疫情增长速度放慢，形势明显好转。 英国首相约翰逊宣布自 6 月 1 日起开始逐步推进解封措施。 6 月 7 日，英国累计确诊病例 283311 人，累计死亡人数 40261 人，新增死亡人数 77 人，创下英国封城以来单日新增死亡人数最低。 进入 11 月份以来，已经两度封城的英国，仍然无力遏制新冠疫情的大规模反扑，单日新增确诊病例屡创新高。 截至 12 月 15 日，英国累计确诊新冠肺炎病例 1874867

① 英国首席医疗官:封锁举措或持续一年,恢复正常生活仍需时间[EB/OL].澎湃新闻,2020 年 4 月 23 日,https://www.thepaper.cn/newsDetail_forward_7099651.

② 英国首相确诊感染新冠病毒[EB/OL].新华网,2020 年 3 月 27 日,http://www.xinhuanet.com/world/2020-03/27/c_1125778903.htm.

例，累计死亡人数 64500 例，累计确诊新冠肺炎病例总数位居全球第 6 位。①

4.美国

2020 年 1 月 21 日，美国宣布发现首例本土确诊病例，一个多月后累计确诊病例数过万。此后，确诊人数从 1 万到 2 万仅用了两天时间。进入 2 月份，特朗普依然强调，疫情"不会在美国流行"，"就是流行性感冒"，对疫情采取不控制、放任的态度。2 月 28 日，特朗普声称，新冠病毒是民主党设立的"新骗局"，称民主党人"想利用俄罗斯打败我，没成功。后来他们又试了弹劾骗局，又失败了"。② 3 月 2 日，美国疾控中心（CDC）以数据不准、系统升级为由，停止公布检测人数、各州确诊人数等重要数字，在美国引发轩然大波。3 月 6 日，美国 24 小时内确诊了过百例病例，国内恐慌情绪上扬。3 月 10 日，美国确诊病例超过 600 人，死亡 26 人，特朗普开始改口。截至美东时间 3 月 11 日傍晚，疫情已蔓延至全美 41 个州和首都华盛顿特区，华盛顿州、纽约州、加州等地区疫情尤为严重。进入 3 月中旬，美国疫情开始进入暴发期，面对危急形势，美国政府开始采取系统性的应急管理措施进行疫情防控。3 月 9 日、12 日，美股先后两次熔断，经济环境的压力在一定程度上刺激了特朗普政府出台具有实质性作用的抗疫措施。在应对疫情不力的质疑声中，3 月 13 日，美国总统宣布全国进入紧急状态，并引用战时法案，准备征用必需资源，抗击病毒。这标志着特朗普政府对疫情态度的转变，开始转向积极防疫。此时，美国确诊病例已经攀升至 1762 例。3 月 20 日，美国纽约州确诊人数超过 8000 例，成为疫情的重灾区。自 3 月 26 日起，美国成为世界上新冠

---

① 新冠肺炎 COVID-19 全球疫情实时动态［EB/OL］.2020 年 12 月 15 日,https://news.ifeng.com/c/special/7uLyp1412jw？code＝UK&needpage＝1&webkit＝1.

② 特朗普称新冠病毒就是民主党的新骗局［EB/OL］.新浪网,2020 年 2 月 29 日,http://k.sina.com.cn/article_2596119483_m9abda3bb03300ouws.html？from＝news&subch＝onews.

肺炎疫情确诊病例数最多的国家。 随着疫情的加重，联邦政府和各州不得不升级抗疫行动措施，"全政府"应对新冠疫情进一步扩散。 4月19日，美国国内累计确诊人数达73万，死亡人数超过3.8万例，但与此同时，美国的一些州，有市民游行示威，反对居家令，宁可死于新冠疫情，也不愿企业因封城而破产。 6月25日，美国红色警报再次拉响，当日新增确诊病例首次超过4万人。 进入10月份以来，美国疫情一直在高位运行，单日确诊人数屡创新高，目前美国已经有累计1600多万人被感染，甚至连特朗普本人也成为新冠确诊患者。 不断攀升的确诊病例和死亡人数，使美国各地医院再次进入"备战状态"。 截至12月15日，美国累计确诊新冠肺炎病例16942822例，累计治愈病例9871663例，累计死亡病例已经超过308089人，成为全球新冠肺炎疫情最严重的国家。①

作为世界上最发达的国家，美国人口仅占全球人口的4%，却拥有全球1/4的新冠肺炎确诊病例和近1/4的死亡病例。 从疫情暴发的3月底至今，美国虽然在5月份因采取社交隔离疫情有过一定程度的缓解，但是6月份开始疫情严重反弹，至今还在攀升。 美国的确诊病例数达到100万用时99天，达到第二个100万时用时43天，达到第三个100万时仅用时28天。 目前美国已经成为全球新冠疫情感染者和死亡人数最多的国家。美国国务院传染病学家和美国国防情报局下属国家医学情报中心在1月上旬向白宫国家安全委员会提交报告称，新冠疫情将蔓延至美国并可能成为"全球大流行病"。 美国卫生与公众服务部部长亚历克斯·阿扎（Alex Azar）在1月18日和1月30日曾两次给特朗普打电话，强调这次疫情的严重性。 然而，当时集中精力应对"弹劾危机"的特朗普完全无视这些预警。 在2月份，他继续淡化疫情的威胁。 在白宫举行的新闻发布会上，特朗普坚称疫情在美国蔓延的风险"非常低"，而疫苗研发"进展迅速"，美国已经做好一切应对准备。

---

① 新冠肺炎 COVID-19 全球疫情实时动态［EB/OL］.2020年12月15日，https://news.ifeng.com/c/special/7uLyp1412jw？code＝USA&needpage＝1&webkit＝1.

当疫情在中国暴发时，特朗普政府还出于自身的政治利益，将疫情政治化：利用疫情来攻击中国政府，污名中国的政治制度，攻击中国政府隐瞒疫情、统计不实，等等，宣称病毒的传播和蔓延是中国政府的责任。特朗普本人和美国国务卿蓬佩奥等多次把已被世界卫生组织命名为 COVID-19 的新冠病毒污称为"中国病毒""武汉病毒"。由于抗击新冠肺炎疫情不力，美国人民正在遭遇一场空前的公共卫生、经济和社会危机。

三、部分发展中国家疫情发展形势

1.俄罗斯和中亚国家的疫情发展

1月31日，俄罗斯首先出现2例新冠肺炎确诊患者，均为赴俄罗斯中国公民。2月29日，莫斯科市出现首例确诊患者，有意大利旅行史。3月13日，哈萨克斯坦出现首例病例，系自德国返回的哈萨克斯坦人，中亚"零感染"被打破。3月15日，乌兹别克斯坦出现首例患者，系自法国返回的乌兹别克斯坦公民。3月18日，吉尔吉斯斯坦首次出现3名病例，系自沙特返回的吉尔吉斯斯坦公民。迄今土库曼斯坦没有报道出现新冠肺炎病例，但由于该国不少人在土耳其等境外务工，输入风险仍然很高。截至7月15日，中亚地区国家新冠肺炎确诊病例还在继续攀升。不过中亚地区最令人担忧的是，根据哈萨克斯坦媒体报道，6月中旬以来在哈萨克斯坦出现了新的不明原因肺炎，已经导致了哈萨克斯坦1772人死亡，该病致死率甚至远高于新冠肺炎。① 哈萨克斯坦国防部副部长巴克特·库尔曼巴耶夫、阿拉木图州总防疫师凯拉特·拜木哈姆别托夫皆因感染新冠病毒去世。哈萨克斯坦总统托卡耶夫指出，自5月11日国家紧急状态解除以来，哈萨克斯坦国家工作机关工作不力，隔离措施不断放松，感染人数增长了六倍，近期医疗资源的短缺更加速了疫情的恶化。

---

① 重要提醒,哈萨克斯坦现不明原因肺炎,致死率远高于新冠[EB/OL].2020 年 7 月 9 日,澎湃新闻,https://www.thepaper.cn/newsDetail_forward_8198744.

表4-2 中亚地区国家累计新冠肺炎确诊人数情况(数据统计截至12月15日)①

国家	累计确诊病例(人)	死亡人数(人)
俄罗斯	2682866	47410
哈萨克斯坦	186960	2613
吉尔吉斯斯坦	77910	1316
乌兹别克斯坦	75241	612
塔吉克斯坦	12741	88
土库曼斯坦	0	0

自1月底俄罗斯国内出现首例确诊病例,俄罗斯政府立即采取一系列严厉封锁措施,包括关闭中俄陆路边境、临时禁止中国公民因私入境、停飞中俄之间大部分航班等。1月27日,俄罗斯就在联邦副总理塔季扬娜·戈利科娃领导下成立了抗击新冠肺炎疫情指挥部。这些措施在初期有一定的成效。进入3月以来,随着新冠肺炎疫情在欧洲国家的广泛传播,俄罗斯前期抗疫政策的局限性也开始暴露出来,俄罗斯的新冠肺炎疫情不断恶化。3月6日确诊人数突破10例,17日超过100例,27日超过1000例,开始呈指数型增长。4月9日,俄罗斯累计确诊人数突破了10000例,尤其以莫斯科的新冠肺炎疫情形势最为严峻。4月30日,俄罗斯总理米舒斯京也感染了新冠肺炎。5月28日,俄罗斯的疫情防控形势开始出现拐点,确诊人数呈现下降趋势。6月28日,全俄罗斯累计确诊人数已经破17万例,85个联邦主体均出现了新冠肺炎疫情病例。截至12月初,俄罗斯累计确诊新冠肺炎病例2682866例,累计死亡病例47410例,位居全球第4。

2.非洲国家的疫情发展

2月初,新冠肺炎疫情在公共卫生治理水平低下的非洲一度少有病例报道。但是从2月4日埃及发现第一例病例起,疫情很快在非洲国家扩

---

① 新冠肺炎COVID-19全球疫情实时动态[EB/OL].2020年12月15日,https://news.ifeng.com/c/special/7uLj4F83Cqm.

散，新增感染病例数呈现暴增态势，由一周 1 万人向每日 1 万人的速度增加。 根据非洲疾病控制中心公布的数据显示，截至 7 月 10 日，非洲地区54 个国家报告了新冠肺炎确诊病例数达 522104 例，死亡人数 12206 例，254361 例治愈。 就累计确诊人数来看，南非、埃及、尼日利亚、加纳和阿尔及利亚是非洲地区疫情最为严重的五个国家。

2 月 14 日，埃及报告了非洲大陆的首例确诊病例，系一名在埃及的外籍人士。 2 月 28 日，尼日利亚出现撒哈拉以南非洲首例病例，系一名在尼日利亚工作的意大利公民。 此后，疫情在非洲地区蔓延速度加快。 截至 3 月 31 日，非洲地区 49 个国家出现确诊病例，确认感染人数超过 5200例，累计死亡病例 170 多人。 在非洲地区，南非的疫情形势最为严重，累计确诊病例超过 30 万人，目前在全球排名位居第 6 位。 与欧洲隔地中海相望的北非四国也成为重灾区。 阿尔及利亚、埃及、摩洛哥、突尼斯四国已确诊病例占全非确诊病例的 40%。 西非的布基纳法索、科特迪瓦、塞内加尔和加纳病例也较多。 非洲地区国家确诊病例多来自欧洲国家的输入，主要是法国、德国、意大利和西班牙，后逐渐发展为境内传播。 联合国秘书长古特雷斯表示，现在仍是非洲国家抗疫的早期阶段，结束非洲疫情大流行对于全世界战胜疫情至关重要。 大疫当前，非洲各国除每日向非洲疾控中心汇总疫情外，基本处于各自为战的局面，迫切需要联合国、世界卫生组织、非盟及非洲疾控中心等机构加强统筹协调，推动国际社会共同帮助非洲地区国家抗击新冠疫情。

表 4-3　非洲地区累计新冠肺炎确诊病例过万的国家统计（数据统计截至 12 月 15 日）①

国家	累计确诊病例（人）	死亡（人）
南非	866127	23451
摩洛哥	400826	6659
埃及	125173	3687
埃塞俄比亚	117242	1809
阿尔及利亚	92597	2609
尼日利亚	73374	1197
加纳	53270	327

由于非洲国家的病毒检测能力严重不足，确诊人数可能仅是实际情况的冰山一角。 在世界卫生组织和国际社会的帮助下，非洲大多数国家获得了一定数量的检测套装，但覆盖范围仍然相当有限。 目前仅有城市地区部分人群才能接受检测，农村和偏远地区接受检测的条件和机会有限。 随着非洲从包括中国在内的国际社会获得越来越多的检测装备，确诊病例还在不断攀升。 非洲地区目前虽然还不是受疫情影响最为严重的大陆，但国家公共卫生体系薄弱，情况随时有可能恶化。

3.拉美地区的疫情发展

随着新冠疫情进入全球大流行阶段，拉美地区国家的疫情形势日趋严峻，拉美国家已经成为疫情的重灾区。 疫情已经扩散至拉美全部地区 33 个国家，很多国家的疫情仍未见顶，病毒继续在高位传播，单日新增确诊病例屡创纪录。 根据世界卫生组织数据统计，截至 6 月 20 日，拉美地区国家共报告确诊病例已达 247 万余人，死亡人数超过 11 万，约占全球的1/5。 当前拉美地区疫情已经超过欧洲，成为仅次于北美的第二大疫情重灾区。 而截至 12 月 15 日新冠肺炎累计确诊病例排名全球前十位的拉美地区就占了两个国家，分别是巴西（第 3 名）、阿根廷（第 10 名）。 此外，

① 新冠肺炎 COVID-19 全球疫情实时动态［EB/OL］.2020 年 12 月 15 日,https://news.ifeng.com/c/special/7uLj4F83Cqm.

哥伦比亚（第 11 名）、墨西哥（第 13 名）①，这些国家的新冠肺炎确诊病例还在持续攀升，拉美地区正在成为全球疫情的新"震中"。

表 4-4　拉美地区累计新冠肺炎确诊病例过万的国家统计（数据统计截至 12 月 15 日）

国家	累计确诊病例(人)	死亡(人)
巴西	6927145	181835
阿根廷	1503222	41041
哥伦比亚	1434516	39195
墨西哥	1255974	114298
秘鲁	984973	36677
智利	573830	15931
玻利维亚	147345	9024

　　在拉美地区，以巴西疫情最为严重，累计确诊病例数高达 6927145 例，死亡病例累计达到 181835 例。 巴西的累计确诊病例位居世界第三，累计死亡病例数位于全球第二，占了美洲所有病例的 23% 和死亡人数的 21%。 巴西于 2 月 25 日发现第一例新冠肺炎确诊患者，随后墨西哥、厄瓜多尔、多米尼加、阿根廷、智利、哥斯达黎加、秘鲁、巴拉圭、哥伦比亚等拉美国家和地区相继出现确诊病例。 拉美地区最早发现的确诊病例均有境外旅行史，多数由意大利、西班牙等欧洲国家返回，也有少数来自美国等国家。

　　2 月 25 日，巴西首例新冠肺炎病例确诊。 当时中国正处于疫情的高峰期。 全世界都在警惕新冠病毒的蔓延扩散，而当时的巴西总统刚刚同意在全国举行一年一度的、人流密集的"狂欢节"活动。 3 月中旬，巴西的感染人数还不到 500 例，但从 4 月中下旬开始的两个月，巴西的疫情迅速变得严重起来，不仅确诊人数大量攀升，死亡人数也仅次于美国、英国，在 6 月 4 日还创下了单日死亡人数近 1500 人的纪录。 开始时，巴西的确

---

　　① 新冠肺炎 COVID-19 全球疫情实时动态［EB/OL］.2020 年 12 月 15 日，https://news.ifeng.com/c/special/7uLj4F83Cqm.

诊病例来源是欧洲，主要通过旅居欧洲的巴西人将病毒带回巴西。 巴西疫情最严重的地区集中在大城市，升至超过 100 万例用了 14 天，巴西东南部的圣保罗州是感染人数和死亡人数最多的州，累计新冠肺炎确诊病例达 407415 例。

在新冠肺炎疫情暴发初期，巴西尚抱有侥幸心理，没有在联邦层面实施统一的隔离和封锁措施，各州和各城市自行采取了一些措施。 疫情暴发以来，巴西总统博索纳罗淡化疫情，反对封城和戴口罩等防疫措施，要求地方官员放弃诸如关闭企业等防控措施。 总统的反对者和支持者之间还因为新冠肺炎疫情问题在首都巴西利亚相互"对峙"。 巴西总统对疫情防控的消极态度不利于民众的隔离措施，而各级政府的管理不善和腐败使援助无法到达需要的地方。 随着疫情形势日益严峻，巴西的医疗体系面临巨大压力。 重灾区圣保罗州重症病床占用率达到了 91%。 巴西总统博索纳罗宣布其新冠病毒检测为阳性，成为全球第一位感染新冠肺炎病毒的总统。 此外，巴西即将进入冬季，天气转凉，会加快呼吸道疾病的传播，再加上疫情有向贫困社区蔓延的趋势，巴西疫情有进一步加重的可能。

除了巴西之外，拉美地区的秘鲁、墨西哥、智利、哥伦比亚、阿根廷、巴拿马、玻利维亚等国新冠肺炎确诊病例也较多。 阿根廷是拉美地区确诊人数和死亡人数第二多的国家，疫情仅次于巴西。 截至 12 月 15 日，阿根廷累计确诊病例达到 1503222 例，累计死亡病例达到 41041 例，在全球排名第 10 位。[①]

目前南半球地区已经进入秋末，气温开始降低，这种气候更有利于病毒的传播蔓延。 世界卫生组织紧急项目执行主任迈克尔·瑞安表示，新冠疫情在拉美地区还远未达到峰值。 虽然拉美地区的疫情发展阶段滞后于美国和欧洲，但由于拉美国家经济发展水平不高，很多国家政治不稳定，整个拉美地区的医疗体系都面临崩溃，再加上一些国家的政府对疫情的不

① 新冠肺炎 COVID-19 全球疫情实时动态［EB/OL］.2020 年 12 月 15 日,https://news.ifeng.com/c/special/7uLj4F83Cqm.

重视和不作为，未来一段时间拉美国家的疫情仍然令人担忧。

4.中东地区疫情发展的特点

自 2 月下旬开始，新冠肺炎疫情在中东地区迅速扩散。 土耳其、伊朗、沙特等国受疫情冲击最为严重，累计确诊人数和死亡人数均创新高。

截至 6 月 20 日，所有中东各国均有新冠肺炎确诊病例报告，其中伊朗疫情最为严重，发展速度最快，感染人数最多，且死亡率相对较高。 从伊朗报告首例确诊病例到病例总数突破 1 万，仅仅只用了三周时间。 新冠疫情还蔓延到伊朗周边国家，如伊拉克、阿曼、黎巴嫩、巴林、科威特、阿联酋等中东国家。 土耳其的疫情也相当严重，目前土耳其以累计确诊人数 1866345 例位居世界第 7 位。 此外，沙特、以色列和卡塔尔的累计确诊人数也已经破 10 万，且单日新增病例和死亡病例数还在不断攀升。

表 4-5　中东地区累计新冠肺炎确诊病例统计（数据统计截至 12 月 15 日）①

国家	累计确诊病例（人）	死亡（人）
土耳其	1866345	16646
伊朗	1123474	52670
伊拉克	575972	12603
以色列	360630	3014
沙特	360013	6059
阿联酋	187267	622
卡塔尔	141272	241
阿曼	126719	1475

当前中东地区疫情扩散态势并未得到有效控制，确诊人数还在不断增长。 特别是受到地区国家发展不均衡、地缘政治博弈等多重因素的影响，中东地区国家的应对疫情能力差异很大。 比如伊拉克和黎巴嫩因为长期经济发展缓慢，国内局势动荡不定，根本无力应对疫情的传播与扩散。 伊

----

① 新冠肺炎 COVID-19 全球疫情实时动态［EB/OL］.2020 年 12 月 15 日,https://news.ifeng.com/c/special/7uLj4F83Cqm.

朗作为中东地区大国，由于长期受到美国严厉的经济制裁，伊朗的药物、医疗器材交易和人道主义援助受到影响。而利比亚、叙利亚、也门等战乱国家，疫情防控难度更大。由于部分国家在疫情初期未能予以足够重视，疫情暴发后在核酸检测、患者救治等方面都处于失控局面。此外，中东地区的难民营因防疫布控和医疗资源配置难以有效落实，成为中东疫情的"新传播源"。

5.南亚地区的疫情发展

南亚地区国家拥有 18 亿多人口，且均为发展中国家。该地区国家经济发展较为落后，医疗卫生条件较差，世界卫生组织已经将印度、孟加拉国、巴基斯坦等人口大国列为新冠肺炎疫情感染高风险区。

2 月下旬，南亚大多数国家新冠肺炎确诊人数保持在个位数。孟加拉国、马尔代夫、不丹均未有确诊病例，印度也仅仅发现 3 例确诊。到 3 月中旬，南亚各国均出现确诊病例，确诊人数也逐渐增长，每日新增量攀升。截至 7 月中旬，南亚地区疫情以印度、巴基斯坦、孟加拉国等人口大国最为严重。

表 4-6 南亚地区累计新冠肺炎确诊病例统计（数据统计截至 12 月 15 日）①

国家	累计确诊病例（人）	死亡（人）
印度	9906165	143709
孟加拉国	494209	7129
巴基斯坦	443246	8905
尼泊尔	250180	1730
阿富汗	48952	1995
斯里兰卡	33898	154

中国国内疫情暴发早期，印度是防止输入型病例响应最早的国家之一。印度于 2020 年 1 月 30 日发现首例新冠肺炎确诊病例，该患者来自印

① 新冠肺炎 COVID-19 全球疫情实时动态[EB/OL].2020 年 12 月 15 日,https://news.ifeng.com/c/special/7uLj4F83Cqm.

度南部喀拉拉邦，在武汉大学留学，在其返回印度后发现新型冠状病毒检测呈阳性。 直到 2 月底，印度仅确诊了 3 例病例。 3 月 2 日，印度再增两例确诊病例。 此后，印度国内感染人数不断上升。 3 月中旬，印度采取了一系列应对措施，包括禁止国际商业客运航班入境，停飞境内商业客运航班等。 3 月 24 日晚，印度总理莫迪宣布在全国范围内实施为期 21 天的封锁（lockdown）措施。

然而，印度的疫情并未得以好转。 4 月 6 日，印度国内新增新冠肺炎确诊病例 704 例，累计确诊病例达 4281 例，累计死亡病例达 111 例。 4 月 13 日，印度新冠肺炎确诊病例破万，累计确诊病例达 10444 例。 从 3 月 24 日印度政府宣布"封城"以来，印度的新冠肺炎确诊病例在短短 20 天内增长约 20 倍。 4 月 29 日，印度新冠肺炎确诊病例累计突破 3 万例。 5 月 5 日，印度单日新增 3900 例确诊病例，累计新冠肺炎确诊病例突破 5 万例。 5 月 19 日，印度单日新增确诊病例 4970 例，累计确诊病例突破 10 万例，累计死亡人数 3163 例。 6 月 8 日，印度政府正式允许餐馆、购物中心和宗教场所对民众开放，这也是印度分阶段放松疫情管控的第一步。 尽管当日新冠肺炎确诊病例新增 9987 例，印度政府仍然决定开始放松管控，这与印度的经济结构和当前的国内外形势息息相关。 印度的疫情蔓延呈现从"外部输入"到"城市社区传染"再到"农村传染"的阶段性特征。8 月份以前，印度疫情中心在城市，贫民窟成为城市的"增长点"。 进入 8 月份以来，农村成为印度疫情的重灾区。 2020 年 9 月 7 日，印度累计新冠肺炎确诊病例数已经突破 420 万，超过巴西成为全球累计确诊病例数第二多的国家。

目前印度的疫情没有任何减缓迹象，反而呈现不断加速之势。 截至 12 月 15 日，印度单日新冠肺炎确诊病例逼近 3.5 万，再次刷新单日确诊记录，累计确诊总数已突破 900 万，全国累计确诊 9906165 例，累计死亡 143709 例，是亚洲确诊病例数量最多的国家，在全球仅次于美国，位列第二。 目前印度全国共有 15 个邦或地区确诊病例超过 1 万例，其中疫情最为严重的是马哈拉施特拉邦，该邦目前已有 28.4 万确诊病例。 病毒感染已经扩散至印度的农村和小城镇内，未来几个月印度的确诊病例还会大幅上升，有学者认为印度很可能成为全球疫情的新"震中"。 印度国内疫情不断恶化，尚未出现疫情拐点。 印度这一阶段每日新增的确诊病例均高于1.4万例，死亡率也位居高位。 由于印度人口基数大，病毒检测能力有限，因此外界普遍认为其疫情被严重低估了。 世界卫生组织官员迈克·瑞安表示，国际社会对抗新冠肺炎疫情能否取得决定性胜利，将在很大程度上取决于印度的疫情控制能力。①

从目前南亚国家的疫情发展来看，该地区还远未出现拐点。 从累计和新增确诊人数来看，南亚国家正在向着更为严峻的方向发展。 由于南亚地区国家自身的检测能力不足，确诊上报的数字远远低于当地实际感染的新冠肺炎患者数，之后很长一段时间疫情形势将更趋恶化。

新冠肺炎疫情已经扩散蔓延至世界200多个国家和地区。 目前全球各国疫情的发展阶段不尽相同，中国、日本和韩国等东亚国家的疫情已经基本得以控制；欧洲部分国家疫情严峻的时期正在逐渐过去，而部分发展中国家正在成为疫情蔓延的重灾区，新增确诊病例主要集中在美洲、南亚、非洲和中东等地区的发展中国家。 此次疫情由最初的国际关注的突发公共卫生事件上升为全球性大流行病，不仅导致大量人道主义危机和经济、社会、政治等全面危机，而且还有可能带来大国竞争激化、国际冲突加剧等国际社会危机。 全球抗疫和危机应对，不仅需要各个国家采取有效的措施和行动，更需要国际社会的团结合作。

---

① 赵萌.印度有可能成为全球疫情的新"震中"[J].世界知识,2020(8):35.

第五章

新冠疫情与全球应对

　　新冠肺炎疫情在全球范围内的迅速传播，严重危害了世界各国人民的身体健康与生命安全，也给各国的应急管理、治理体系和治理能力带来了前所未有的挑战。 2020 年 7 月 13 日，世界卫生组织总干事谭德塞在新冠肺炎例行发布会上指出，目前全球各国在应对新冠肺炎疫情中处于四种不同的状态：第一种是保持警惕和具有预防意识的国家，做好了准备并迅速有效地应对了第一批病例，避免了疫情的大规模暴发；第二种是一些国家虽然暴发了大规模疫情，但通过强有力的领导和坚持遵守公共卫生关键措施，控制住了重大疫情；第三种是一些国家克服了疫情的第一个高峰，但放松限制措施后又出现新的疫情高峰和病例的加速增长，有些国家甚至正在丧失已经取得的成果；第四种是正处于疫情密集暴发的国家，包括非洲、拉美、南亚等地的一些国家。① 在应对疫情的过程中，由于各国对病

---

　　① WHO Director-General's opening remarks at the media briefing on Covid-19［EB/OL］，July 13, 2020, http://www.who.int/dg/speeches/detail/who-director-general-s-opening-remarks-at-the-mdia-briefing-on-covid-19-13-july-2020.

毒和疫情发展的认知不同，国情社情和治理体制各异，不同国家在抗击新冠肺炎疫情中采取了不同的应对思路和措施，形成了各具特色的疫情防控模式。那些严格执行世界卫生组织有关扩大检测、治疗、隔离和接触者追踪建议的国家，疫情的防控往往能取得较好效果。以中国为代表的东亚国家坚持生命至上原则，把人民的生命安全放在抗疫的首位，疫情较早和较快得到控制。而一些欧美国家出于商业利益和政治考虑选择淡化疫情，从而错失抗疫最佳时机，导致疫情大暴发，人民的生命安全受到极大威胁。在抗击新冠肺炎疫情这一突发公共卫生事件面前，各国不仅需要从自身实际出发，因地制宜、因实施策，而且需要相互学习、互相支持，坚持多边主义，团结合作携手战胜新冠疫情。在抗击新冠疫情过程中，中国与世界各国分享防控疫情经验，"中国制造""中国援助"为全球疫情防控注入了强大动力，也充分展现了中国负责任的国际形象。

一、东亚国家抗疫的路径和经验

新冠肺炎疫情暴发初期，中国、日本、韩国、新加坡等东亚国家成为确诊病例数量较多的国家。以中国为代表的国家在新冠疫情暴发后对疫情高度重视，采取有效措施率先控制住疫情，彰显了东亚文化、价值观、集体主义精神、社会治理模式的独特性和比较优势。在新冠疫情等非传统安全冲击背景下，中、日、韩三国形成新的合作和互动，互帮互助，反映出不断增强的地区意识、合作精神和人文纽带。这无疑对三国关系的未来和地区合作的进一步深入有着积极意义，也为全球公共卫生治理提供了更多的东亚智慧和方案。

1.全球抗疫进程中的"中国特色"

从 2020 年 1 月 23 日武汉市"封城"到 3 月 19 日中国首次本土无新增病例，疫情得到全面控制。面对新冠肺炎疫情在中国的暴发，中国政府立即启动国家应急响应，以疫情防控为最优先任务，集中领导、统一指挥、全民动员、互帮互助、以人为本，以科学的方法、严密的组织、快速的行动控制住了疫情，展现出独特的"中国特色"。 作为抗击新冠肺炎疫情的"先行者"，中国的防疫举措有效抑制了疫情的蔓延，不仅最大限度地保障了本国人民的生命健康，更为其他国家提供了可以分享的经验，为全球抗击新冠肺炎疫情赢得了宝贵的时间。

首先，坚持生命至上、以人为本。 新冠肺炎疫情发生后，以习近平总书记为核心的党中央坚持以人民为中心，把人民的生命安全和身体健康放在第一位，对防疫工作统一部署、统一指挥，采取了最全面、最严格、最彻底的防控措施，全国上下一盘棋，实行拉网式排查，应收尽收，应治尽治。 数百万名医务工作者奋战在抗击新冠疫情第一线，400 多万名社区工作者在全国 65 万个社区日夜值守，还有千千万万名志愿者和普通民众默默奉献，作出了巨大牺牲。 党中央和各级政府从战略高度对抗疫工作的坚强领导为各项抗疫措施的出台和落实奠定了坚实的基础，这也是中国疫情在两个月内从大暴发到初步控制的关键所在。

其次，充分发挥制度优势。 我国形成了中共中央和国务院集中统一指挥，各地方政府积极应对疫情的联防联控机制。 早在新冠肺炎疫情局部出现的时候，习近平总书记就对疫情的防控工作提出了要求。 截至 6 月 7 日，中央举行四次政治局常务委员会议、一次政治局会议、两次相关委员会议、一次工作部署会议、一次调研指导和三次重要指示，对疫情防控工作做出全面部署。① 国务院联防联控机制负责全国政策协调和物资调配，各省市派出医疗队，对口支援湖北。 各地数万名医护人员和大量医疗及生活物资迅速驰援湖北，体现了"集中力量办大事"的优势。 各省、市、自治区相继成立应对新冠肺炎疫情工作领导小组，设立疫情防控指挥部，加强统一领导，依法依规开展疫情防控工作。 中国政府在 10 天内就建成拥有 1000 张床位的"火神山"医院，12 天建成拥有 1600 张床位的"雷神山"医院，以保证最大限度地收治确诊患者。

---

① 国务院新闻办公室.抗击新冠肺炎疫情的中国行动白皮书［N/OL］.新华网，2020-6-7，http://www.xinhuanet.com/politics/2020-06/07/c_1126083364.htm.

再次，坚持科学抗疫，精准施策。 中国抗疫的最大特点之一是尊重科学、精准施策。 从新冠肺炎疫情发生、检测、排查、风险评估、诊断治疗到复工、复产、复学、复市等，每一个环节的决策都尽可能做到理性科学。 针对疫情发展的实际情况，国务院联防联控机制出台分区分级差异化防控策略，科学统筹推进疫情防控。 武汉市甚至整个湖北省是本次新冠肺炎疫情的重灾区，面临巨大的物资缺口，封城后普通民众的各项基本生活物资也一度十分紧张。 对此，中国在采取"严格管控、外防输出、内防扩散"策略的同时，展现出"一方有难，八方支援"的高效资源调配能力，集中全国之力对湖北省各地区进行重点支援。 中国政府不仅在防控疫情上采取了一系列强有力措施，还从疫情暴发初期，就加大科研攻关力度。由科技部会同国家卫健委、发改委等部门和单位组成科研攻关小组，深入开展病毒溯源调查，寻找病毒传播途径，开展疫苗研制和快速检测技术创新等，在第一时间内甄别出病原体，并与世界组织和其他国家分享病毒基因序列。

最后，积极开展抗疫国际合作。 中国政府始终秉持人类命运共同体理念，本着公开、透明、负责任的态度，积极开展国际合作。 中国政府每日更新并通报疫情情况，密切同世界卫生组织合作，积极和国际社会分享信息，积极回应国际社会的舆论和关切，交流疫情防控进展，分享疫情防控经验。 中国科学家在很短时间内完成了基因测序工作，成功研制出快速检测试剂盒，并及时同国际社会共同分享。 中国与全球 100 多个国家、10多个国际和地区组织分享了疫情防控和诊疗方案等技术文件。[①] 在自身疫情得到有效控制以后，中国还向多国提供医疗物资、派出专家组，为世界各国防控疫情提供了重要公共产品。

经过近五个月的顽强奋战，中国取得了新冠肺炎阻击战的阶段性胜

---

① 2020 年 3 月 5 日新闻发布会文字实录[EB/OL].中华人民共和国国家卫生健康委员会，2020 年 3 月 5 日，http://www.nhc.gov.cn/xcs/yqfkdt/202007/1233c25f0a564f758b6203d541b33965.shtml.

利。 此次疫情无疑是对中国国家治理体系和治理能力的一次大考验。 中国在较短时间内有效控制住疫情，充分体现了中国政府强大的治理能力和中国特色社会主义制度的巨大优势，也为世界各国人民战胜新冠肺炎疫情注入了信心和希望。 联合国秘书长古特雷斯指出，中国人民为防控疫情做出了巨大牺牲，他们正在为全人类做贡献。① 世界卫生组织总干事谭德塞也认为，中国抗疫举措给国际社会争取到遏制疫情的"机会窗口"，中国在诊断病例、收治患者和疫情防控等方面的丰富经验，为世界抗疫提供了重要借鉴。② 然而进入冬季，国内多地同时出现冷链食品或外包装核酸检测呈阳性的情况，相关部门也通过愈发成熟的防疫手段，切断冷链食品传播风险，对相关冷链食品入境后进行样本全检测、包装全消杀，消费者扫二维码追溯冷链食品全部信息，通过科学防疫和严格监管，有效控制了冷链食品的传染风险。 此外，在内蒙古、新疆、上海、北京等地相继出现一些外输病例，国内疫情防控面临的外输压力仍然很大。

2.日本的抗疫路径及特点

作为自然灾害频发的岛国，日本历来重视国家治理中的危机应对。 日本秉持的信息公开以及鼓励媒体和社会广泛参与的做法，提高了防御风险的能力，真正体现了群防群控。 日本公共卫生危机管理体制是一种快速反应的纵横交错的应急管理网络。 在内阁的统一指挥下，涵盖厚生劳动省、地区分局、保健所、综合医院、国立传染病研究所等国家应急管理系统和由都道府县卫生健康局、卫生试验所、保健所、县立医院、市町村保健中心等组成的地方管理系统。 日本政府在 2020 年 1 月 30 日便成立了由首相牵头的新冠肺炎对策本部，安倍任本部部长，由厚生劳动省承担防控主要任务，内阁官房予以协助。 2 月 16 日，日本政府成立"新冠肺炎对策专家委员会"。 经过多次讨论，日本政府于 25 日公布"新冠肺炎疫情对策

---

① 中国用实际行动展现了负责任大国形象[N].人民日报,2020 年 2 月 26 日.
② 世界卫生组织总干事:中国实现逆转 国际社会应充分利用中国争取的机会窗口[EB/OL].环球网,2020 年 3 月 11 日,http://world.huanqiu.com/article/3xNIwuxe2NO.

基本方针"，确定目标为：抑制患者增速，减少重症患者，将疫情对社会经济的冲击减小到最低。

日本民族具有强烈的危机意识，日本政府在公共卫生事务治理方面也有较为丰富的经验，但在新冠疫情复杂性及强扩散性的冲击下，日本政府的应对也出现初期重视度不够、防控方针缺乏具体的可操作性、防控体制不够强有力、病毒检测标准过高而实施缓慢等问题。当然，日本政府在危机应急机构调整、财政支出、医疗保障、信息传递与共享等方面均做出了积极应对，但日本城市人口的密度、庞大的高龄人口等不利因素也为日本疫情防控带来诸多挑战。

3.韩国的抗疫路径及成效

韩国政府在疫情防控中的表现赢得了国内民众和国际社会的认可。2020 年 1 月初，在获悉中国武汉出现不明原因肺炎患者之后，韩国政府和舆论就已经开始关注中国疫情的发展，并出台了一些应对措施。在 1 月 20 日韩国出现首例确诊病例后，韩国疾控部门当天将传染病危机警报由"关注"提升为"注意"。从出现第一例新冠肺炎确诊病例到政府发布应对措施仅仅用了 1 小时。1 月 27 日，韩国确诊第四例病例后，韩国政府又很快将危机警报提升至"警惕"，并成立"新型冠状病毒"中央事故处理本部。与此同时，韩国政府开始组织从武汉撤侨，用专机分批从武汉接回将近 850 名韩国侨民。2 月 4 日起，韩国开始全面禁止此前 14 天内访问或滞留中国湖北省的外国人入境韩国。2 月 19 日，韩国发生大邱"新天地"教会聚集性感染和超级传播事件，确诊病例大幅增长。在迅速蔓延的疫情面前，韩国政府下令对"新天地"教会进行突击检查，并要求提交信徒名单。文在寅总统随即宣布将新冠肺炎疫情危机预警上调至最高严重级别。韩国的防控举措具有以下主要特点：

首先，积极构建从中央到地方的协同指挥系统，并出台防控疫情的相关法案。2 月 23 日，韩国政府正式发布新冠肺炎疫情高级别"严重"预警，首次由国务总理丁世均担任"中央灾难安全对策本部"（Central Disaster and Safety Countermeasures Headquarters，CDSCHQ）的本部长，成立了以"中央灾难安全对策本部"为指挥中心的全国防疫体系。 在中央,以中央应急处理本部、政府支援本部共同来协调管理;在地方,以各地方灾难安全对策本部为基础。 在疫情暴发后,韩国国会举行全体会议,先后通过了"新冠肺炎三法"修订案,分别是《传染病预防管理法》《检疫法》和《医疗法》。 这些法律使韩国政府的抗疫行动有法可依,提高了韩国政府防疫措施的执行力。

其次,查病源、重隔离、多检测。 针对大邱和庆北地区的疫情,文在寅总统秉承"早检测、早治疗"的宗旨,指示采取"最大程度的封锁"措施以阻断疫情的扩散。 一方面,对"新天地"教会的会员进行大规模排查,对确诊者和疑似病人实行隔离;另一方面,要求疫区入境人员下载手机自我诊断系统 APP,每天上传自己的体温情况,为自我隔离的民众提供帮助。 韩国政府依据新冠疫情的严重性和防疫措施的强度,要求民众在参加各种活动中保持社会距离(Social Distancing),将社会距离分为 1−3 个阶段,以形成可持续的防疫体系。

根据韩国中央防疫对策本部提供的数据,韩国疫情于 2 月份暴发后,韩国的日均检测能力达到 1.5 万次,峰值时近 2 万人次。① 在 5 月份出现首尔夜店聚集性感染事件后,韩国政府及时通过通信基站的技术掌握了相关人员的名单,对其间曾去过梨泰院五家夜店的 5517 人进行逐一追踪确认。 韩国政府在诊断方面引进了"乘车检查站"(Drive Thru)系统,即用乘车移动的系统,不与外部人员接触,能快速接受检查,使得很多人可以安全地接受诊断。 从"新天地"教会到梨泰院夜店,韩国政府在此次抗击病毒过程中已经掌握了一套行之有效的方法。 韩国政府本着"应收尽收、应检必检"的全免费原则,加大了应对疫情防控的财政投入,极大地支援了韩国的疫情防控,取得了良好成效。

最后,韩国民众普遍认可并支持政府抗击新冠肺炎疫情的措施。 韩国

---

① 王静.韩国:不封城不停工,快速大量检测稳疫情[EB/OL].澎湃新闻,2020 年 3 月 17 日,https://m.thepaper.cn/newsDetail_forward_6535771.

政府采取动态性防控疫情机制，最大限度阻断疫情扩散，这一举措也在一定程度上缓解了大众对突发性疫情扩散的恐慌情绪，赢得了民心。 为了保障国内民众及时了解相关情况，相关单位利用短信等网络手段，及时更新疫情防控信息以及确诊患者的行动轨迹。 在口罩严重短缺时，科学技术信息通讯部向民间企业开放国家配给的口罩销售数据，并严厉打击编造疫情谣言、散布不实信息等行为。 通过这些新技术的使用和政府的信息公开，使民众能够快速准确地理解政府的防疫措施，自觉配合防疫，有效地提高了防疫效率和效果。 4 月 15 日，韩国举行的第 21 次国会议员选举中，文在寅政府因其强力的疫情应对措施而一举扭转了执政党的不利局面，赢得民众的信任和支持。 在国际上，韩国的抗疫成果也为抗击新冠疫情提供了一个卓有成效的范本。 韩国总统文在寅也多次主动向世界分享韩国的"抗疫模式"：政府抢先、透明的防疫措施和国民自主、民主参与等。 在这次来势汹汹的新冠疫情面前，世人看到了韩国政府的危机应对能力与医疗水平。 这大大提升了韩国的国际形象，也使文在寅政府在未来的内政外交方面均获得了新的政策空间。

值得一提的是，自新冠肺炎暴发以来，中、日、韩三国从政府到民间层面均出现了近些年少见的守望相助与温情互动。 在中国出现疫情大暴发时，日本和韩国在道义和行动方面都给予大力支持。 日本首相安倍晋三表示，"全力支持中国抗击病毒，加强与中国政府的合作"，"对日本人和非日本人的治疗在原则上给予同等待遇"。① 韩国总统文在寅也公开表示："中国的困难就是我们的困难，韩国政府愿继续为中国抗击新冠疫情提供积极支持。"②3 月 20 日，在中方倡议下，中、日、韩三国外长召开新冠疫情特别视频会议，同意加强三方合作，共同遏制疫情。 此外，日、韩

---

① 韩东育.民间外交与文化共享对构筑新时代中日关系的意义——对中日携手抗击新冠肺炎疫情的若干思考[J].日本学刊,2020(2).

② 文在寅.中国的困难就是我们的困难,韩国将不遗余力支援和配合[EB/OL].观察者网,2020 年 2 月 4 日,https://www.guancha.cn/internation/2020_02_04_534405.shtml.

两国的企业和民间人士也在疫情期间为中国提供了口罩、防护服、护目镜等医用物资。 在运送这些物资的箱子上，印有"山川异域，风月同天""青山一道同云雨，明月何曾是两乡"等古诗词，体现了民间相互友好的深厚底蕴。 日本有一位穿旗袍的小女孩连续两天在"东京灯会满月祭2020"上不停地向路人鞠躬，募捐援助中国。 随着日、韩国内疫情趋于严峻，中国同样积极主动和日、韩共克时艰。 中国政府分批向日本捐赠5000套防护服、10万只口罩；马云公益基金会和阿里巴巴公益基金会回赠日本100万只口罩；①中国向韩国提供10万只N95口罩、100万只医用外科口罩、1万套医用防护服、5万人份检测试剂。② 与此同时，中国政府还提议中、日、韩完善并强化卫生防疫沟通协调与应急机制，实施联防联控，加强互通疫情信息与对口部门沟通，交流防控经验和技术、药物疫苗研发等领域的合作。 中、日、韩等东亚各国在抗击新冠肺炎疫情中体现出与西方迥然不同的文化共性，以及相互合作中反映出的人道主义精神，或将为东亚区域合作的进一步深入提供社会文化基础，也展示了东亚区域命运共同体建设的美好愿景。

4.新加坡的抗疫路径及效果

新加坡是高度国际化且人口高度密集、国土面积狭小的城市国家。 国土总面积仅721.5平方千米，常住人口约564万。 由于地缘、国情和社会经济发展的状况不同，新加坡采取了与众不同的防疫策略，也引发了海内外的广泛关注，其策略的基本点就是不采用激进手段，而是步步为营，高度重视科学、专家和精英领导者与政府公务员的作用。 在政府强力领导下稳步有效地实施科学防疫政策，以实现最小化疫情的影响，尽可能保障正

---

① 中国将分批次向日本捐赠5000套防护服和10万只口罩[EB/OL].人民网—国际频道,2020年3月1日,http://world.people.com.cn/n1/2020/0301/c1002-31611180.html.

② 中国政府决定向韩方提供110万只口罩等战"疫"物资援助[EB/OL].人民网—国际频道,2020年3月7日,http://world.people.com.cn/GB/n1/2020/0307/c1002-31621419.html.

常生产和生活。 目前，在东盟各国的疫情统计中，新加坡的治愈病例占比最高，而死亡病例占比最低，新加坡也因此被世界卫生组织称为中国之外的抗疫"典范"。

第一，新加坡政府及时根据国内和国际疫情蔓延情况进行防疫政策的调整。 在 2020 年 1 月 22 日出现首例确诊病例前一天就宣布成立由卫生部、教育部、贸易及工业部和移民与关卡局等政府部门组成的跨部门联动小组来应对新冠肺炎疫情。 1 月 27 日，新加坡卫生部宣布实施强制休假计划（Leave of Absence， LOA）。 2 月 7 日，新加坡政府基于防疫需要，将危机管理级别由黄色升级为橙色。 2 月中旬，新加坡国内新冠肺炎病例剧增，但政府却不建议健康民众戴口罩，没有强制取消大型聚会，中小学也未停课，只是鼓励轻症患者居家隔离。 此种做法也一度被视为"佛系"抗疫。① 事实上，针对新加坡国内确诊病例的增加，从 2 月 2 日起，政府果断做出决定，凡是到过中国的旅客，一律禁止入境或过境。 但是对持有新加坡永久居住证的居民，拥有在新加坡长期准入证的人士，必须主动向自己所在的新加坡工作单位提出 14 天休假的申请，在自己家中自觉隔离。 另外，暂停对中国护照持有者发放各种类型的签证。 截至 6 月 28 日，新加坡累计确诊病例达 43459 例，但累计死亡率为 0.06%，位列全球最低之列。 新加坡政府迅速关闭中国游客入境通道，在国内进行密切接触者跟踪，按照世界卫生组织和本国世界一流大学科学家与医生的建议，进行精准防疫。 这一抗疫路径得到世界卫生组织的称赞。

第二，以技术为依托，采取精细化的社会管理模式。 新加坡从疫情应对分级、疫情检测、隔离与出院标准、密切接触者追踪与隔离、治疗等多方面制订详细措施。 新加坡坚持部门协同、及早行动、保持信息透明以消除恐慌，同时，按照最高等级的世界卫生组织所推荐的做法制订公共卫生方案，包括什么人需要戴口罩、如何戴口罩等。 新加坡政府抗疫策略的核心举措是不进行封锁社区和限制移动的主动预防，而是通过事后积极追踪

---

① 于文轩. 新加坡"佛系抗疫"的策略及特点[J]. 人民论坛, 2020(10).

并隔离与确诊病例密切接触者，做到杜绝传染源，使病毒传染始终可控。新加坡政府认为通过密不透风的精准追踪体系，所有与确诊病人密切接触过的接触者都可以被找到和隔离。 在疫情防控过程中，新加坡政府根据疫情的发展将整个复工复产分为三个阶段。 第一阶段，防疫措施依然严格。第二阶段为过渡期，放宽部分措施，允许更多商业复工复产，允许有控制的社交活动。 第三阶段为新常态，复工复产，时刻遵守安全措施，直到研制出新冠肺炎疫苗。 在每个阶段，新加坡政府均制订了令人叹为观止的精细管理规定。

新加坡此次抗疫策略是在其独特的地缘、政治经济发展形势下经过精心权衡做出的政策选择。 这与新加坡政府一直以来信奉的精英治国理念是一脉相承的。 在此次应对新冠肺炎疫情中，新加坡以科学循证和专家意见为基础，依赖高素质的精英公务员和民众，依靠精细的疫情防控举措，使疫情得以有效控制，社会秩序井然。 这无疑对其他国家的疫情防控具有一定的启示意义。

二、欧美国家抗疫的模式和教训

欧美国家采取的抗疫思路和措施从一开始就体现出各自的特点：有的推诿，有的违背基本的科学常识，表现出西方社会的傲慢、偏见和自大。作为当今世界最强大的国家，美国特朗普政府非但没有在全球抗疫工作中发挥引领性作用，反而采取了"以邻为壑"的单边主义做法，甚至带头质疑、断供、退出世界卫生组织，严重影响了全球抗疫合作。 从对病毒的认知和自身的体制能力出发，多数欧洲国家都在朝着与新冠肺炎疫情"长期共存、打持久战"的方向准备。 当然，欧洲国家的抗疫措施也体现出多样性。 有从一开始就采取严厉措施的意大利—西班牙的遭遇战模式，也有根据疫情步步升级措施的法国—德国的防御战模式，还有一度被认为是"无所作为"、招致误解和批评的英国—瑞典的消耗战模式。 新冠肺炎疫情在欧美发达国家的肆虐暴露了欧美国家在政治体制、国家治理能力等方面的问题。 特别是进入 10 月份以来，欧美多国疫情严重反弹，单日确诊病例呈现暴发式增长，多国宣布开始"第二波"疫情，管控措施再次升级。 相较于第一波疫情，欧美各国政府的应对方案更加成熟，对于各种防控和治疗的方案也试图进一步矫正，但如何平衡好疫情防控和经济社会生活秩序，走出疫情扩散的泥沼，是当前欧美各国政府所面临的重要挑战。

1.意大利—西班牙抗疫的遭遇战模式

最早成为欧洲疫情暴发点的意大利也是最早采取较为严厉防控措施的欧洲国家。 从 2 月 6 日发现首例本地感染病例到 2 月 22 日确诊病例剧增前，意大利对于新冠肺炎疫情的认知仅仅限于强流感应对方案。 因此，防疫措施较为宽松，民众对病毒的认知也不足，许多大规模聚集活动照常举行。 前期的防疫措施也缺乏明确的针对性，并未对有疫区接触史的入境人员进行及时筛查和隔离。 前期的认知不足和措施宽松，导致在 2 月 22 日疫情暴发后出现医疗资源挤兑现象。 轻症患者无法被及时隔离或治疗，重症患者难以被及时收治，进而出现大面积传染和死亡率增高，引发社会恐慌。 意大利政府也随即采取较为果断的措施，于 2 月 22 日晚发布了应对疫情的紧急措施，对疫情严重的北部地区实行"封城"隔离，防疫措施不断升级。 3 月 10 日，意大利政府宣布实施全境防疫法令。

与意大利相邻且往来密切的西班牙紧接着出现疫情集中暴发的趋势，并很快在 4 月 5 日超过意大利成为欧洲地区确诊病例最多的国家。 在 3 月 1 日疫情暴发后，西班牙政府改变防疫策略，密集出台措施。 13 日宣布全国停课，14 日宣布全国进入为期 15 天的紧急状态。 除食品店、药店、理发店等必需品服务外，其余商店宣布停工，并颁布禁足令。 此外，扩大政府职能，对防疫资源进行统一调配。 意大利和西班牙的抗击病毒更像是一场和新冠病毒的遭遇战。

2.法国—德国抗疫的防御战模式

由于检测范围有限，疫情发展相对缓和，法国政府早期应对相对宽松。 但在进入 3 月份以后，随着周边邻国疫情扩散和检测范围的扩大，法国国内疫情陡然加重、形势严峻。 从 1 月底首次出现确诊病例开始，法国防疫的重点在于"阻断病毒入境"。 2 月 29 日，法国新增病例累计达到 73 例，法国卫生部随即启动了"卫生与社会紧急事务接报与调度指挥操作中心"（CORRUS）。 但在疫情继续蔓延和集中暴发的形势下，法国疫情在 3 月中旬急转直下，确诊人数迅速攀升。 3 月 12 日，法国总统马克龙发表了全国电视讲话，认为新冠肺炎疫情是 20 世纪初西班牙流感大暴发后人类面临的"最严重的公共卫生危机"。 3 月 16 日，马克龙宣布法国进入"战争状态"，严格限制居民出行并关闭申根区边境。

在疫情暴发初期，德国防疫的重点主要是针对来自亚洲国家的人员进行检测、追踪和隔离。 但随着 2 月底意大利出现大规模疫情的暴发，德国疫情由外部输入转为国内大规模人群聚集传播。 从 3 月 16 日至 3 月 19 日，德国累计确诊病例数量翻番，总计确诊病例过万，进入疫情高发阶段。 随着德国疫情的不断加重，联邦政府在地方的影响力以及德国社会的共识和整体协作性逐渐增强，越来越多的地方政府接受联邦政府的建议。规定除了涉及民生保障的部门如超市、药店和医院以外，关闭所有幼儿园、学校、酒吧、商场、各类文化体育场所。 德国应对新冠肺炎疫情的基本原则是延缓病毒的传播速度，而非彻底地阻止病毒的传播。 在行政领域，联邦层面成立跨部委的危机指挥部，每两周会面协调政策；在经济领域，德国大联合政府出台了应对新冠肺炎疫情的经济援助措施，其中德国联邦议院筹集高达 10 亿欧元资金对抗新冠病毒。 与欧洲其他国家相比，德国凭借其相对完善的应急医疗体系和发达的医疗技术，国内的重症死亡率相对于其他欧洲国家长期保持在很低的水平。

3.英国—瑞典抗疫的消耗战模式

面对新冠肺炎疫情的汹涌来袭，英国政府先以"违反英国人民自由天性"为由踟蹰不前，后又在舆论压力下采取了强力措施。 3 月 3 日，以发布《新冠病毒行动方案》为标志，英国抗击新冠肺炎疫情的动员正式开始。 这个行动方案确立了英国根据疫情发展状况实施"遏制"（contain）、"延缓"（delay）、"缓解"（mitigate）三步走的应对计划。 从 3 月 4 日至 3 月 14 日，英国确诊病例从不足百人发展到破千。 3 月 13 日，英国政府宣布由"遏制"转入"延缓"阶段。"延缓"政策的目标是降低疫情峰值，以达到与本国医疗资源相匹配的程度。 也正是在这一阶段，英国首相约翰逊要求国民"做好亲人离世的准备"。 英国政府科学顾问瓦兰斯爵士提出的"群体免疫"概念，引发很大的争议。 英国应对新冠肺炎疫情采取的是以应对大流感为基本模型的思路。 在疫情暴发前期，英国政府存在侥幸心理，错失了阻断新冠肺炎疫情传播的最佳时机。 英国政府对新冠肺炎疫情的严重程度估计不够，认为"新冠病毒只是严重流感"。 这一错误认知影响了初期涉新冠肺炎疫情的决策，在防疫措施方面也较为宽松。 在疫情暴发后，没有提出禁止社会聚集、封闭学校和强制隔离等严格措施，而是根据"群体免疫"逻辑来应对新冠肺炎疫情。 但进入 10 月份以来，英国第二波疫情卷土重来，新冠病毒甚至出现了变异后传播力高达 70% 的严峻形势，2020 年 12 月 20 日，英国首相约翰逊宣布英国首都伦敦以及英格兰东南部地区的新冠疫情防控级别提升至第 4 级（Tier 4），实行更严格的防疫措施。 从总体上来看，英国的抗疫举措受到一些客观因素的制约，也充分暴露了认知和决策层面的失误。 传统欧洲国家引以为傲的公共卫生体系在新冠疫情面前凸显其缺陷。

以瑞典为代表的一些北欧国家与英国的防疫思路和对策很相似。 这些国家向来以福利国家体制和强大的医疗体系为荣，因此在疫情暴发初期并未给予足够重视。 瑞典政府在其他欧洲国家疫情暴发后，仍然认为疫情在瑞典传播是"低风险事件"。 在新冠疫情暴发初期，瑞典一直以防疫指引代替禁止措施，主要依靠民众自发遵守，包括保持社交距离及个人卫生等。 在疫情出现社区传播后，瑞典很快就停止对轻症患者的溯源和检测，力图节约医疗资源。 瑞典是少数几个实施宽松抗疫措施的国家，但在疫情的进一步扩散后，瑞典等国也开始采取宣布紧急状态、社交限制并关闭边境等措施。 特别是进入 11 月份以来，随着第二波疫情在欧洲国家卷土重来，瑞典的国内疫情持续恶化，其累计确诊和死亡病例位居北欧五国之首。 2020 年 12 月 18 日，瑞典首相勒文公布了多项防疫新举措，并设立了"新冠事务调查委员会"。

值得一提的是，在此次新冠疫情应对过程中，致力于欧洲一体化的欧盟事实上并没有为欧洲国家的抗疫提供有力支持。 德国和法国等欧盟核心成员国也未能发挥领导作用。 欧盟无法为其成员国提供防疫支持，欧洲各国在这场疫情中不但未能携手共治，还屡屡出现诸如"截和"他国救援物资的自私行为。 很多欧洲国家不恰当的策略将其自身卷入了全球性的威胁之中并扩大了疫情的蔓延规模。 此外，很多欧洲国家在疫情中充分暴露了其医护人员短缺和医疗体系的弊端，导致其在抗击病毒中的表现不尽如人意。

4.美国抗疫的"经济至上"模式

从 1 月 28 日起，美国先后从武汉、"钻石公主号"邮轮撤侨，对撤回侨民实施隔离。 美国禁止曾前往中国、伊朗、申根区、英国的外国人入境，关闭美加、美墨边境。 自 2 月下旬起，美国开始出现无疫区旅行史及无法溯源接触史病例。 3 月 2 日，美国疾控中心（CDC）以数据不准、系统升级为由，停止公布检测人数、各州确诊人数等重要数据，在美国引发轩然大波。 3 月中旬，美国国内疫情迅速蔓延，全美有 41 个州均出现疫情。 面对危机，美国开始采取系统性应急应对措施。 在应对疫情不力的质疑声中，3 月 13 日，特朗普宣布美国进入国家紧急状态，同时发放 500亿美元救灾资金，让联邦政府调集更多资源抗击病毒。 这也标志着特朗普对疫情态度的转变，开始转向积极抗疫。 3 月 18 日，特朗普启动《国防生产法案》（*Defense Production Act*），要求美国企业生产用于国防的用品，有利于加快口罩、呼吸机和其他必要设备的生产。 3 月 19 日，美国国务院发布全球旅行最高级别的第四级警告。 在应对新冠肺炎疫情上，美国政府从一开始就本着"经济至上"的指导原则，贻误了抗击病毒的最佳时机，导致疫情在美国全面暴发。 美国前助理国务卿库尔特·坎贝尔（Kurt M. Campbell）就认为特朗普政府在抗击新冠肺炎疫情初期应对不力：白宫、国土安全部、疾病控制与预防中心等采取措施不当，影响美国国内治理能力和信心。① 由于政策混乱、行动迟缓、疾控体系漏洞等问题，美国已成为全球疫情最为严重的国家。 具体来说，有以下原因：

第一，特朗普政府"经济第一"的惯性思路忽视了疫情挑战的紧迫性，对国内疫情反应迟缓。 1 月 29 日，美国成立了白宫新型冠状病毒工作小组，卫生与公众服务部部长阿扎任主席，其成员包括国家安全委员会、卫生与公众服务部、国务院、国土安全部、交通部等多个部门。 2 月 26 日，特朗普任命副总统彭斯全权负责指挥新型冠状病毒工作组。 在此期间，许多专家、媒体都认为美国应该警惕疫情带来的风险，呼吁美国政府提早做好应对准备。 但特朗普多次公开发表对疫情的看法，认为美国面临的风险很低，不断淡化新冠肺炎疫情的危险性。 特朗普还将新冠肺炎与流感混为一谈，企图让民众将新冠肺炎当作流感去治疗，直到 2 月底美国政府才开始真正关注新冠疫情。

第二，在应对新冠肺炎疫情过程中表现得不够专业、不够科学。 3 月 2 日，特朗普政府在制药公司负责人举行的报告会上敦促各公司在几个月内研发出新冠病毒疫苗。 美国国家卫生研究院院长福奇则反驳称，研发疫苗至少需要 1 年以上时间。② 在复工复产方面，美国疾控中心提出一套指导原则，但美国政府很长时间禁止其发表，强行推动复工复产。 4 月，特朗普多次推荐"抗疫神药"羟氯喹（Hydroxychloroquine）。 前美国生物医学高级研究和发展局局长里克·布莱特对此表示怀疑，这位"吹哨人"就被立刻解职。 4 月 23 日，特朗普在白宫疫情简报会上，建议可以把消毒剂注射到体内来消灭病毒，令舆论哗然。

第三，美国两党围绕疫情政治化炒作降低了抗疫效果。 在抗疫工作

---

① Kurt M. Campbell and Rush Doshi, "Coronavirus Could Reshape Global Order", Foreign Affairs, March 18, 2020, http://www.foreignaffairs.com/articles/china/2020-03-18/coronavirus-could-reshape-global-order.

② Brett Samuels, "Trump Urges Pharmaceutical Executives to Accelerate Coronavirus Vaccine Efforts," March 2, 2020, The Hill, https://thehill.com/homenews/administration/485454-trump-urges-pharmaceutical-executives-to-accelerate-coronavirus.

上，美国民主党和共和党按照党派划线，导致社会无法达成共识，政府应对疫情效率低下。 民主党在应对疫情方面对特朗普批评不断，如何应对紧急公共卫生事件已经成为当前美国总统竞选的重要议题。 众议院议长佩洛西和参议院少数党领袖舒默发表联合声明，谴责特朗普政府制造不必要的混乱，敦促政府采取迅速和认真的行动，将美国人民的健康与安全放在企业利益之上。 民主党总统候选人拜登多次表示特朗普未认真应对疫情。面对质疑，特朗普指责民主党和媒体夸大疫情影响，制造恐慌，称民主党人利用新冠肺炎疫情损害他和他的政府。 两党围绕疫情问题的相互指责均是以赢得选民支持为目标，对推进疫情的防控意义不大。

第四，将疫情政治化、污名化，借疫情向中国"甩锅"。 在美国国内疫情变得严重之后，特朗普政府为转嫁疫情防控不力导致的各种危机，把疫情政治化、污名化，大打"中国牌"，试图借此机会加快与中国的"脱钩"进程。 3 月 16 日，特朗普在推特上称新型冠状病毒为"中国病毒"，企图转移民众对特朗普政府抗疫不力的指责。 3 月 25 日，七国集团举行了特别视频外长会议。 原本西方国家可以在疫情肆虐欧美的情势下共同提出应对新冠肺炎疫情的救助计划，然而，美国却没有利用这一难得机会讨论如何加强各国在防治新冠疫情方面的合作。 相反，美国国务卿蓬佩奥在多个场合用"武汉病毒"攻击中国以掩饰自身的不足。 中国的对外援助也被污称借疫情"实现地缘战略目的"。 共同应对疫情，本是中美加强合作的大好时机，特别是中美双方可以在有关疫情病毒检测、疫苗开发、防疫物资研发生产、全球防疫物资供应等方面加强沟通、协调与合作，为全球合作抗击病毒提供"公共产品"。 遗憾的是，美国把疫情蔓延的责任强加到中国身上，并且加快了与中国进行战略竞争和全面对抗的步伐，中美关系受到严重损害。

第五，美国指责、"断供"、退出世卫，成为抗疫合作的"负资产"。2020 年 4 月，随着新冠疫情在美国蔓延，特朗普政府开始抨击世卫组织，称谭德塞受中国的影响，甚至受中国的操控，帮助中国隐瞒疫情，延误了美国和其他国家的抗疫，要求进行调查，并宣布暂停向世卫组织提供资金。5月18日，在第73届世界卫生大会期间，特朗普发布给谭德塞的公开信，要求世卫组织必须在30天内做出重大的实质性改革，否则将永久"断供"世卫组织。5月29日，特朗普宣布，由于世卫组织"拒绝执行美方所要求的改革"，美国将终止与世卫组织的关系，并将向该组织缴纳的会费调配至别处。7月6日，美国政府正式通知联合国秘书长古特雷斯，将于明年7月退出世界卫生组织。美国的一系列行动一方面是为了转嫁国内防疫不力的责任，另一方面是以多边方式开展对华战略竞争，希望世界卫生组织跟美国一道向中国问责施压。作为当今世界卫生组织的最大捐赠国，美国政府针对世界卫生组织的"断供"甚至退出行为严重损害了世卫组织的权威性，也破坏了国际社会的团结和合作，同时也不利于美国国内抗疫。

三、部分发展中国家抗疫的举措

与欧美发达国家不同，发展中国家人口众多、医疗体系薄弱，且在核酸检测、收治能力、财政支付等方面存在很多短板。根据2019年《全球卫生安全指数》(Global Health Security Index)数据统计，多数发展中国家的卫生应急能力处于全球平均线以下。[1] 很多国家还有应对其他流行病等"多线作战"的压力，抗疫形势面临巨大挑战。多数发展中国家的疫情存在许多不确定因素，且有扩散加重的可能，形势非常严峻。

1.俄罗斯和中亚国家的抗疫举措

自3月中旬中亚地区出现新冠肺炎确诊病例以后，多国成立了专门的应对机构，防控疫情举措不断升级。在中国武汉出现疫情时，中亚各国均加大了对中国公民入境的检查，并从疫情严重的湖北等地撤侨。1月26日，吉尔吉斯斯坦就制定了应对新冠疫情的方案。2月3日，塔吉克斯坦成立抗击新冠肺炎疫情指挥部，成员包括外交部、卫生部及航空公司负责

---

① Global Health Security Index 2019[EB/OL]，https://www.ghsindex.org/.

人。 3月15日，哈萨克斯坦宣布组建由总统牵头的国家紧急状态委员会，赋予其《哈萨克斯坦共和国紧急状态法》所规定的权限。 俄罗斯在中国出现新冠肺炎疫情初期，及时采取了关闭中俄陆路边界、管制航空交通、停发签证等措施。 但由于其对欧美疫情缺乏重视，加上国民防疫意识淡薄，导致俄罗斯疫情加重。 总的来看，俄罗斯和中亚国家的抗疫可以分为几个阶段：

第一阶段，从1月底到2月底，疫情初期严防外部输入。 2020年1月底，俄罗斯政府成立了新型冠状病毒防控指挥部，由分管卫生工作的副总理戈利科娃负责，其成员包括紧急情况部、卫生部、内务部、外交部、航空公司等部门负责人。 1月28日，哈萨克斯坦临时关闭中哈霍尔果斯国际边境合作中心，暂停向中国公民发放签证等。 吉尔吉斯斯坦自2月1日起关闭吉中边境口岸。 2月1日起，乌兹别克斯坦暂停中乌之间的航班。

第二阶段，从2月底到3月中旬，全面设防、分类管理。 随着疫情在全球扩散，为了阻断疫情外部输入，中亚各国进一步强化对入境旅客的管理。 俄罗斯陆续采取了关闭部分中俄口岸、取消大部分中俄航班和列车、暂停中国旅游团赴俄罗斯免签、限制从中国出发的外国人入境等措施。 随着国际疫情的蔓延，俄罗斯继续升级应对措施。 2月28日，俄罗斯停止向伊朗公民发放签证；限制往返韩国、伊朗等国航班；从中国、韩国、意大利、伊朗、德国、法国和西班牙等7国入境人员需居家隔离14天，违反隔离制度规定者将受到严厉惩罚。 自3月1日，吉尔吉斯斯坦限制中国、伊朗、韩国、日本、意大利等5国公民入境。 3月2日，塔吉克斯坦暂停疫情较重的36个国家（含中国）公民入境，3月11日起，暂停向疫情发生国的公民发放工作许可证。 3月8日起，哈萨克斯坦暂停中、韩、日、意和伊朗等国公民入境，并对疫情国暂停发放劳务许可证。 3月14日，乌兹别克斯坦开始禁止中国、韩国、意大利、伊朗、法国、西班牙6国公民入境。 在对内阻断传播方面，中亚各国开始采取严格的隔离措施和限制措施，限制群体性活动，要求剧院等娱乐场所暂停营业等。

第三阶段，从3月中旬至今，在外防输入的同时，也加强了对内管控。 自出现本地确诊病例后，俄罗斯和中亚各国迅速采取"熔断"模式，重要城市近乎"封城"。 4月1日，俄罗斯总统普京签署总统令，赋予政府在国内实施紧急状态的权力。 3月15日，哈萨克斯坦总统托卡耶夫签署总统令，决定在全国范围内实施为期一个月的"紧急状态"，禁止本国公民出境和外国公民入境。 除货物外，限制所有类型交通工具出入境，最大程度切断输入源。 3月22日，哈萨克斯坦的努尔苏丹和阿拉木图两城市"封城"，进出通道关闭。 3月16日，在出现首例病例后，乌兹别克斯坦果断采取"熔断"模式，宣布关闭所有空中、公路和铁路客运，货物运输不受此限制。 3月24日，吉尔吉斯斯坦总统恩别克夫签署《关于吉尔吉斯斯坦共和国比什凯克等进入紧急状态》的法令，宣布首都等3座城市和3个地区进入紧急状态，实行宵禁，公民出入采用特殊制度，禁止集会、游行、演出、体育等公共活动等。 2月25日，土库曼斯坦总统召开新冠病毒预防会议，宣布对本国公民出境进行管控。 土库曼斯坦陆续关闭了与乌兹别克斯坦、伊朗的边境口岸，取消了飞往北京、伊斯坦布尔、安卡拉、曼谷、吉隆坡等城市的国际航班。 3月13日，土库曼斯坦总统签署法令，允许卫生部和医疗工业部向外国公司采购医疗产品。 土库曼斯坦虽然至今没有报道出现新冠肺炎确诊病例，但由于该国有不少人在土耳其等境外务工，输入风险仍然较高。

在此次应对新冠疫情的过程中，俄罗斯和中亚国家表现出很强的责任感和危机应对能力。 这些国家没有照搬中国和西方的抗疫模式，而是结合自身国情采取了一种介于全能型政府与有限政府之间的抗疫策略，试图在国家、地方和个人之间建立互融互促机制。

2.南亚国家的抗疫举措

南亚地区人口众多、经济发展相对落后、医疗卫生条件较差，世界卫生组织把印度、巴基斯坦、孟加拉国等南亚人口大国列为新冠肺炎疫情感染的高风险区。

在疫情暴发初期，以印度为主的南亚国家主要采取严控境外输入的防疫举措。 随着国内确诊病例的增多，疫情开始由境外输入转向内部社区传播发展。 南亚各国也开始逐步升级内部防控措施，加强检测能力，减少或避免聚集性活动，并采取更严格的隔离措施。 从 2 月中旬开始，印度便采取严格的旅行限制，禁止疫情严重的国家人员入境。 先是暂停中国公民入境，后将意大利、日本、韩国和伊朗列为停发签证国家名单。 随着疫情呈现全球蔓延态势，印度又颁布了更为严厉的"封国"政策。 从 3 月 1 日至 4 月 5 日，暂停除外交、官员、国际组织和工作项目类以外的所有签证效力。 在南亚区域内，印度也暂停与孟加拉国、尼泊尔、不丹、缅甸等大部分陆路口岸的人员过境。 在资源动员方面，印度政府命令国有企业生产医疗防护物资，中央政府成立了以国有的印度斯坦人寿保险为中心的医疗物资调运体系。

与此同时，南亚国家不断升级内部管控措施。 印度要求各邦和联邦属地援引 1897 年《流行病法案》以贯彻卫生部的防疫举措。 印度军方还增建隔离点，以供海外归国人员隔离使用。 3 月 24 日，印度总理发表电视讲话，宣布从当天起在全国范围内实施为期 21 天的封锁措施。 5 月 6 日，印度政府决定将全国封锁期限延长至 5 月 17 日。 6 月 8 日，印度政府正式允许餐馆、购物中心和宗教场所对民众开放。 巴基斯坦也宣布取消于 3 月 3 日举行的国庆阅兵活动，关闭国内电影院，要求学校和教育机构停课。 孟加拉国、斯里兰卡、马尔代夫、尼泊尔等国也在国内确诊病例增加后，采取更多措施控制国内疫情发展，如关闭教育机构、加强国际旅行史调查和体温检测、对疑似患者实行隔离和病毒检测等。

南亚国家在新冠肺炎疫情的冲击下，其防疫抗疫工作仍然面临诸多现实挑战，未来仍有疫情暴发的危险性。 首先，印度、巴基斯坦和孟加拉国人口规模大，三个国家人口总数超过 17 亿，一旦疫情迅速蔓延，其感染人数将无法估量。 其次，南亚国家公共卫生体系薄弱，特别是基层医疗卫生服务不足，无法投入充足的资金和设备应对新疫情。 大多数国家的检测能力严重不足，这严重制约对疑似病例的排查力度。 最后，南亚国家的社会和宗教矛盾复杂，中央与地方矛盾很难统筹协调，严重制约防控疫情的效果。

3.拉美国家的抗疫举措

作为南美地区最早出现确诊病例的国家，巴西于 2 月 26 日出现首例确诊病例。 随后，墨西哥、厄瓜多尔、多米尼加、阿根廷、智利、哥斯达黎加、秘鲁、巴拉圭、哥伦比亚等拉美国家和地区相继出现确诊病例。 当新冠肺炎疫情大面积暴发后，拉美国家迅速采取行动加强应对。 在外防输入、内防扩散的压力下，拉美多数国家宣布进入紧急状态，升级公共卫生防疫举措，如采取关闭口岸、延长宵禁、控制人员流动等一系列措施，并与加共体、泛美卫生组织等国际和区域组织以及域外国家保持密切沟通协作，努力延缓疫情在拉美地区的扩散传播。 拉美国家所采取的抗疫举措主要涵盖以下几方面：

一是加强口岸监控，科学执行流行病学隔离与调查。 古巴、特立尼达和多巴哥、格林纳达、巴哈马、伯利兹等国成立疫情应对的国际协调机制，并制定专门的流行病应对计划。

二是严格采取社会管控、旅行限制措施。 牙买加、巴哈马、多米尼加、海地等国家加大力度管控出入境口岸、医院、监狱等重点区域秩序，严防病例输入。

三是加强国际合作，共同抗击病毒。 拉美各国与联合国、世界卫生组织及其美洲区域办事处（泛美卫生组织）保持着密切联系。 随着新冠肺炎疫情在本地区范围内愈演愈烈，泛美卫生组织在地区各国行动协调、相关医疗人员与资源调配等方面发挥着关键性的统筹作用。

在区域合作抗疫层面，在智利的协调下，包括阿根廷、巴西、哥伦比亚、厄瓜多尔、巴拉圭、秘鲁、玻利维亚和乌拉圭在内的 10 个南美洲国家在南美进步论坛框架下协调各国行动、加强联防联控、共同应对新冠肺炎危机达成共识。 泛美卫生组织于 3 月 7 日宣布将向拉美地区派遣支援团队，援助对象包括委内瑞拉、玻利维亚、巴拉圭、尼加拉瓜、洪都拉斯、海地以及一些加勒比海小岛国。 此举有助于南美国家间实现充分的疫情信息共享和抗疫经验交流，为拉美地区国家合作应对新冠肺炎疫情树立了典范。

当前，拉美地区已经处于高风险和急需应对新冠肺炎疫情的新阶段。从比较视角来看，作为发展中国家较为集中的大陆，拉美地区国家属于全球公共卫生系统很薄弱的地区，医疗服务覆盖范围有限，卫生资源分配严重不均。更为不利的是，由于近年来拉美地区国家经济发展遭遇重重挑战，社会民生问题增多，多国陷入政局动荡，社会矛盾激化，各个国家应对疫情的能力不一，抗疫形势很严峻。疫情与地区热点、国内政治、经济、民生等问题交织在一起，使拉美地区的抗疫形势不容乐观。

4.中东国家的抗疫举措

自2月下旬开始，由于中东国家对疫情不够重视，防控措施存在疏漏，疫情在中东地区迅速扩散传播。到4月13日，中东地区各国均有新冠病例报告。尤其是伊朗的疫情呈现出暴发态势，死亡率相对较高，成为全球累计确诊病例破万的国家之一。土耳其和以色列等国的疫情也很严峻，确诊病例不断攀升。

面对疫情的快速蔓延，中东各国逐渐升级防疫措施，纷纷宣布进入防疫"紧急状态"，采取了宵禁、限制非必要城市间旅行、关闭学校、限制集会活动、取消大型会议活动、关闭旅游景点和宗教场所等严格措施。在公共卫生层面，多国加强对国内医疗资源的统筹管理，集中用于新冠肺炎救治。一些国家建立类似中国的"方舱医院"的专门收治机构。同时，各国政府紧急呼吁公民尽量待在家里，避免聚会，并开设大量介绍新冠肺炎疫情的专题网站，加强对民众的知识普及和疫情发展情况的宣传活动。

在疫情跨境管控方面，中东各国采取的措施有所不同，但总体上都实施了更加严格的入境检疫，部分国家削减或暂停与疫情严重国家的航班。在国内管控方面，各国逐步封锁各自国内疫情严重的省份和地区，部分国家中止公共交通服务；禁止举办各类大型聚会，商场、电影院、旅游景点、博物馆、图书馆等停业。为了防止聚集性传播，部分国家政府与宗教机构联手，出台限制宗教活动政策。

中东地区阿拉伯国家高度重视并借鉴中国的抗疫经验和有效做法。为此，中阿联合召开20多次应对新冠肺炎疫情视频交流会，交流分享抗疫经验。 中阿双方通过有效的沟通、慷慨的援助和经验共享，相互支持，为发展中国家的抗疫合作树立了典范，做出了表率。

总体而言，面对突如其来的新冠疫情，中东各国均已采取一定措施救治患者、隔离疑似病例、延缓疫情传播。 受到地区国家发展不平衡、地缘政治博弈复杂多变、难民问题等多重因素影响，中东地区各国应对新冠肺炎疫情的能力参差不齐。 在外部因素的干扰下，无法形成区域防疫合力，加剧了中东国家防控新冠肺炎疫情的难度。

5.非洲国家的抗疫举措

疫情初期国际社会最为担心的是医疗卫生服务体系较为脆弱的非洲国家和地区，但从当前疫情防控结果来看，非洲国家的疫情总体可控，并未出现像一些欧美发达国家那样在很短时间内大规模暴发。 非洲国家近年来饱受传染病肆虐的影响，不少非洲国家积累了一定的传染病防控经验。面对此次新冠肺炎疫情的暴发，多数非洲国家快速升级了防控措施，正在按照非洲疾病预防控制中心和世界卫生组织的建议进行病毒检测、追踪和人员隔离措施。 如南非较早宣布全国进入"封锁"状态，乌干达在出现确诊病例之前就关闭了学校，多数非洲国家强制要求在公共场所戴口罩。

到目前为止，非洲国家抗击新冠肺炎疫情的能力和成效比之前国际社会的预期要好很多，主要表现为以下特征：首先，疫情发生后，非洲国家与中国保持了良好的互动关系。 在中国武汉暴发新冠肺炎疫情初期，非洲国家连续发声支持中国抗击病毒，并没有被以美国为首的西方国家所谓的"中国阴谋论""隐瞒论"以及疫情污名化、政治化所带偏。 绝大多数非洲国家采取积极对华合作的政策，与中国开展了数十场双边和多边的抗疫交流合作。 且在中国疫情得到控制后，中国政府通过派遣医疗队、远程技术指导和抗疫经验分享等举措，大大提升了非洲国家抗击病毒的能力。

其次，大部分非洲国家对疫情防控反应迅速。 在输入性疫情防控阶段，非洲国家最主要的措施是限制旅行和筛查、隔离感染者，以避免其进一步传播。 很多国家都针对疫区采取了较为严格的旅行禁令，封闭或严控跨国流动通道。 随着疫情的蔓延，非洲国家对于病毒的社区传播的应对措施也在不断加强。 早期主要是通过媒体渠道宣传病毒危害、倡导人们采取自我防护措施，避免参与和举办公共活动，但执行的力度却因地而异，防疫效果也不同。

总的来看，由于检测能力、收治能力、防护能力等方面的局限，非洲国家在应对新冠肺炎疫情过程中仍然面临诸多挑战。 首先，非洲国家普遍存在公共卫生条件较差，医护人员、医疗设备与物资长期匮乏的问题。 非洲 54 个国家仅有 1400 名流行病学家，每万人中只有两名医生。[1] 其次，非洲国家民众的科学防疫意识欠缺。 新冠肺炎病毒和埃博拉病毒一样，一度被当地民众视为"白人才会感染的病毒"。 非洲地区确诊病例很可能仅仅是实际情况的冰山一角。 最后，除新冠肺炎疫情以外，许多非洲国家还面临其他流行病的"多线作战"压力，未来抗疫形势不容乐观。

对于诸多发展中国家而言，新冠肺炎疫情对各国政府是一次"压力测试"，政府的治理模式和治理能力面临前所未有的考验。 经济体系的脆弱性和各国应对新冠疫情的国家能力差异很大，导致各国防控疫情的进展不一，或将进一步导致新冠肺炎疫情在较长时间内形成全球范围内的"交互式"传播。 特别是卫生治理体系较弱的非洲、拉美、南亚地区，疫情还远未达到峰值状态。 多数发展中国家目前面临最大的考验是如何控制住当前的疫情，并将其作为一个持续存在的问题来有效应对。 如果广大发展中国家控制不好疫情，将会大大延缓国际社会战胜新冠肺炎疫情的进程。

四、多边框架下的全球抗疫合作

多边合作是全球抗疫的重要组成部分，其重要性正越来越突出。 尽管多边合作抗疫的力度和效果可能还没有达到人们期待的水平，但世界卫生组织和二十国集团等国际组织在全球抗疫合作中依然发挥着不可或缺的作

---

[1]　殷悦、孙红.非洲或成全球新冠疫情防控的"阿喀琉斯之踵"[J].世界知识,2020(8):49.

用，而中国与东盟、非盟和阿盟等地区国际组织的合作正成为全球抗疫合作的亮点。

1.世界卫生组织引领全球抗疫合作

世界卫生组织是联合国下属的专门机构，也是全球层面最具权威性、代表性和普遍性的公共卫生治理机构。作为公共卫生治理领域唯一的全球性多边组织，世界卫生组织充分发挥其全球卫生治理功能，成为全球卫生健康共同体的"推动者"、全球抗疫合作的"协调者"、全球抗疫薄弱环节的应急"补位者"、全球抗疫规范和技术的"提供者"。[1] 新冠疫情发生以来，世界卫生组织在谭德塞总干事的领导下，根据疫情发展态势，向国际社会发布疫情信息并提供防控指导建议，积极推动全球抗疫合作，得到了国际社会的认可。

首先，向各国通报相关信息，积极引导国际正向舆论，为全球抗疫合作营造良好的国际舆论环境。世界卫生组织采取多种形式发布权威信息，积极引导全球涉疫舆情。其主要形式包括：召开每日例行记者会，由世界卫生组织高级官员主持会议，负责通报全球疫情发展进程的权威数据统计及防控指导建议。2020年1月22—23日，世界卫生组织在瑞士日内瓦召开紧急委员会议。随后谭德塞访问中国，与中国官员和卫生专家进行磋商。1月29日，谭德塞在世界卫生组织记者会上通报了访华情况，及时向国际社会通报相关信息。[2] 截至6月29日，世界卫生组织已经举行了75次媒体通报会、23次会员国情况介绍和通报会。[3] 在疫情发生后，许多国家纷纷向中国伸出援助之手，肯定和支持中国的抗疫努力。但是一些欧美国家借新冠病毒对中国污名化。美国《华尔街日报》竟然公开发表

①　晋继勇.逃避国际责任,妨害全球抗疫[N].光明日报,2020年7月9日.

②　总干事在关于世界卫生组织代表团访华情况和新型冠状病毒问题新闻发布会上的讲话[EB/OL].http://www.who.int/zh/dg/speeches/detail/press-briefing-on-who-mission-to-china-and-novel-coronavirus-outbreak.

③　世界卫生组织应对COVID-19疫情时间线[EB/OL],2020年6月30日,http://www.who.int/zh/news-room/detail/29-09-2020-covidtimeline.

《中国是真正的"亚洲病夫"》辱华文章。 此外，德国、法国等西方国家也有一些媒体借疫情发表针对中国的极端种族主义言论，甚至出现一些国家当地民众排挤和殴打华人及亚洲人事件。 针对某些不负责任的西方言论，谭德塞总干事不畏压力，充分肯定中国的抗疫举措和抗疫贡献。 根据世界卫生组织、世界动物卫生组织和联合国粮食及农业组织商定的命名指南，将发生在中国的疾病正式命名为"2019 新型冠状病毒病"（COVID-19）。 谭德塞表示，选择这一名称是为了避免将此病毒与地域、动物或个人相关联，消除歧视，防止使用其他可能不准确或污名化的名称。 无论是在日常新闻发布会，还是在重大国际会议现场，谭德塞总干事都坚决驳斥各种谣言，努力为全球合作抗疫营造良好的国际环境。

其次，发挥重要的协调和沟通功能，成为全球抗疫合作无可替代的"国际协调者"。 自新冠肺炎疫情暴发以来，世界卫生组织启动了"全球检测系统"，要求各国及时报送疫情动态信息，及时发布和分享有关全球新冠肺炎疫情信息；提出了许多基本公共卫生干预措施和预防感染的建议。 2 月 15 日召开的慕尼黑安全会议正值新冠肺炎疫情暴发期间，谭德塞专程前往参会并发表主旨演讲，呼吁国际社会加强应对公共卫生危机的意识，团结一致抗击病毒。 5 月 18 日，第 73 届世界卫生大会视频会议召开，中国国家主席习近平、法国总统马克龙、德国总理默克尔、韩国总统文在寅以及联合国秘书长古特雷斯等作为特邀嘉宾发表视频致辞。 各方均表示坚定支持世界卫生组织在新冠肺炎疫情应对中的领导和协调作用，呼吁国际社会加强团结协作，共同战胜疫情。 为了有效应对新冠肺炎疫情，世界卫生组织还发起了一个危机管理团队，调集了联合国人道主义事务协调办公室、国际海事组织、联合国粮农组织、世界银行和联合国秘书处等多部门专家，充分利用各组织的专业知识和能力来缓解疫情对各国经济社会发展造成的负面影响。

最后，世界卫生组织是全球抗疫合作薄弱环节的"补位者"。 对于世界卫生组织而言，帮助那些卫生治理能力脆弱的发展中国家应对突发性公共卫生事件，是全球疫情防控中的重要一环。 在非洲地区出现确诊病例

后，非洲疾病控制中心成立了"非洲新冠肺炎疫情应对工作组"，并任命 2
名特使，专门为非洲新冠肺炎疫情提供战略咨询。 在伊朗成为新冠疫情的
重灾区之后，世界卫生组织向伊朗派遣了专家组，支援伊朗疫情防控工
作。 2020 年 7 月 9 日，谭德塞宣布成立"新冠大流行防范和应对独立小
组"，回顾总结在世界卫生组织协调下国际卫生领域应对新冠肺炎疫情的
经验教训。 世界卫生组织在新冠肺炎疫情防控中的应急努力，成为全球抗
疫薄弱环节的重要补充性力量。

世界卫生组织在推动全球抗疫合作中发挥着积极引领作用，得到了国
际社会的广泛关注与认可。 然而，由于受到美国等大国的质疑、资金不
足、约束力不够等局限，世界卫生组织在推动全球合作抗疫中所发挥的作
用依然有限。 此次新冠肺炎疫情也是自世界卫生组织成立以来国际社会
面临的最严重的公共卫生危机，更是对 21 世纪全球卫生安全治理体系和能
力的检验。 谭德塞总干事坦言："世界需要一个强大、有效的世界卫生组
织，需要一个适应 21 世纪发展要求的世界卫生组织，平等地属于所有
人。"①在全球卫生治理主体多元化、治理机制复杂化的今天，需要国际社
会共同以世界卫生组织为核心，推动各成员国在全球抗疫物资、疫苗药物
研发等方面的积极互动和合作共享，才能真正推动全球公共卫生治理进入
健康的运行轨道。

2.二十国集团机制下的全球抗疫合作

新冠肺炎疫情在全球蔓延迫切需要国际社会通力合作。 3 月 26 日，
二十国集团（G20）领导人应对新冠肺炎特别峰会通过视频会议的方式召
开，并发表联合声明，各方承诺采取一切措施抗击病毒、保护生命、重振
经济，并且启动了总价值 5 万亿美元的全球经济振兴计划，向国际社会传
递了各国合作应对疫情、加强宏观经济政策协调的积极信号。"为助力抗疫
斗争，G20 应加强内部团结，加强国际宏观经济政策协调，提供更多资

---

① 世界卫生组织总干事谭德塞在第 73 届世界卫生大会上的致辞[EB/OL].世界卫
生组织网站,2020 年 5 月 18 日,https://www.who.int/zh/.

金，加强执行力，发挥应有领导作用"。①

经过 20 年的发展，G20 已从应对国际金融危机的临时性机制演变为全球经济合作的主要平台。此次特别峰会专门讨论全球卫生危机，对 G20 来说既是应对新型危机的一种挑战，也是拓展和深化合作的一次机遇。G20 原有的灵活性、有效性和经济性等特点决定了它可能在全球抗疫合作中发挥某些独特作用。

一是政治共识和引领合作。尽管防控疫情首先是各主权国家政府的职责，但由于各国和各地区已无法独自应对疫情和解决危机，因此，共同应对和全球协调应成为政治共识。峰会领导人向世界传达了一个明确和强烈的信号，即有能力和决心通过国际合作战胜病毒这个全人类的共同敌人。作为世界主要发达和新兴经济体组成的多边机制，G20 可发挥其优势和资源，通过宏观政策的调整和协调，引领服务于抗疫和应对危机的经济合作。

二是大国协调和示范作用。G20 成员国有相对强大的经济实力和比较丰富的卫生资源，其内部团结和相互协调可以撬动全球性的合作行动。集团成员国政府一方面有责任尽最大努力在国内控制疫情，另一方面有义务分享防疫信息、技术和经验，超越国家利益，从人道主义和人类安全的高度采取相关政策和行动，从而为众多中小国家树立标杆，发挥示范作用。

三是统筹资源和协同治理。G20 成员国内部差异性也很大。因为处于疫情的不同阶段，其关注点可能各不相同。如何一方面尽快遏制疫情的扩散，另一方面避免世界经济陷入衰退和危机；如何一方面应对短期的人类健康危机，另一方面实现长效的公共卫生治理；如何一方面尊重各国抗疫的自主性，另一方面避免因为疫情政治化而导致地缘政治对抗。这都需要统筹协调，取长补短，形成合力，协同作战，因而考验峰会领导人的智慧和胆识。

---

① 吴国鼎.全球抗疫中的二十国集团合作[J].世界知识,2020(9).

四是支持世卫组织的主导作用。 作为国际卫生领域的专门机构，世界卫生组织在全球卫生治理中一直处于核心地位，在有关病毒和疫情的信息、技术、知识等方面具有专业优势。 在全球应对疫情的行动中，世卫组织的专业地位和主导作用不可替代。 G20 与 WHO 在全球抗疫中可以优势互补。 G20 要加强对 WHO 的政治和财政支持，WHO 则为 G20 的全球协调提供更多的专业指导意见。

五是帮助经济困难和卫生条件薄弱国家进行抗疫。 很多卫生体系和能力脆弱的国家，不仅无力进行及时有效的救治，其本来就经济困难和社会落后的状况还因疫情变得"雪上加霜"。 G20 作为世界主要经济体，有能力和责任提供适当援助和支持，帮助这些国家应对疫情。 事实上，疫情的跨国性已表明，帮别人就是帮自己。 只要有一个国家"掉队"，其他国家就不会有真正的"安宁"，全球抗疫就难言胜利。

为有效发挥这些作用，一方面要借助 G20 在全球金融和经济治理中已形成的机制，另一方面，应创设应对全球卫生和健康危机的新型机制，如成员国外长和卫生部部长工作机制，与 WHO 等国际组织间合作机制等。①

G20 特别峰会发表的联合声明仅仅是行动指南和框架，是原则性和指引性的，要落实到执行层面还需要明确细节以及配套的执行机制。 国际社会期待 G20 团结和引领国际社会战胜疫情，但 G20 要真正发挥其作用还面临诸多现实挑战。 G20 应对新冠肺炎疫情特别峰会后，并没有在各国合作抗疫方面取得立竿见影的效果，疫情仍然在很多国家蔓延传播。 G20 内部一些成员国之间不团结和不协调的声音与举动也一再发生。 4 月 14 日，特朗普政府还以 WHO 在处理新冠肺炎疫情"不力"导致疫情在全球大流行为理由，暂停向 WHO 缴纳会费。 这种行为在刚刚召开 G20 特别峰会后发生，凸显了在 G20 机制下团结国际社会合作抗疫仍然任重道远。

3.中国积极参与抗疫多边合作

除了积极支持、参与世界卫生组织和二十国集团等国际组织的抗疫国

---

① 张贵洪. 全球抗疫合作,G20 能担重任[N]. 环球时报,2020 年 3 月 27 日.

际合作，中国还与非洲联盟、东南亚国家联盟、阿拉伯国家联盟等地区性
国际组织开展抗疫合作，成为全球抗疫合作的重要组成部分和亮点。

　　第一，中非团结抗疫特别峰会。 新冠疫情的蔓延给中国和非洲国家社
会经济活动造成重大冲击，能否帮助非洲国家实现疫情控制，是此次全球
抗击新冠疫情的关键所在。 面对共同的公共安全卫生威胁，中国和非洲国
家展现出空前的团结，生动体现了南南合作的具体内涵。 中国与非洲国家
一直是好朋友、好伙伴、好兄弟，新冠肺炎疫情发生以来，中非互帮互
助，携手抗疫。 在前期中国疫情严重时，非洲国家从道义上、物质上给予
宝贵支持。 非洲多国领导人纷纷致电中国政府，对中国所遭受的疫情表示
慰问，并对中国强有力的抗疫举措表示声援和支持。 随着新冠疫情在非洲
地区扩散蔓延，中国政府和民间也迅速行动起来，大力支持非洲国家抗
疫。 如向非洲国家提供医疗物资援助，派遣医疗专家组，分享抗疫经验，
加快非洲疾控中心总部建设，承诺新冠肺炎疫苗研发完成并投入使用后将
尽快惠及非洲国家。 2020 年 6 月 17 日，中国国家主席习近平主持了中非
团结抗疫特别峰会，在会上发表了题为《团结抗疫　共克时艰》的主旨讲
话，这是习近平主席继出席二十国集团领导人应对新冠肺炎特别峰会及第
73 届世界卫生大会视频会议之后，就人类合作抗疫、共同构建人类健康共
同体发表的又一重要讲话。 习近平主席在会上强调，"无论国际风云如何
变幻，中方加强中非团结合作的决心绝不会动摇"，未来中非"将合作重
点向健康卫生、复工复产、改善民生等领域倾斜"。① 中非团结抗疫特别
峰会是在世界各国和人类健康面临新冠疫情严重威胁、多边主义和全球化
进程遭遇严峻挑战的特殊时刻召开的，将极大地助力非洲国家抗击病毒，
对于疫情后的国际合作与全球发展，特别是南南合作具有重要而深远的
意义。

　　第二，中国-东盟抗疫合作。 面对新冠肺炎疫情的肆虐，中国和东盟

---

　　①　习近平在中非团结抗疫特别峰会上的主旨讲话，2020 年 6 月 17 日，https://
www.fmprc.gov.cn/web/ziliao_674904/zyjh_674906/t1789549.shtml.

国家展现出空前的团结，互帮互助，合作抗疫。无论是在政府层面还是民间层面，本地区国家都致力于凝聚区域公共卫生安全共识，共同抗击新冠肺炎疫情，生动体现了周边国家命运与共的睦邻友好关系。在中国防控新冠肺炎疫情的特殊时刻，柬埔寨首相洪森曾"逆行"访华，成为第一位亲临中国支持抗疫的外国领导人，生动诠释了中柬命运共同体的核心要义，也向国际社会展示了对中国的支持。① 东盟多个华人华侨社团也向中国捐赠了不少抗疫物资。中国也及时就疫情动态保持与东盟国家间的密切沟通，分享抗疫经验。2 月 20 日，中国-东盟举行新冠肺炎问题特别外长会议，通过《中国-东盟关于新冠肺炎问题特别外长会联合声明》，双方一致同意合作增强新冠肺炎等新发、再发传染病的防控能力，开展数据、技术、经验和能力建设交流，推动研发治疗药物和疫苗。②

第三，中阿抗疫合作。新冠肺炎疫情暴发以来，中阿患难与共，合作抗疫，共克时艰，在卫生健康领域深入推进共同体建设。当疫情肆虐中国之时，阿拉伯国家和阿盟、海湾合作委员会等地区组织一致支持中国抗疫。阿拉伯国家领导人纷纷发来声援电函、打来暖心电话，对中国抗疫表达了强有力的政治支持。他们高度赞赏中国应对公共卫生危机的治理能力。阿盟外长理事会通过决议赞赏并支持中国抗疫。当西方媒体对中国抗疫举措政治化、标签化、污名化之时，多个阿拉伯国家媒体刊登介绍中国抗疫成绩的报道。阿盟成员国向中国捐赠口罩约 1000 万只，手套近 320 万双，防护服 10 万套，护目镜 6.5 万个。③ 中国也毫无保留地向阿拉伯国家分享抗疫经验和医疗技术，同 21 个阿拉伯国家共同举办卫生专家会议。④ 中国先后向伊拉克、沙特、科威特、阿尔及利亚、巴勒斯坦等国派

① 习近平会见柬埔寨首相洪森[EB/OL].外交部网站,2020 年 2 月 5 日,http://www.fmprc.gov.cn/web/zyxw/t1740858.shtml.

② 中国-东盟关于新冠肺炎问题特别外长会联合声明[EB/OL].外交部网站,2020年 2 月 21 日,http://www.fmprc.gov.cn/web/wjbzhd/t1748133.shtml.

③ 王广大.携手抗疫推动中阿合作达到新高度[N],光明日报,2020 年 6 月 22 日.

④ 王毅.加强抗疫合作,打造中阿命运共同体[N],人民日报,2020 年 7 月 3 日.

出医疗援助专家，向埃及、突尼斯、卡塔尔、约旦等阿拉伯国家提供医疗物资援助，先后协助伊拉克、沙特和巴勒斯坦建设 3 座新冠病毒检测实验室。[①] 2020 年 7 月 6 日，中国-阿拉伯国家合作论坛第九届部长级会议以视频方式举行，双方就团结合作抗击新冠肺炎疫情、深化中阿战略伙伴关系和打造中阿命运共同体等议题达成了广泛共识。本届会议发表了《中国和阿拉伯国家团结抗击新冠肺炎疫情联合声明》等三份成果文件，中阿双方一致强调团结合作是国际社会战胜疫情的最有力武器。[②] 中阿合作抗疫的成功经验，再次印证了中阿风雨同舟的伙伴关系，夯实了双方互信，经过合作抗疫，中阿友好关系将更加深厚牢固，前景也将更加广阔。

　　在经济全球化时代，各国相互依赖程度日益加深，也成为你中有我、我中有你的命运共同体。全球公共卫生危机对世界的冲击使任何一个国家都无法独善其身，合作抗疫、共克时艰成为国际社会的共同选择。在这次全球抗击新冠肺炎疫情斗争中，不同国家的应对方式、效果充分暴露出不同国家对生命保障的态度，也充分体现了不同国家的治理能力和治理效果。以世界卫生组织为代表的全球卫生治理体系发挥了重要作用，有效推动了国家间的信息共享和行动协调，但这一多边治理体系的弊端也在此次抗疫行动中表现得淋漓尽致。新冠肺炎疫情是对国际社会是否能合作共赢的挑战，也是对各国各地区国家治理能力和治理体系的挑战。新冠肺炎疫情已经成为全球性挑战，凸显了构建人类卫生健康共同体的紧迫性和重要性，未来国际社会需要立足于全球公共卫生体系，积极推动构筑各国国内、区域、全球层面的联防联控体系。

---

① 王广大.携手抗疫推动中阿合作达到新高度[N],光明日报,2020 年 6 月 22 日.

② 中国和阿拉伯国家团结抗击新冠肺炎疫情联合声明[EB/OL].新华网,2020 年 7 月 7 日,http://www.xinhuanet.com/2020-07/07/c_1126207545.htm.

第六章

合作抗疫的中国贡献

面对这场突如其来、完全陌生的巨大灾难，中国政府和中国人民展现出强大的凝聚力和执行力，在做好本国疫情防控工作的同时，秉持人类命运共同体理念，以实际行动推动抗疫国际合作，为全球携手战胜疫情注入了信心。

一、合作抗疫的中国经验

新冠疫情在中国暴发后，中国政府及时采取果断措施，全国动员、全面部署、快速反应，采取最全面、最严格、最彻底的防控举措，很快控制住了疫情的蔓延，不仅大大降低了国内其他地区疫情暴发的规模，也为国际社会赢得了宝贵的两个月的时间。 这是中国对世界抗疫工作的巨大贡献。 在此过程中，针对疫情的管控、诊治，中国累积了丰富的经验，为世界各国的抗疫工作提供了积极有益的借鉴和参考。 中国经验彰显了中国制度和中国道路的优势，更体现出中国国家与社会关系的融洽。

第一，中国快速控制了疫情。 2019 年 12 月 27 日，武汉市首次报告不明原因肺炎病例。 2020 年 1 月 20 日，中央召开全国电视电话会议，正式拉开全国抗疫大战序幕。 到 3 月 31 日，全国本土传播已基本阻断。① 中国用一个多月的时间初步遏制了疫情蔓延势头，用两个月左右的时间将本土每日新增病例控制在个位数以内。② 第二，与其他国家和地区相比，中国本土传播和感染率非常低。 全球百万人口平均感染 1073 人，中国则有 57.1 人，是前者的 1/19。 其中 80% 以上集中在湖北省，60% 是在武汉，传播到其他地区的比例非常低。 第三，在国内疫情防控进入常态化阶段之后，尽管面临全球多点位、大面积暴发的严峻形势，国内各地也陆续复工复产、复商复学，但复发或再次暴发的比例非常低，目前只在北京、黑龙江、吉林、新疆等少数地方出现本土传播病例。

从全球蔓延情况来看，新冠疫情具有非常高的传染能力，传播速度也非常快。 中国能将疫情很快控制下来，同时恢复正常生产生活和社会秩序，对一个拥有 14 亿人口的超级大国来说，这样的成绩来之不易。 中国的抗疫经验主要包括：

第一，控制人员聚集和流动。 从 1 月 23 日到 29 日，各省、自治区、直辖市相继启动重大突发公共卫生事件一级响应机制。 这一时期绝大多数地区采取道路管控措施，包括暂停公共交通，在国道、高速公路等入境口设置检测站，有些农村地区与外部连接的道路被阻断。 人群聚集和人员流动被最大限度地限制和管控。 影院、剧院、网吧以及健身房等场所被关闭，多数工厂停业，学校停学。 对车站、机场、农贸市场、超市等需要开放的公共服务类场所，以及汽车、火车、飞机等密闭交通工具，则采取"进出检"、限流等措施，进入人员必须测量体温、佩戴口罩。 由于疫情暴发期间正值中国传统节日春节，各地积极采取各种措施，有效减少人员

---

① 全国本土疫情传播已基本阻断：湖北新冠肺炎患者治愈率超 93%［N］.人民日报,2020 年 4 月 1 日,第 3 版.

② 国务院新闻办公室.抗击新冠肺炎疫情的中国行动白皮书［N/OL］.新华网,2020-6-7,http://www.xinhuanet.com/politics/2020-06/07/c_1126083364.htm.

流动和聚集。① 不少地方特别是疫情严重的社区，住户被要求尽可能待在家里。 这些应对措施对迅速控制、阻断疫情起到非常大的作用。

第二，分类管理。 根据各地疫情实际情况，科学判断形势、精准把握疫情，在有效防控疫情的基础上有序推进复工复产，"分区施策"。 分类管理首先是针对不同地区，以县（市、区、旗）为单位，依据人口、发病情况，将疫情等级分为低风险地区、中风险地区和高风险地区三类，并动态调整。 不同地区采取差异化的防控策略。② 在疫情暴发地武汉和湖北其他地区，采取严格的封城禁足措施。 1 月 23 日离汉离鄂通道被关闭，直到 4 月 8 日才取消封锁，武汉市封城管控长达 76 天。

社区（即城市社区和农村社区）是中国群众自治的基层单位，是防控的第一线和前沿阵地。 国家卫健委 1 月 24 日发布的《新型冠状病毒感染的肺炎疫情社区防控工作方案》，将社区分为三类：未发现病例、出现病例或暴发疫情以及社区传播疫情。 社区防控和应对措施逐类升级，一旦出现社区传播，就采取疫区封锁、限制人员聚集等两项措施。 这种动态调整的分类管理模式，既有效控制了传染源头，又方便了群众的生产生活。

---

① 国务院新闻办公室.抗击新冠肺炎疫情的中国行动白皮书［N/OL］.新华网，2020-6-7，http://www.xinhuanet.com/politics/2020-06/07/c_1126083364.htm.

② 国务院联防联控机制印发《关于科学防治精准施策分区分级做好新冠肺炎疫情防控工作的指导意见》［N/OL］.中国政府网，2020-2-18，http://www.gov.cn/xinwen/2020-02/18/content_5480514.htm.

表6-1　不同社区的防控策略和防控措施

疫情情形	防控策略	防控措施
社区未发现病例	外防输入	1.组织动员;2.健康教育;3.信息告知;4.疫区返回人员管理;5.环境卫生治理;6.物资准备
社区出现病例或暴发疫情	内防扩散,外防输出	上述1~6条措施;7.密切接触者管理;8.消毒
社区传播疫情	内防蔓延,外防输出	上述1~8条措施;9.疫区封锁;10.限制人员聚集

资料来源:国家卫生健康委员会.新型冠状病毒感染的肺炎疫情社区防控工作方案（试行）[N/OL].中国政府网,2020-1-24,http://www.gov.cn/xinwen/2020-01/26/content_5472235.htm.

第三,源头控制。 疫情传播的源头被视为防控的重中之重。 分类管理既涉及空间的差异化管控,也涉及不同人员、不同人群的分类管理。 防控网络聚焦"四类人员",即确诊患者、疑似患者、发热患者和密切接触者,对这"四类人员"采取"应收尽收、应治尽治、应检尽检、应隔尽隔"的政策。 在常态化防控时期,一些高风险场地工作和生活人员也被视为防控重点,包括新住院患者及陪护人员、医疗机构工作人员、口岸检疫和边防检查人员、监所工作人员和社会福利养老机构工作人员,他们与发热门诊患者、密切接触者和境外入境人员一起,被视为八类重点人群,并被要求"应检尽检",减少风险隐患。[①] 返乡人员、流动人口则严格排查、登记、随访,对武汉等重点疫情发生地、重点国家返回人员,都严格执行14天居家隔离或集中隔离措施。 各地以社区为网格,摸排人员往来情况,发现异常情况及时报告并采取相应的防控措施。 对可能传染的范围和路径强化追踪调查,截至5月31日,全国累计追踪管理密切接触者74

---

① 关于加快推进新冠病毒核酸检测的实施意见[N/OL].新华网,2020-6-8,http://www.xinhuanet.com/politics/2020-06/08/c_1126087818.htm.

万余人。①

　　重点疫区是源头控制的关键。 为了"早发现、早报告、早隔离、早治疗"，关闭离汉通道期间，武汉对全市 421 万户居民集中开展两轮拉网式排查，"不落一户、不漏一人"。 在常态化防控时期，为了让广大居民更放心，促进经济社会全面恢复，武汉又从 5 月 14 日至 6 月 1 日，实行"全员核酸筛查"，集中核酸检测 990 万人，检出无症状感染者 300 名，追踪密切接触者 1174 名。②6 月 11 日北京出现疫情后，14 日一天就核酸检测了7.6 万人。③ 在全国范围内，采取上门排查与自查自报相结合的方式。 各类场所实行全民体温筛查，强化医疗机构发热门诊病例监测和传染病网络直报，实现 2 小时网络直报、12 小时反馈检测结果、24 小时内完成现场流行病学调查，及时发现和报告确诊病例和无症状感染者。

　　第四，构建"全政府—全社会"的全覆盖、无缝化应对网络。 在中央层面，习近平总书记领导的中共中央政治局负责顶层设计，并成立应对疫情工作领导小组，李克强总理任组长。 具体工作由国务院成立的联防联控机制负责，该机制由国家卫生健康委员会牵头，国家发展改革委员会、工业和信息化部、海关总署等 32 个部门参与，下设疫情防控、医疗救治、科研攻关、宣传、外事、后勤保障、前方工作等工作组。④ 根据疫情发展的不同阶段和工作重点，联防联控机制平台适时发布专项指南和文件，涉及医护人员保护、消毒、心理援助、药物治疗、农村地区疫情防控、养老机构、商场和超市卫生防护、防控科普宣教等各方面，规范和引导疫情的防

---

　　① 国务院新闻办公室.抗击新冠肺炎疫情的中国行动白皮书[N/OL].新华网，2020-6-7,http://www.xinhuanet.com/politics/2020-06/07/c_1126083364.htm.

　　② 武汉通报集中核酸检测排查结果:未发现确诊病例[N].湖北日报,2020-6-2.

　　③ 北京已完成核酸检测 76499 人 59 份阳性[N/OL].新华网，2020-6-15, http://www.xinhuanet.com/local/2020-06/15/c_1126115537.htm.

　　④ 国家卫生健康委会同相关部门联防联控,全力应对新型冠状病毒感染的肺炎疫情[N/OL].中国政府网,2020-1-22, http://www.gov.cn/xinwen/2020-01/22/content_5471437.htm.

控和诊疗。① 在地方层面，各地落实属地责任，全国各省、市、县成立由党政主要负责人挂帅的应急指挥机制，自上而下构建统一指挥、一线指导、统筹协调的应急决策指挥体系。

与这种从上到下的联防联控机制对接的，是群防群治这种"全社会"的群众网络。 联防联控解决的是政府层面的协调一致，包括从中央到地方这一纵向层面以及跨越各部门、各区块的横向层面的政策协调和统筹推进。 群防群治则通过广泛发动社群、社区、乡村，将应对措施进一步渗透到城镇小区、企事业单位和基层组织、农村村组农户，完全下沉到个体。按照《新型冠状病毒感染的肺炎疫情社区防控工作方案》（试行），"社区要建立新型冠状病毒感染的肺炎疫情防控工作组织体系，以街道（乡镇）和社区（村）干部、社区卫生服务中心和家庭医生为主，鼓励居民和志愿者参与，组成专兼职结合的工作队伍，实施网格化、地毯式管理，责任落实到人，对社区（村）、楼栋（自然村）、家庭进行全覆盖，落实防控措施。"②群防群治与政府层面的联防联控机制有效对接，确保政府层面的政策与措施下行落实。 更为重要的是，群防群治通过激活社会的自我管理和自我创新，既节约了行政成本，又最大限度地达到了宣传教育的目的，有效动员了大众参与。 据统计，全国参与疫情防控的注册志愿者达到 881 万人，志愿服务项目超过 46 万个，记录志愿服务时间超过 2.9 亿小时。③

第五，科技助力。 科技手段的使用从两方面推动疫情防控。 一方面，利用大数据、人工智能等科技手段，优化疫情监测、排查、预警和防控工作。 大数据、人工智能等新技术可以用来进行疫情趋势研判，同时有

---

① 国务院联防联控机制文件［N/OL］.中国政府网，2020-6-2，http://www.gov.cn/zhengce/gwylflkjzwj.htm.

② 国家卫生健康委员会.新型冠状病毒感染的肺炎疫情社区防控工作方案(试行)［N/OL］.中国政府网，2020-1-24，http://www.gov.cn/xinwen/2020-01/26/content_5472235.htm.

③ 国务院新闻办公室.抗击新冠肺炎疫情的中国行动白皮书［N/OL］.新华网，2020-6-7，http://www.xinhuanet.com/politics/2020-06/07/c_1126083364.htm.

助于开展流行病学调查，追踪密切接触者。　通过 5G 视频实时对话平台，不同地区的专家团队可以实时互动交流。　全国一体化平台推出的"防疫健康信息码"和各省（区、市）健康通行码，通过汇聚卫生健康、出入境、民航、铁路等方面数据，可以查询确诊或疑似患者、同行密切接触者、确诊疑似患者同乘人员、个人 14 天内到访地、城市防疫风险等级等多方面权威信息。　健康通行码在全国"一码通行"，作为出行、复工复产复学、日常生活及出入公共场所的凭证，根据查询结果可以进行管控通行和分类处置，实现了分区分级的精准识别、精准施策和精准防控。　在不少地方，大数据技术还绘制出"疫情地图"，显示具体疫情发生地的社区名称、地址和位置，标明疫情传播具体地点、距离、人数等。①

另一方面，网络科技大大便捷了居家的工作与生活。　疫情期间，在线医疗、网络教育、生鲜配送、新零售等消费需求暴发式增长。　一季度，我国移动互联网累计流量同比增长 39.3%，2020 年 3 月户均移动互联网接入流量达到 9.5GB，为近 12 月以来的最高点。② 疫情重塑了生活与工作方式，学校开展"云课堂"或线上教学，人们通过网上视频开会，通过网上购物平台线上购物、线下直接配送到家，就连买菜都可以通过在线支付手段。　公共服务则开通网上快捷办理通道。　由于一系列高科技手段的应用，疫情对生产、生活、学习的影响被大大降低。

第六，举国体制。　举国体制统筹整个国家的优势资源和能力，攻坚克难，集中力量办大事，这种体制的比较优势在灾难和突发事件面前显而易见。　在湖北特别是武汉封城之后，对当地的生产、生活影响极大，湖北省一季度 GDP 同比下降近四成，卫生医疗设施一开始几乎陷入崩溃。　在中央统一部署指挥下，1 月 24 日开始，从各地和军队调集 346 支国家医疗

---

① 国务院新闻办公室.抗击新冠肺炎疫情的中国行动白皮书［N/OL］.新华网，2020-6-7,http://www.xinhuanet.com/politics/2020-06/07/c_1126083364.htm.

② 电子商务促消费升级［N/OL］.新华网，2020-4-26，http://www.xinhuanet.com/tech/2020-04/26/c_1125906039.htm.

队、4.26 万名医务人员和 965 名公共卫生人员驰援湖北省。① 为解决患者
"收治难"问题，武汉市改造扩容定点医院，一个月内就将收治床位从
5000 张增加到 23000 张，新建了 16 家方舱医院。② 4000 余名管理人员、
35000 余名工人、3500 多台机械设备轮班作业，"饱和式"施工，10 天内
先后建成两个功能齐全、技术先进的传染病医院，总建筑面积超过 11 万平
方米，创造了外界惊叹不已的"中国速度""中国工程"。③

与此同时，从 2 月 10 日开始，国家卫健委统筹安排了 19 个省份对口
支援湖北省除武汉以外的 16 个市、州及县级市，以一省的优势资源集中支
援湖北的一个市。④ 为解决病亡率偏高问题，国家医疗队整建制地接管病
房，采取"以院包科""以省包科"等模式，将重症收治床位扩展到 9000
张。⑤ 除了医护人员，全国各地向湖北省捐赠了大量防护物资及生活用
品，并从海外采购了大批紧缺医疗物资支援抗疫。 粮油、贸易企业则全力
保障稳定供应，仅中粮集团日均发往武汉大米就超过 200 吨，中储粮集团
湖北分公司的库存甚至可以满足湖北省 6000 万人半年以上的需求。⑥

举国体制也鲜明地体现在资金方面，国家财政兜底，实施患者免费救
治，确保不因资金问题影响医疗救治和疫情防控。 截至 5 月 31 日，全国

——————————

①　国务院新闻办公室.抗击新冠肺炎疫情的中国行动白皮书［N/OL］.新华网，
2020-6-7，http：//www.xinhuanet.com/politics/2020-06/07/c_1126083364.htm.

②　巩固向好成果 抓好重点任务——中央指导组国新办发布会传递当前疫情防控
重要信息［N］.新华每日电讯，2020-2-28，第 2 版.

③　中国建筑缔造"中国速度"——从火神山、雷神山医院建设看中国制度优越性
［N/OL］.经济日报-中国经济网，2020-3-22，http://bgimg.ce.cn/xwzx/gnsz/gdxw/
202003/22/t20200322_34539857.shtml.

④　国务院新闻办公室.抗击新冠肺炎疫情的中国行动白皮书［N/OL］.新华网，
2020-6-7，http：//www.xinhuanet.com/politics/2020-06/07/c_1126083364.htm.

⑤　巩固向好成果 抓好重点任务——中央指导组国新办发布会传递当前疫情防控
重要信息［N］.新华每日电讯，2020-2-28，第 2 版.

⑥　国资委:中储粮集团湖北分公司现有库存可满足湖北省 6000 万人半年以上需
求 ［N/OL］.央视网，2020-2-18，http://m.news.cctv.com/2020/02/18/
ARTIbV08xHaBbCQyCSSuB9rn200218.shtml.

各级财政共安排疫情防控资金 1624 亿元。 全国确诊住院患者结算 5.8 万人次，总医疗费用高达 13.5 亿元。 确诊患者人均医疗费用约 2.3 万元，重症患者人均治疗费用超过 15 万元，全部由国家承担。① 封城期间，武汉人民付出了巨大牺牲，中央和各地也鼎力相助，协力抗疫，"全国一盘棋"，确保武汉和湖北会战的顺利收场。

中国在抗疫中积累的宝贵经验，既有自上而下、经过专家充分论证后的推广，也有不少草根创新，特别是各地根据当地疫情发展，采取不少符合地方实际的措施，很好地兼顾了疫情防控与生产生活秩序维持的平衡。这些经验以及防疫初期的教训，为世界各国的抗疫斗争提供了积极有益的参考与借鉴。

二、合作抗疫的中国援助

在中国疫情防控形势最艰难的时候，国际社会给予了中国和中国人民宝贵的支持和帮助。 77 个国家和 12 个国际组织捐赠了医用口罩、防护服、护目镜、呼吸机等急用医疗物资和设备。 84 个国家的地方政府、企业、民间机构、个人向中国提供了物资捐赠。 金砖国家新开发银行、亚洲基础设施投资银行分别提供了 70 亿、24.85 亿元人民币的紧急贷款，世界银行、亚洲开发银行提供了贷款支持，用于国家公共卫生应急管理体系建设。②

在中国本土疫情防控取得重大战略成果的同时，非常可惜的是国外疫情却没有得到控制，并迅速蔓延，中东、欧洲、美洲等先后成为重灾区。随着中国疫情的缓解特别是复工复产的顺利推进，中国开始为世界各国提

---

① 国务院新闻办公室.抗击新冠肺炎疫情的中国行动白皮书［N/OL］.新华网，2020-6-7,http://www.xinhuanet.com/politics/2020-06/07/c_1126083364.htm.

② 国务院新闻办公室.抗击新冠肺炎疫情的中国行动白皮书［N/OL］.新华网，2020-6-7,http://www.xinhuanet.com/politics/2020-06/07/c_1126083364.htm.

供各方面的大量援助，有力地支援了全球各地的抗疫大战，体现了负责任大国的国际担当和积极作为。

"此次对外抗疫援助是中华人民共和国成立以来，援助时间最集中，涉及范围最广的一次紧急人道主义行动。"①当地疫情的严重程度、医疗卫生条件和医疗物资缺乏程度，当地提出的具体援助需求，以及自身具备的能力是中国制订援助方案的主要因素。具体方案，包括物资的品种、数量、双方职责、任务分工，等等，由两国政府协商确定。② 概而言之，中国对外主要提供三种类型的援助——物资援助、资金援助和医疗技术援助。

1.物资援助

物资援助指的是为全球抗疫提供急需的物资，特别是防护、诊疗用品或设备设施，包括检测试剂、口罩、防护服、护目镜、额温枪、医用手套鞋套以及呼吸机等。大致可以分两类：第一类是中国提供的无偿援助。第二类是商业采购，包括外国政府请中国政府帮忙的采购以及外国企业向中国企业的直接商业采购。

无偿援助包括中央和地方政府层面的援助，也包括民间社会层面的援助。中国政府已经向150多个国家，以及世卫组织、非盟等四个国际和地区组织提供了紧急援助，包括检测试剂、口罩等医疗物资。比如4月中国政府一次性援助安哥拉、喀麦隆、中非、乍得、吉布提、莱索托、马达加斯加、纳米比亚、尼日尔、卢旺达、索马里和坦桑尼亚等非洲12国，物资包括防护服、护目镜、体温检测仪、口罩等。这只是中国政府援非抗疫物资中的一批。③ 对有些国家分批供应多次，例如，不到三个月时间，中国政府就向埃及援助了三批物资，包括N95口罩、医用外科口罩、防护服、

---

① 邓波清副署长介绍对外抗疫援助情况[N/OL].国家国际发展合作署网页，2020-3-26，http://www.cidca.gov.cn/2020-03/26/c_1210531857.htm.

② 抗击病毒 世界须携手同行[N/OL].中国商务新闻网，2020-3-27，http://www.comnews.cn/article/swrd/202003/20200300042203.shtml.

③ 驻非盟使团团长刘豫锡大使出席中国政府援助非洲抗疫物资转运仪式[N/OL].中国驻非盟使团网页，2020-4-24，http://au.fmprc.gov.cn/chn/sghd/t1773154.htm.

检测试剂盒及体温检测仪等。① 中方还协助非洲建立 30 个中非对口医院合作机制，加快建设非洲疾控中心总部，助力非洲提升疾病防控能力。

值得一提的是，地方政府在抗疫援助中表现亮眼。 主要有两种援助方式：一是通过双方缔结的友好城市渠道。 例如，北京向 23 个国际友好城市捐赠了防疫物资，这其中既有快速温测智能识别系统、呼吸机、检测试剂盒等医疗检测设备，又有金花清感颗粒、连花清瘟颗粒等中药产品，还有外方急需的口罩、一次性手套、鞋套、手消毒凝胶等防护物品。 郑州为韩国、日本、意大利、法国、罗马尼亚、比利时、布基纳法索等 7 个国家的 11 座友好城市提供了援助，共发送一次性医用口罩 47 万只、橡胶手套 11000 双、防护服 2300 套。② 二是采用省级包干方式，向受援方政府提供援助。 例如，福建向菲律宾捐赠呼吸机 30 台、医用防护服 5000 套、N95 口罩 3 万个、医用外科口罩 30 万个、医用隔离面罩 5000 个。 广西先后分两批向柬埔寨捐赠价值约 400 万元的医疗物资。 云南赠送老挝价值 417 万元的抗疫物资，包括医用外科口罩、N95 口罩、医用防护服等。

中国民间社会、企业、机构、基金会、个人等也踊跃捐献物资。 例如，从 3 月 16 日到 4 月 20 日，马云公益基金会和阿里巴巴公益基金会与非盟合作，为非洲提供了三批应急物资，包括 1060 万个口罩、46 万件防护服和防护面罩、800 台呼吸机、260 万份检测试剂盒。 此外，马云公益基金会还向日本和韩国各捐赠 100 万只口罩，为美国筹集 50 万份检测试剂盒和 100 万只口罩，为伊朗、意大利和西班牙等国筹集了物资。

除了无偿捐赠，作为生产大国，中国在维持全球产业链、供应链的稳定，特别是抗疫紧缺的物资供应方面作出重大贡献。 以口罩为例，全球 50%以上由中国供应。 随着疫情在全球的大流行，中国大力推动口罩企业复工达产，引导支持企业扩能、增产、转产，口罩日产能产量快速增长。

---

① 坚持多边主义 团结应对疫情——国际社会肯定中国为推动抗疫国际合作作出重要贡献[N].人民日报,2020-6-10,第 3 版.

② 危难时刻,我们彼此温暖[N].经济日报,2020-6-3,第 4 版.

2月29日，包括普通口罩、医用外科口罩、医用 N95 口罩在内，全国口罩日产能达到 1.1 亿只，日产量达到 1.16 亿只，分别是 2 月 1 日的 5.2 倍、12 倍，有力缓解了全球范围的口罩荒问题。① 为引导有序规范出口，严保产品质量，中国政府加强市场和出口质量监管，同时积极组织货源，疏通物流运输、出口通关，保质保量向国际社会提供防疫物资。 3 月 1 日至 5 月 31 日，中国向 200 个国家和地区出口了防疫物资，其中，口罩 706 亿只，防护服 3.4 亿套，护目镜 1.15 亿个，呼吸机 9.67 万台，检测试剂 2.25 亿盒，红外线测温仪 4029 万台，有力地支持了相关国家进行疫情防控。②中国还积极呼应世界粮食计划署，在华启动全球人道主义应急枢纽，为包括联合国系统、各国政府及其他人道主义合作伙伴在内的国际社会提供全球抗疫应急响应。

2.资金援助

疫情在全球的大流行导致国际社会特别是欠发达国家和应对疫情的多边组织面临巨大的资金缺口。 国家主席习近平在第 73 届世界卫生大会开幕式上宣布，中国将在两年内提供 20 亿美元国际援助。③ 这笔巨额资金既包括双边援助，也包括多边捐赠，主要用于支持欠发达国家疫后的社会经济恢复发展。

针对欠发达国家，中国一方面通过双边方式直接提供资金资助，例如向联合国近东巴勒斯坦难民救济和工程处提供的 100 万美元年度捐款；④另一方面是债务缓免。 疫情导致不少欠发达经济体财政收支状况恶化，债

---

① 我国口罩日产能产量双双突破 1 亿只［N/OL］.新华网，2020－2－28，http://www.xinhuanet.com/politics/2020－03/02/c_1125649884.htm.

② 国务院新闻办公室.抗击新冠肺炎疫情的中国行动白皮书［N/OL］.新华网，2020－6－7，http://www.xinhuanet.com/politics/2020－06/07/c_1126083364.htm.

③ 习近平在第 73 届世界卫生大会视频会议开幕式上的致辞［N/OL］.外交部网页，2020－5－18，https://www.fmprc.gov.cn/web/ziliao_674904/zt_674979/dnzt_674981/qtzt/kjgzbdfyyq_699171/t1780241.shtml.

④ 2020 年 6 月 10 日外交部发言人华春莹主持例行记者会［N/OL］.外交部网页，2020－6－10，https://www.fmprc.gov.cn/web/fyrbt_673021/t1787630.shtml.

务负担沉重。　中国积极参与并落实二十国集团倡议，宣布对 77 个最贫困国家暂停债务偿还，以协助这些国家腾出资源应对疫情。　值得提及的是，截至 6 月，世界银行提出的宽免名额是 73 个国家：72 个国际开发协会（IDA）成员国加上安哥拉。① 在中非特别峰会上，中方又宣布免除部分非洲国家 2020 年底到期无偿贷款债务，并进一步延长还债期限。② 截至 11 月底，国家国际发展合作署和中国进出口银行作为双边官方债权人，已经全面落实符合倡议要求的缓债申请，缓债金额达 13.53 亿美元，23 个国家从中受益。　中国国家开发银行作为商业债权人，积极响应缓债倡议，缓债金额达到 7.48 亿美元。　中国是 G20 成员中落实缓债金额最多的国家。值得提及的是，这是中方首次参与国际多边债务协调进程，充分展示了中方致力多边合作、积极参与国际债务行动的建设性态度。③

另一重点是和疫情应对相关的多边组织及其设立的基金。　全球疫苗免疫联盟（The Global Alliance for Vaccines and Immunization）是一个公私合作的全球卫生合作组织，成立于 1999 年，主要职责是通过与政府和非政府组织合作，推广疫苗，向欠发达地区提供技术和财政支持。　中国承诺为联盟筹资周期提供捐助，特别是为加快新冠肺炎疫苗研发、生产和分配提供资金支持。④ 10 月 8 日，中国同全球疫苗免疫联盟签署协议，正式加入"新冠肺炎疫苗实施计划"。　中方还宣布，一旦研发完成并投入使用，中

---

① Debt Service Suspension and COVID-19[N/OL]. The World Bank, May 11, 2020, https://www.worldbank. org/en/news/factsheet/2020/05/11/debt - relief - and - covid - 19 - coronavirus.

② 团结抗疫　共克时艰——在中非团结抗疫特别峰会上的主旨讲话[N/OL].新华网, 2020-6-17, http://www.xinhuanet.com/politics/leaders/2020-06/17/c_1126127508. htm.

③ 财政部部长刘昆就二十国集团(G20)债务议程接受记者采访[N/OL].财政部网页, 2020-11-20, http://wjb.mof.gov.cn/gongzuodongtai/202011/t20201120_3626461.htm.

④ 李克强在全球疫苗峰会视频会议上致辞[N/OL].外交部网页, 2020-6-5, https://www. fmprc. gov. cn/web/ziliao _ 674904/zt _ 674979/dnzt _ 674981/qtzt/kjgzbdfyyq _ 699171/t1786030.shtml.

国新冠疫苗将作为全球公共产品，这样发展中国家可以较低成本、较为方便快捷地获得接种疫苗机会。①

此次全球抗疫，以世卫组织为代表的全球卫生治理体系作用更显突出，有效推动了国家间的信息共享和行动协调。中国支持世卫组织在全球卫生治理中发挥领导作用，除了按时、足额缴纳会费外，还分两批向其提供了5000万美元现汇援助。该组织启动首个新冠肺炎"团结应对基金"（COVID-19 Solidarity Response Fund）后，5月20日，中国人口福利基金会积极响应号召，与世卫组织携手启动该基金在华募捐项目。项目通过腾讯公益、阿里巴巴公益、支付宝公益、新浪微公益、百度公益等中国募捐信息平台，充分发挥中国慈善机构的优势和社会组织的作用，助力全球抗疫努力。② 为支持联合国在国际事务中发挥核心作用，中国还向联合国新冠肺炎疫情全球人道主义应对计划提供5000万美元支持。③ 11月19日和24日，国家国际发展合作署还与联合国难民署代表签署了两份协议，在东非和东南亚、南亚地区使用中国政府设立的南南合作援助基金，开展应对新冠疫情项目合作。④

中国的资金援助也着眼于地区需求，特别是中国周边。比如为东盟抗疫基金提供资金支持；⑤在中国政府2016年设立的澜湄合作专项基金框架

① 习近平在第73届世界卫生大会视频会议开幕式上的致辞[N/OL].外交部网页，2020-5-18，https://www.fmprc.gov.cn/web/ziliao_674904/zt_674979/dnzt_674981/qtzt/kjgzbdfyyq_699171/t1780241.shtml.

② 世卫组织COVID-19团结应对基金[N/OL].世界卫生组织网页，2020-6-14，http://www.cpwf.org.cn/who/index.php.

③ 习近平在第七十五届联合国大会一般性辩论上发表重要讲话[N/OL].外交部网页，2020-9-22，https://www.fmprc.gov.cn/web/wjdt_674879/gjldrhd_674881/t1817094.shtml.

④ 中国与联合国难民署签署应对新冠肺炎疫情南南合作援助基金项目合作协议[N/OL].国家国际发展合作署网页，2020-11-30，http://www.cidca.gov.cn/nnhzyzjj.htm.

⑤ 习近平在第十七届中国-东盟博览会和中国-东盟商务与投资峰会开幕式上致辞[N/OL].外交部网页，2020-11-27，https://www.fmprc.gov.cn/web/zyxw/t1836065.shtml.

下分设公共卫生专项资金，支持东南亚澜沧江和湄公河沿岸六国的抗疫努力。①

中国境内的基金会和慈善机构也发起了网络众筹和企业定向募集活动。中国红十字基金会设立了"抗疫国际人道援助基金"，广泛动员社会力量募集资金和医疗防护物资，援助疫情较严重的国家。3月23日，恒大向中国红十字会捐赠1亿元人民币，支持开展国际抗疫人道援助。② 截至6月11日，基金募集和采购的物资已启运至伊朗、伊拉克、意大利、巴基斯坦、阿尔及利亚、布基纳法索、埃塞俄比亚、日本、蒙古、美国、新加坡、法国、韩国、克罗地亚、波黑、科威特、孟加拉、墨西哥、斯里兰卡、希腊、菲律宾、阿尔巴尼亚、黑山、格鲁吉亚、刚果（金）、海地、吉布提、马拉维等28个国家。③

众多中国企业、驻外企业机构纷纷解囊相助。腾讯公司承诺提供1亿美元援助，并表示已向包括美国在内的15个国家或地区赠送了口罩和其他防护装备。④ 在塞尔维亚，中国企业还援助建设两座病毒检测实验室；在津巴布韦，中资民企出资升级改造了新冠定点诊疗医院威尔金斯医院。多家中国企业在这场疫情中为全球数十个国家捐赠价值数亿美元的医疗用品、食品和现金。⑤

3.医疗技术援助

除了物资、资金援助，中国还积极开展抗击病毒国际合作，分享在防

---

① 李克强在澜沧江-湄公河合作第三次领导人会议上的讲话［N/OL］.新华网，2020-8-24,http://www.xinhuanet.com/2020-08/24/c_1126407739.htm.

② 抗疫无国界 恒大再捐1亿支持中国红十字会开展国际援助［N/OL］.新华网，2020-3-23, http://www.xinhuanet.com/enterprise/2020-03/23/c_1125754624.htm.

③ 全球战"疫"——中国红十字基金会抗疫国际人道援助动态（三）［N/OL］.中国红十字基金会网页，2020-6-12, https://new.crcf.org.cn/article/20554.

④ 中国企业为全球抗击病毒提供援助［N/OL］.环球网，2020-6-11, https://world.huanqiu.com/article/3yc0U9gVGxf.

⑤ 中国企业为全球抗击病毒提供援助［N/OL］.环球网，2020-6-11, https://world.huanqiu.com/article/3yc0U9gVGxf.

控措施、诊疗方案等方面的经验做法，向疫情比较严重、有需要的国家提供帮助和支持。

一是共享中国科技。 疫情暴发后，中国科技人员快速检测出新冠病毒的全基因组序列并分离出病毒毒株，及时向全球共享；快速推出多种新冠肺炎病毒核酸诊断试剂盒供应全球。 中国还积极与各国科学家联合进行病毒致病机理研究、疫苗和抗体研制、药物筛选、快速检测试剂研究和应用研究，给外国患者提供具有明显效果的中药汤剂等。

二是分享中国技术和经验。 国家卫健委汇编 7 个版本的诊疗和防控方案，并翻译成 3 个语种，分享给全球 180 多个国家、10 多个国际和地区组织参照使用。 建立了新冠疫情防控网上知识中心，向所有国家开放。 通过视频会议的方式，中国与东盟、欧盟、非盟、亚太经合组织、加勒比共同体、上海合作组织等国际和地区组织，以及韩国、日本、俄罗斯、美国、德国等国家，开展 70 多次疫情防控交流活动。① 仅在 2020 年 4 月 27日—6 月 10 日，中国就同非洲国家举行了四次"中非连线、携手抗疫"系列专家视频交流会，内容涉及新冠肺炎临床诊疗方法和中医在诊疗中的应用、检测方法、边境检疫、风险评估、新冠肺炎疫情防控策略等各方面议题。②

三是向有需求也有意愿接受的国家派遣医疗专家组。 从 2 月底首次向伊朗派出起，截至 11 月 30 日，中国共向 37 个国家派出 41 支医疗专家组。 这些国家分布在全球各个区域，包括欧洲、非洲、亚洲、南美洲等，主要是非洲和东南亚国家。 前往伊朗、伊拉克、意大利等三国的五组由中国红十字会总会派遣，其余专家组由国家卫健委派遣。 值得一提的是，援外专家组基本上由各省级医疗团队组建，人员汇聚了流行病、呼吸、重

① 国务院新闻办公室.抗击新冠肺炎疫情的中国行动白皮书［N/OL］.新华网，2020-6-7，http://www.xinhuanet.com/politics/2020-06/07/c_1126083364.htm.

② "中非连线、携手抗疫"系列专家视频交流会举行第四次会议［N/OL］.中国外交部网页，2020-6-11，https://www.fmprc.gov.cn/web/ziliao_674904/zt_674979/dnzt_674981/qtzt/kjgzbdfyyq_699171/t1787842.shtml.

症、检验检测检疫、中西医结合等各领域的专家。专家组在当地举办防控、诊疗方面的知识、技能培训，提供指导建议，到定点医院、定点隔离场所等开展工作，与一线医务人员交流等，有力地支持了当地的抗疫。不仅如此，中国在全球 56 个国家还有长期派驻援外医疗队，他们积极协助驻在国开展疫情防控，向当地民众和华侨华人提供技术咨询和健康教育。①

表 6-2　中国政府派往世界各国的抗疫医疗专家组一览表（截至 11 月 30 日）

派往国家		出发日期	人数	派出省份/地区等
伊朗		2.29—3.26	5	上海
伊拉克		3.7—4.26	7	广东
意大利	第一批	3.11—3.25	9	四川 5 人，另有 4 人来自国家卫健委、中国红十字会、中国疾控中心、国药集团等
	第二批	3.18—4.2	13	浙江
	第三批	3.25—4.8	14	福建
塞尔维亚		3.21—6.10	6（3 名轮换成员）	广东
柬埔寨		3.23—4.7	7	广西
巴基斯坦		3.28—4.17	8	新疆
老挝		3.29—4.12	12	云南
委内瑞拉		3.30—4.11	8	江苏
菲律宾		4.5—4.19	12	福建
缅甸	第一批	4.8—4.22	12	云南
	第二批	4.24—5.12	6	解放军
哈萨克斯坦		4.9—4.23	10	新疆
俄罗斯		4.11—4.19	10	黑龙江
沙特		4.15—4.27	8	宁夏
科威特		4.27—5.2	8	宁夏
埃塞俄比亚		4.16—4.30	12	四川

---

①　国务院新闻办公室.抗击新冠肺炎疫情的中国行动白皮书[N/OL].新华网，2020-6-7,http://www.xinhuanet.com/politics/2020-06/07/c_1126083364.htm.

续表

派往国家	出发日期	人数	派出省份/地区等
吉布提	4.30—5.11	12	四川
马来西亚	4.18—5.3	8	广东
布基纳法索	4.16—4.30	12	天津
科特迪瓦	4.30—5.14	12	天津
津巴布韦	5.11—5.25	12	湖南
赤道几内亚	5.25—6.9	12	湖南
刚果（金）	5.12—5.23	12	河北
刚果（布）	5.23—5.31	12	河北
圣多美和普林西比	5.31—6.8	12	河北
阿尔及利亚	5.14—5.27	20	重庆选派 15 人,澳门选派 5 人
苏丹	5.28—6.12	20	重庆选派 15 人,澳门选派 5 人
秘鲁	5.23—6.8	4	广东
孟加拉	6.9—6.22	10	海南
巴勒斯坦	6.10—6.18	10	重庆
津巴布韦和赤道几内亚	5.11–6.22	12	湖南
阿塞拜疆	8.4–8.31	10	四川
南苏丹和几内亚	8.18–9.5	8	安徽
莱索托和安哥拉	9.27–10.21	10	湖北
冈比亚	11.8-	10	辽宁
俄罗斯	11.11-	10	黑龙江

资料来源:作者根据网上资料整理。

　　除上述中国政府派出的医疗专家组外,国家中医药管理局安排、江西组建了一支中医专家组（共 15 人,含 10 名医疗专家）,派出到乌兹别克斯坦。 为协助华人华侨、中资机构和广大留学生抗疫,山东省向英国派出 15 人联合工作组（包含 6 名医疗专家）;中国铁建集团向尼日利亚派出防疫工作组（包括 12 名医护人员）;中建五局长沙仁和医院向阿尔及利亚派出 7 人抗疫医疗队以及 5 人工作组。 中国军方 3 月 24 日向柬埔寨派出 4 人抗疫专家组,4 月 24 日向老挝派出 5 人抗疫医疗专家组。

三、合作抗疫的中国倡议

2月底3月初以来，中国的疫情趋缓，国外疫情迅速恶化。 3月11日，世卫组织总干事谭德塞宣布新冠疫情全球大流行。 此后，在双边、地区和国际多边领域，中国秉持人类命运共同体理念，密集开展了一系列外交活动，结合中国抗击病毒实践经验，就加强疫情防控国际合作、稳定世界经济提出了一系列重要主张和建议，发挥了重要引领作用。 高频率、高密度的"抗疫外交"发出了"中国声音"，提出了"中国倡议"，为推动抗疫国际合作注入了强劲的"中国能量"。

1.双边合作的中国倡议

受疫情影响，双边交往中的会晤会谈活动基本终止。 不过，疫情开创了高层外交互动新模式，一系列的视频会议和"电话外交"应运而生。 根据外交部资料统计，3月11日至6月16日，双边高层最主要的沟通渠道是通电话。 三个月时间，国家主席习近平与外国元首或政府首脑通电话41次，覆盖亚洲、欧洲、美洲、非洲等主要地区的国家或政府领导人，包括联合国秘书长古特雷斯（见表6-3）。 其中，与俄罗斯总统普京、德国总理默克尔和法国总统马克龙通话不止一次。 除了通电话，习近平主席还与老挝人民革命党中央总书记、国家主席本扬，秘鲁总统比斯卡拉，朝鲜劳动党委员长金正恩，阿根廷总统费尔南德斯等几国元首互致口信或信函。李克强总理也与德国总理默克尔、苏丹过渡政府总理哈姆杜克、荷兰首相吕特、越南政府总理阮春福等进行视频会议或通电。

表6-3整理了习近平主席的41次通话，列出每次通话中中方提出的各项主张和倡议。 在通话中，中国最主要的倡议内容包括：第一，倡导加强疫情防控合作，强调病毒是全人类的敌人，抗疫必须加强国际团结，构建人类卫生健康共同体。 第二，承诺中方为国际社会提供更多援助，分享中方抗疫的经验和教训，为疫情防控作出更大贡献。 第三，坚定支持国际多边组织和多边合作机制，特别是着力维护世卫组织在全球抗疫当中发挥

领导作用。 第四，强调病毒无国界，疫情是人类的共同敌人，反对将疫情政治化、污名化、标签化。 第五，推进双边务实合作，促进两国关系稳步向前发展。 针对欠发达国家，中国承诺加大援助和支持，谋划疫后务实合作领域与合作重点；针对法、德等发达国家，中国则强调支持多边主义，共同应对全球挑战。 综合来看，双边元首"电话外交"有助于深化合作、巩固友谊，更重要的是通过沟通交流，在国际社会上凝聚广泛共识，团结一致共同抗疫。

表 6-3　疫情全球"大流行"以来习近平主席所开展的
双边"元首（首脑）电话外交"及中方所提主要倡议（截至 6 月 18 日）

日期	通电对象	通电内容
6 月 16 日	厄瓜多尔总统莫雷诺	尽己所能提供必要援助，探讨开展疫苗和药物研发、生产等合作；愿继续同各国开展抗疫合作，共同推动构建人类卫生健康共同体；坚定支持加强各国宏观政策协调，促进世界经济稳定，推进完善全球治理；重启并推进务实合作。
6 月 15 日	塔吉克斯坦总统拉赫蒙	愿继续提供支持和帮助；积极开展抗疫国际合作；统筹好疫情防控和贸易往来，尽早谋划重点领域合作。
6 月 11 日	白俄罗斯总统卢卡申科	为白方抗击病毒提供支持，分享经验；加强合作，共同构建人类卫生健康共同体；反对将病毒政治化、标签化。
6 月 11 日	菲律宾总统杜特尔特	继续向菲方提供坚定支持；支持国际社会团结抗疫，支持世卫组织发挥领导作用，共同构建人类卫生健康共同体；逐步恢复必要人员往来，统筹推进各领域务实合作。
6 月 5 日	哥斯达黎加总统阿尔瓦拉多	愿继续为哥抗击病毒给予坚定支持，提供帮助；加强抗疫国际合作，维护发展中国家抗疫努力，维护全球公共卫生安全；继续支持彼此核心利益和重大关切，共同规划疫情后双边合作。

续表

日期	通电对象	通电内容
6月5日	法国总统马克龙	继续共同支持国际社会团结抗疫;推进两国机构开展联合研究,支持疫苗和药物研发国际合作;加大对世卫组织支持,开展更多中法非三方抗疫合作,支持非洲等不发达地区国家抗疫;坚持多边主义,促进世界和平稳定;着眼疫情之后各层级交往,加强疫后经济复苏的宏观政策协调和对接;愿同欧方加强战略合作,推进中欧间重大政治议程,支持多边主义,共同应对全球挑战,推动中欧关系行稳致远。
6月3日	德国总理默克尔	愿同德方一道,共同支持世卫组织工作,在联合国、二十国集团等框架内推动国际合作;共同支持非洲国家抗击病毒;统筹好疫情防控和经济社会发展工作,坚定不移推动对外开放;同德方和欧盟方面加强战略合作,坚定多边主义,应对全球挑战。
5月20日	孟加拉国总理哈西娜	继续为孟方抗疫提供坚定支持和力所能及的帮助;反对干扰抗疫国际合作、损害全球特别是广大发展中国家抗疫努力的行径;支持世卫组织发挥领导作用,推进国际联防联控合作,维护全球公共卫生安全;在确保疫情防控前提下,逐步创造有利条件,恢复实施重点合作项目。
5月20日	缅甸总统温敏	继续提供坚定支持和力所能及的帮助;继续支持世卫组织发挥领导作用,坚定维护国际公平正义和国际关系基本准则;在做好疫情防控基础上,稳妥推进各领域交往合作;用好两国边境联防联控机制,统筹维护边境和平安宁、疫情防控和复工复产。
5月15日	匈牙利总理欧尔班	继续向匈方提供力所能及的帮助;坚定支持联合国和世卫组织在抗疫国际合作上发挥应有作用;愿有效开展联防联控,坚决遏制疫情蔓延,同时加强宏观经济政策协调,共同应对疫情给世界经济带来的挑战;积极谋划疫情后双边关系发展。

续表

日期	通电对象	通电内容
5月15日	南非总统拉马福萨	继续给予南非坚定支持和力所能及的帮助,加强双方医疗卫生合作;呼吁国际社会加大对非洲抗疫支持,积极参与二十国集团"缓债倡议";应支持联合国和世卫组织在协调抗疫国际合作中发挥积极作用;愿同非方一道,构建更加紧密的中非命运共同体。
5月13日	韩国总统文在寅	继续加强联防联控、药物和疫苗研发合作,支持世卫组织发挥应有作用,在联合国、二十国集团、东盟与中日韩等多边框架内加强沟通和协调,不断推进双边和抗疫国际合作;加强战略沟通,引领中韩关系迈上更高水平。
5月13日	斯里兰卡总统戈塔巴雅	继续提供坚定支持和力所能及的帮助;继续支持世卫组织发挥领导作用,推进国际联防联控合作;在确保疫情防控前提下,逐步恢复各领域务实合作。
5月8日	俄罗斯总统普京	坚定维护第二次世界大战胜利成果和国际公平正义,支持和践行多边主义;继续坚定向俄方提供支持。
5月7日	乌兹别克斯坦总统米尔济约耶夫	世界各国应该以团结取代分歧、以理性消除偏见,凝聚起抗击病毒的强大合力,加强合作,共克时艰,构建人类命运共同体;继续为乌方抗疫提供支持和帮助;相互坚定支持,灵活推进两国全方位合作,不断深化在世卫组织等多边框架内协作,共同致力于维护世界和平与发展。
5月7日	葡萄牙总统德索萨	愿继续提供力所能及的帮助;深化各领域合作,推进共建"一带一路",探索公共卫生等领域三方合作;各国应团结协作;支持联合国和世卫组织在协调抗疫国际合作上发挥应有作用,加强宏观经济政策协调,维护全球产业链、供应链稳定。

续表

日期	通电对象	通电内容
4月30日	秘鲁总统比斯卡拉	支持开展国际联防联控,支持世卫组织等国际组织发挥领导作用,支持加强国际宏观经济政策协调;继续在力所能及范围内向秘方提供支持和帮助;愿一道努力,加强沟通,创新合作,共建"一带一路"。
4月30日	捷克总统泽曼	坚定支持捷方抗击病毒,同捷克分享疫情防控信息和经验;积极开展有效联防联控,加强宏观经济政策协调,坚定维护国际公平正义和国际关系基本准则。
4月27日	伊朗总统鲁哈尼	愿同伊方继续加强抗疫合作,分享抗疫经验,提供力所能及的帮助;单边制裁妨碍伊朗及国际社会抗疫努力;坚定发展中伊全面战略伙伴关系;加强抗疫国际合作。
4月27日	尼泊尔总统班达里	继续向尼泊尔抗击病毒提供坚定支持,两国卫生医疗机构可以加强交流合作;继续落实好各领域合作达成的共识,推动中尼战略合作伙伴关系不断发展;维护多边主义,坚持国际公正和道义;将秉持构建人类命运共同体理念,积极开展抗疫国际合作,支持世界卫生组织发挥领导作用。
4月16日	俄罗斯总统普京	继续给予俄方坚定支持;将疫情政治化、标签化不利于国际合作,中俄应携手合作,共同维护全球公共卫生安全;探讨在常态化疫情防控中采取灵活多样的新合作方式,推动双边合作不断发展。
4月15日	白俄罗斯总统卢卡申科	坚定支持白方抗击病毒的努力,将继续向白方提供力所能及的帮助;病毒没有国界,是全人类的共同敌人;国际社会应秉持人类命运共同体理念,加强团结协作,携手抗击病毒,共同维护世界公共卫生安全。
4月10日	委内瑞拉总统马杜罗	秉持人类命运共同体理念,向有需要的国家提供力所能及的支持和帮助;愿同委方加强防控合作,继续提供帮助。

续表

日期	通电对象	通电内容
4月10日	墨西哥总统洛佩斯	愿继续向墨方提供力所能及的支持;始终秉持人类命运共同体理念,积极开展抗疫国际合作,坚定支持世卫组织工作;加强沟通协调,落实二十国集团峰会共识;加强在联合国等多边框架内沟通协调,共同推动构建人类命运共同体。
4月3日	纳米比亚总统根哥布	中方将继续加大力度,对纳米比亚等非洲国家提供抗疫援助,分享防控经验,加强卫生领域合作。
4月3日	老挝人民革命党中央总书记、国家主席本扬	继续向老方提供全力支持和帮助;继续同包括老挝在内的国际社会一道,为早日彻底战胜疫情作出贡献;愿同老方保持高层交往势头,稳步推进重大项目建设,推动中老命运共同体建设不断走深走实。
4月2日	印尼总统佐科	愿提供支持和帮助;愿同印尼一道努力,持续深化共建"一带一路",推动中印尼全面战略伙伴关系不断发展,密切合作,推动二十国集团和国际社会在危机应对和全球经济治理方面发挥作用;秉持人类命运共同体理念,为全球疫情防控分享经验,提供力所能及的支持,构建人类卫生健康共同体。
4月2日	比利时国王菲利普	愿尽力帮助解决防疫物资紧缺困难,分享疫情防控有益经验,共同推动疫苗和药物研发等领域合作;秉持人类命运共同体理念,全面加强国际合作;为全球抗疫提供尽可能多的物资保障;统筹推进各领域合作,推动中比、中欧关系发展。
3月27日	沙特国王萨勒曼	秉持人类命运共同体理念,加强团结、协调、合作,坚决遏制疫情蔓延,全力稳定世界经济;愿提供力所能及的帮助,分享防控经验,共同维护全球和地区公共卫生安全;深化各领域务实合作,推动中沙全面战略伙伴关系再上新台阶。

续表

日期	通电对象	通电内容
3月27日	美国总统特朗普	希望各方加强协调和合作,把特别峰会成果落到实处;继续支持世卫组织发挥重要作用,加强防控信息和经验交流共享,加快科研攻关合作,推动完善全球卫生治理;加强宏观经济政策协调;中美应该团结抗疫;理解美方当前的困难处境,愿提供力所能及的支持;希望美方在改善中美关系方面采取实质性行动,加强抗疫等领域合作,发展不冲突不对抗、相互尊重、合作共赢的关系。
3月25日	德国总理默克尔	愿继续提供力所能及的帮助;愿同德方分享防控和治疗经验,加强在疫苗和药物研发方面合作;愿同各方加强协调合作,发出同舟共济、团结抗疫的声音;加强宏观经济政策协调,确保全球供应链开放、稳定、安全;持续推进各领域交流合作,确保中德、中欧产业链、供应链稳定,减少疫情冲击。
3月24日	波兰总统杜达	愿同包括波兰在内的世界各国加强抗疫合作,共同维护全球公共卫生安全;加强高层交往,推动中波关系不断向前迈进,共同为中国-中东欧国家合作和中欧关系发展作出重要贡献。
3月24日	哈萨克斯坦总统托卡耶夫	将积极提供支持和帮助;构建人类命运共同体,加强抗疫国际合作,共同维护全球公共卫生安全;深化政治互信,扩大数字经济、医疗卫生等领域合作。
3月24日	巴西总统博索纳罗	各国要加强合作;愿向巴方提供力所能及的帮助;双方要保持战略定力,支持彼此核心利益和重大关切,共同向国际社会发出团结一致的声音,传递携手应对疫情的积极信号,同时推进各领域务实合作,加强在二十国集团、金砖国家等多边框架内的沟通和协作,共同维护好、发展好中巴全面战略伙伴关系。

续表

日期	通电对象	通电内容
3月23日	法国总统马克龙	愿继续向法方提供力所能及的支持和帮助;应精诚合作,推进联合研究项目,加强国境卫生检疫合作,支持世卫组织工作,共同帮助非洲国家做好疫情防控;加强在联合国、二十国集团等框架下协调合作,开展联防联控,完善全球卫生治理,帮助发展中国家和其他有需要的国家加强能力建设。
3月23日	埃及总统塞西	各国必须团结合作,共同应对;愿同埃方及时分享疫情信息、防控救治经验、医疗研究成果,提供医疗物资;愿携手努力,深化各领域务实合作。
3月23日	英国首相约翰逊	中方愿向英方提供支持和帮助;在联合国和二十国集团框架内推进合作,加强信息和经验交流共享,加强科研攻关合作,支持世卫组织发挥应有作用,推动完善全球卫生治理,加强宏观经济政策协调,稳市场、保增长、保民生,确保全球供应链开放、稳定、安全。
3月19日	俄罗斯总统普京	加强国际防疫合作,开展防控和救治经验分享,推动联合科研攻关,携手应对共同威胁和挑战,维护全球公共卫生安全;推动两国各领域合作取得更多成果。
3月17日	西班牙首相桑切斯	愿同各国开展国际合作,并提供力所能及的援助;推进疫后广泛领域交流合作。
3月16日	意大利总理孔特	向意方增派医疗专家组,并尽力提供医疗物资等方面的援助;为抗击病毒国际合作、打造"健康丝绸之路"作出贡献。
3月12日	联合国秘书长古特雷斯	愿分享防控经验,开展药物和疫苗联合研发,并正在向出现疫情扩散的一些国家提供力所能及的援助;支持联合国、世卫组织动员国际社会加强政策协调,加大资源投入,特别是帮助公共卫生体系薄弱的发展中国家做好防范和应对准备;支持世卫组织开展抗击病毒的国际行动;树立人类命运共同体意识,重申对多边主义承诺,加强和完善以联合国为核心的全球治理体系;继续支持联合国工作。

资料来源:作者根据外交部资料整理。

2.地区合作的中国倡议

疫情大流行期间，中国的民间外交主要面向发展中国家和地区集团，采取视频会议形式，层级基本在外长、副外长级别。此外，中国还以专家视频交流会的模式与一些地区展开交流，比如 4 月 10 日同阿拉伯国家联盟、3 月 27 日同西亚北非国家、3 月 25 日同拉美和加勒比国家、3 月 20 日同欧亚和南亚地区国家分别就新冠肺炎疫情防控举行专家网络视频会议等。在这些会议上，中方就疫情形势及防控、疫情诊疗经验和最佳实践共享、药物和疫苗研发合作、完善全球公共卫生治理体系等议题交换意见。并为有需要的国家提供帮助，鼓励各国必要时在双边、区域、国际等层面建立疫情联防联控机制。

面向两个发展中地区的抗疫特别会议升级为峰会，分别是 4 月 14 日举办的"东盟与中日韩抗击新冠肺炎疫情领导人特别会议"以及 6 月 17 日举办的"中非团结抗疫特别峰会"。11 月中旬，又接连举办了中国–东盟、东亚峰会等系列会议。

周边外交是中国地区外交的基点，而东南亚地区又是周边外交的重心。2019 年中国与东盟经贸合作逆势上扬，东盟超越欧盟，成为中国第一大贸易伙伴。今年前 5 个月，中国与东盟贸易总值达 1.7 万亿元，增长4.2%，占中国外贸总值的 14.7%。11 月 15 日，东盟十国与中、日、韩、澳、新西兰等 15 国共同签署区域全面经济伙伴关系协定（RCEP），为这一地区的经济整合注入强劲动力。相对而言，这一地区疫情控制较好，因而中国对这一地区"抗疫外交"的重点是加强自贸合作。在 4 月 14 日的东盟与中日韩抗击新冠肺炎疫情领导人特别会议上，李克强总理就疫情合作提出三点倡议：全力加强防控合作，提升公共卫生水平；支持世卫组织发挥领导作用；努力恢复经济发展，推进区域经济一体化。①5 月 29 日，

---

① 在东盟与中日韩抗击新冠肺炎疫情领导人特别会议上的讲话［N/OL］.中国外交部网页，2020 – 4 – 15，https://www.fmprc.gov.cn/web/ziliao_674904/zt_674979/dnzt_674981/qtzt/kjgzbdfyyq_699171/t1769818.shtml.

中国与东盟又发表《中国-东盟经贸部长关于抗击新冠肺炎疫情加强自贸合作的联合声明》，决心共同抗击病毒、加强自贸合作，排除阻碍商品和服务畅通流动的壁垒，维护产业链、供应链稳定。① 11月14日，李克强总理在第15届东亚峰会上呼吁构建人员往来"快速通道"和货物流通"绿色通道"网络，保持产业链供应链稳定畅通。② 同时中国承诺积极考虑东盟国家的新冠疫苗需求，早日启动中国-东盟公共卫生应急联络网络，办好第三届中国-东盟卫生合作论坛。③

考虑到非洲地区经济落后、医疗卫生基础设施薄弱、疫情影响较大，这一地区一直是中国援助的主要流向和"抗疫外交"的重点。 中国向这一地区提供了最多的物质、资金援助，派出了最多的专家医疗队，还将非洲地区列入中法、中德、中美等双边事务磋商以及世卫组织、联合国、二十国集团等多边组织合作的重点。 在6月17日的中非团结抗疫特别峰会上，习近平主席进一步提出了携手抗击病毒、推进中非合作、践行多边主义、推进中非友好四点倡议，提出了一系列援非抗疫举措。④中非团结抗疫特别峰会联合声明呼吁国际社会团结合作，加大对世界卫生组织政治支持和资金投入，重申坚定支持多边主义，反对单边主义，维护以联合国为核心的国际体系。⑤

在此期间，中国与欧盟领导人频繁沟通。 6月23日，举办了第22次

①　中国东盟经贸合作逆势上扬[N].人民日报海外版,2020-6-15,第10版.

②　李克强出席第15届东亚峰会[N/OL].中国外交部网页，2020-11-15，https://www.fmprc.gov.cn/web/wjdt_674879/gjldrhd_674881/t1832451.shtml.

③　李克强出席第23次中国-东盟领导人会议[N/OL].中国外交部网页，2020-11-12，https://www.fmprc.gov.cn/web/wjdt_674879/gjldrhd_674881/t1831899.shtml.

④　团结抗疫 共克时艰——在中非团结抗疫特别峰会上的主旨讲话[N/OL].新华网，2020-6-17，http://www.xinhuanet.com/politics/leaders/2020-06/17/c_1126127508.htm.

⑤　中非团结抗疫特别峰会联合声明[N/OL].新华网，2020-6-17，https://www.fmprc.gov.cn/web/ziliao_674904/zt_674979/dnzt_674981/qtzt/kjgzbdfyyq_699171/t1789566.shtml.

中国-欧盟领导人会晤。9月15日，习近平又同德国、欧盟领导人共同举行会晤。中欧加强政策沟通协调，在抗疫物资供应、新发传染病防治、疫苗研发等领域加强合作，全力支持世界卫生组织，积极开展对非洲三方抗疫合作。①

表6-4　疫情全球"大流行"以来中国主要开展的地区外交（截至11月30日）

11月12日—11月15日	东亚系列峰会
11月9日	中国-海合会部长级视频会议
9月15日	习近平同德国欧盟领导人共同举行会晤
8月24日	澜沧江-湄公河合作第三次领导人会议
7月6日	中国-阿拉伯国家合作论坛第九届部长级会议
6月23日	第二十二次中国-欧盟领导人会晤
6月17日	中非团结抗疫特别峰会
5月21日	环印度洋联盟抗击疫情专题视频会议
5月13日	中国-太平洋岛国应对新冠肺炎疫情副外长级特别会议
5月12日	中国和加勒比建交国应对新冠肺炎疫情副外长级特别会议
5月8日	中国-中东欧国家合作国家协调员视频会议
4月14日	东盟与中日韩抗击新冠肺炎疫情领导人特别会议
4月13日	中国-安第斯国家新冠肺炎防治视频交流会
3月31日	中国-东盟新冠肺炎疫情防控视频会议
3月20日	中日韩新冠肺炎问题特别外长视频会议

资料来源：作者根据外交部资料整理。

---

① 习近平同德国欧盟领导人共同举行会晤［N/OL］.新华网，2020-9-15，http://www.xinhuanet.com/world/2020-09/15/c_1126493059.htm.

3.多边合作的中国倡议

在全球化退潮、单边主义肆虐的背景下，国际多边外交成为中国倡导团结抗疫与多边合作、展示大国责任与形象的最重要舞台。迄今中国做出的主要抗疫援助承诺都是在这些场合提出的，特别是二十国集团领导人应对新冠肺炎特别峰会和第73届世界卫生大会视频会议。

在二十国集团峰会上，习近平主席从共同构建人类卫生健康共同体的高度，阐述中国抗疫主张，提出四点重要倡议。第一，建议召开二十国集团卫生部长会议，发起二十国集团抗疫援助倡议，坚决打好新冠肺炎疫情防控全球阻击战，中方秉持人类命运共同体理念，愿向出现疫情扩散的国家提供力所能及的援助。第二，有效开展国际联防联控，共同合作加快药物、疫苗、检测等方面科研攻关，探讨建立区域公共卫生应急联络机制。第三，积极支持国际组织发挥作用，支持世卫组织发挥领导作用，发挥二十国集团沟通协调作用。第四，加强国际宏观经济政策协调，防止世界经济陷入衰退。① 5月18日晚，习近平主席在第73届世界卫生大会视频会议开幕式上，提出了全力搞好疫情防控、发挥世卫组织领导作用、加大对非洲国家支持、加强全球公共卫生治理、恢复经济社会发展、加强国际合作六项具体合作建议，并宣布了中方为推进抗疫合作所采取的一系列援助举措。② 在11月17日的金砖国家领导人第十二次会晤上，中方宣布设立金砖国家疫苗研发中国中心，推进金砖五国开展疫苗联合研发和试验、合作建厂、授权生产、标准互认等工作。③

---

① 习近平出席二十国集团领导人应对新冠肺炎特别峰会并发表重要讲话［N/OL］.外交部网页，2020-3-27，https://www.fmprc.gov.cn/web/tpxw/t1761940.shtml.

② 习近平在第73届世界卫生大会视频会议开幕式上的致辞［N/OL］.外交部网页，2020-5-18，https://www.fmprc.gov.cn/web/ziliao_674904/zt_674979/dnzt_674981/qtzt/kjgzbdfyyq_699171/t1780241.shtml.

③ 拨开世界迷雾 奏响时代强音——国务委员兼外交部长王毅谈习近平主席出席金砖国家领导人第十二次会晤、亚太经合组织第二十七次领导人非正式会议、二十国集团领导人第十五次峰会成果［N/OL］.外交部网页，2020-11-23，https://www.fmprc.gov.cn/web/zyxw/t1834502.shtml.

表 6-5 疫情全球"大流行"以来中国主要开展的多边外交(截至 11 月 30 日)

11 月 21 日	二十国集团领导人第十五次峰会
11 月 20 日	亚太经合组织第二十七次领导人非正式会议
11 月 17 日	金砖国家领导人第十二次会晤
11 月 9 日	上海合作组织成员国元首理事会第二十次会议
9 月 2 日—10 月 1 日	联合国成立 75 周年系列高级别会议
6 月 23 日	中俄印外长视频会晤
6 月 18 日	"一带一路"国际合作高级别视频会议
6 月 4 日	全球疫苗峰会视频会议
5 月 18 日	第 73 届世界卫生大会视频会议
5 月 13 日	上海合作组织成员国外长视频会议
4 月 28 日	金砖国家应对新冠肺炎疫情特别外长会
3 月 26 日	二十国集团领导人应对新冠肺炎特别峰会

资料来源:作者根据外交部资料整理。

除了利用这些多边组织平台,中国还与一些重要发展中国家集团联合发声,倡导抗疫国际合作。4 月 3 日,"77 国集团和中国"呼吁全部解除对发展中国家所采取的单方面胁迫性经济措施,认为这些措施不利于有效应对新冠疫情,损害各国之间普遍存在的最基本的合作与团结。[1] 4 月 19 日,"77 国集团和中国"又发表声明,赞赏世界卫生组织在抗击新冠肺炎疫情中发挥的领导作用,主张加强国际团结,促进多边合作,强化伙伴关系。[2] 11 月 25 日,中国驻联合国大使在联合国总部主持召开"立即结束单边强制措施"安理会视频会议,指出单边强制措施严重冲击受影响国家的经济社会发展和人民福祉,妨碍脆弱国家的人道主义行动,削弱受影响国家的卫生能力和抗击新冠肺炎疫情的动员能力,要求有关国家立即取消

---

① "77 国集团和中国"呼吁为抗击病毒解除针对发展中国家单方面强制措施[N/OL].新华网,2020-4-4,http://www.xinhuanet.com/2020-04/04/c_1125814013.htm.

② "77 国集团和中国"呼吁国际社会支持世界卫生组织[N/OL].新华网,2020-4-20,http://www.xinhuanet.com/2020-04/20/c_1125880408.htm.

此类措施。①

　　作为较早控制住疫情的国家，中国一方面努力控制国内疫情的复发，另一方面在国际舞台上高举多边主义的大旗，极力推动国际社会团结一致抗疫，大力维护国际和地区多边组织和机制的中心作用，加大对非洲地区等发展中国家的援助力度。中国的主张和倡议对于提振全球抗疫信心，推进抗疫国际合作，擘画未来全球治理体系，具有十分重要的现实意义。中国的责任与担当是引领国际社会携手合作、共克时艰的难得"正能量"。

---

　　① 张军大使在"立即结束单边强制措施"安理会阿里亚模式视频会议上的发言 [N/OL]. 中国常驻联合国代表团网页，2020-11-25，http://new.fmprc.gov.cn/ce/ceun/chn/hyyfy/t1836039.htm.

第七章

抗疫国际合作的反思

新冠肺炎疫情在全球的蔓延，无论是给人类生命带来的巨大威胁，还是对世界经济、国家间关系、国际和平与发展事业的巨大破坏，都是一个世纪以来所罕见的。 由于内需和供应、贸易及金融严重中断，全球经济预计将下调 5.2%，引发了第二次世界大战以来最严重的全球经济衰退。[①]疫情大流行和经济停摆把 6000 万人推入赤贫境地，使全世界每天生活费低于 1.9 美元的人口增至近 7 亿人，致使全球贫困率从 1998 年暴发亚洲金融危机以来首次出现上升。[②]

在新冠肺炎疫情这一重大威胁面前，国际社会迫切需要同心合力、一致抗疫，全面加强国际合作。 2001 年的恐怖主义袭击、2008 年的金融危

[①]　Global Economic Prospects [R/OL]. The World Bank Group, June, 2020, https://openknowledge.worldbank.org/bitstream/handle/10986/33748/9781464815539.pdf.

[②]　世界银行集团行长戴维·马尔帕斯在 COVID-19 时期及以后的发展融资问题高级别会议上的讲话[N/OL].世界银行网，2020-5-29, https://www.shihang.org/zh/news/speech/2020/05/28/world-bank-group-president-david-malpass-remarks-at-high-level-event-on-financing-for-development-in-the-era-of-covid-19-and-beyond.

机发生后，国际社会围绕打击恐怖主义和恐怖分子、应对全球金融和经济危机，相互协调立场和政策，在立法、安全、财政金融等领域形成了非常良性的互动与合作局面。 新冠疫情发生以来，国际社会在共同应对方面显得乏力。 到目前为止，只在部分地区、部分议题上出现了有限合作。 疫情扩散的全球治理需求与卫生管理的国家权力分割之间的张力，在危机面前进一步凸显，甚至以严重对立的方式呈现。 在这一过程中，国家的主导地位得到确认和巩固，全球多边治理的赤字和缺陷则暴露无遗。 两者间的张力与同时出现的去全球化进程、国际政治竞争的加剧相互叠加，导致国际社会在应对疫情扩散上显得乏善可陈、错漏百出。

预计到 2050 年，全球人口将增至 97 亿，人类活动将进一步触及自然生态的边界；人口增长、城市化和人口的大规模流动迫使更多的人生活在拥挤和卫生条件恶劣的环境；全球气温的上升使蚊虫等疾病传播媒介在更大的地理区域繁衍生息。 这些现象增加了疫情暴发并迅速蔓延到全球各地，演变成大流行的风险，扰乱全球供应链、贸易、运输，最终影响整个社会和经济。① 新冠肺炎肯定不是人类面临的最后一场大规模疫情。 反思国际社会在应对这场疫情上的不足和问题，可以改进当前的应对举措，更能带来长久的启发和警示。

一、国家主权与全球治理的紧张与对立

几乎没有国家可以逃脱新冠病毒的侵害。 疫情对各国的挑战也大致相同：威胁健康和生命、限制人和物的自由流动、经济大幅下滑、政治社会动荡等。 不过，新冠的大流行并未让人意识到多边合作应对重大危机的

---

① The CSIS Commission on Strengthening America's Health Security. Ending the Cycle of Crisis and Complacency in U.S. Global Health Security [R/OL]. CSIS Commission on Strengthening America's Health Security, Center for Strategic and International Studies, February 23, 2020, https://healthsecurity.csis.org/final-report/.

真正利好，并未推动卫生治理的全球化和一体化合作态势，反而放大了国际无政府状态，加大了各国"内向"和"自助"倾向，寻求对本国命运的自主权和控制权的意识变得更加强烈。

主权有对内和对外两个不同的维度。"从内部看，主权意味着一个统治权威对领土管辖范围之内的、构成其政策和法律对象的任何人的最高性。内部主权是一国宪法规定的、统治者和被统治者之间的基本权威关系。从外部看，主权意味着一个统治权威相对于其他统治权威的独立性。外部主权是由国际法规定的国家之间的基本权威关系"。① 因而，"完全的自治构成国家主权的内侧，而独立则构成它的外面"。② 克拉斯纳将前者称为"国内主权"，后者又区分为具有独立管辖权的国际法律主权以及不受外部干预的威斯特伐利亚主权两类。③

危机造就了国家权力扩张的良机。疫情从对内和对外两个维度强化了国家的权力扩张。在对内方面，各国纷纷强化边界管理，并通过大规模的国家财政投入和经济刺激、大规模的人员管控和社会管理，强化了国家在疫情应对中的地位与作用。在对外方面，疫情削弱了国际多边组织和多边机制、地区组织的力量，危机治理的权力回归到国家层面。反过来，治理的国家化加深了世界的分裂和阻隔，加大国际交往的摩擦，全球治理走向了反面。

第一，联合国、世界卫生组织、G20等多边治理体系有弱化趋势，是国家力量而不是国际组织在应对危机中扮演了主要角色。在疫情期间，国家主义、民族主义、民粹主义明显上升。国际组织和多边机制在各自领域发挥了积极作用，但总体较弱。作为领导抗疫最专业的多边组织，世界卫生组织责任重大。面对成立以来规模最大的流行病，世卫组织试图推动全

---

① Robert Jackson. Sovereignty in World Politics：A Glance at the Conceptual and Historical Landscape［J］. Political Studies，1999，47：433.

② ［奥］阿·菲德罗斯特. 国际法［M］. 北京：商务印书馆，1981：12.

③ Stephen D. Krasner. Sharing Sovereignty：New Institutions for Collapsed and Failing States［J］. International Security，Fall 2004，29（2）：85-120.

球各地在策略和行动上的一致与协调，及时发布新冠疫情的预警、分享信息、提供专业技术支持，但它终究无法代替对公民的健康负有最终责任的各国政府。 在世卫组织发布疫情信息和防控指南甚至宣布公共卫生紧急状态后，不少国家仍然毫不在意，甚至拒绝听从。 4月24日，世卫组织总干事谭德塞宣布启动"里程碑式"的国际合作倡议，以加速新冠肺炎相关疫苗、诊断工具和治疗工具的研发、生产和公平分配，美国带头抵制。更可悲的是，世卫组织不但要协调碎片化的国家行动，还要与远远超出其控制能力的国家间权力纷争作斗争。 随着激进民族主义思潮在世界各地的涌现，世卫组织赖以生存的国际秩序受到破坏侵蚀。 世卫组织"耗尽了它的权力和资源"，"之前关于全球规范、公共卫生和对疫情预期的理解的所有规则都已经崩溃"。① 这种纷争最后直接延伸到世卫组织身上，美国特朗普政府威胁"断供"并对该组织和谭德塞本人的"严重管理不当和掩盖冠状病毒传播"展开调查。

其他多边组织和多边机制的努力同样遇到问题。 为了保证医护人员及时获得防疫物资，世卫组织和世界粮食计划署协调成立了联合国供应链特别工作队，在比利时、中国、埃塞俄比亚、加纳、马来西亚、巴拿马、南非和阿联酋等国设立供应中心。 第74届联合国大会于4月初首次通过有关新冠疫情的决议，呼吁加强应对疫情的多边合作。 安理会则于4月9日举行该问题的视频会议，在会上古特雷斯秘书长发出了全球停火倡议和全球人道响应计划。 在经济领域，3月26日，作为全球危机应对和经济治理重要平台的二十国集团专门召开了应对新冠肺炎特别峰会，峰会释放出全球团结一致应对疫情挑战、维护世界经济稳定的积极信号。 世界银行集团也调集丰富资源，启动应对COVID-19的特殊融资，支持100多个国家的应急卫生项目，并与国际货币基金组织共同提出《暂停债务偿还倡

---

① Stephen Buranyi. The WHO Coronavirus: why it can't handle the pandemic[N/OL]. The Guardian, April 10, 2020, https://www.theguardian.com/news/2020/apr/10/world-health-organization-who-v-coronavirus-why-it-cant-handle-pandemic.

议》(DSSI)，呼吁暂停最贫困国家债务偿还以帮助他们集中应对疫情挑战。①

但总体看，国际组织在各专业领域的能力都受到国家间政治的限制与束缚，行动难与言辞相匹配，很多倡议陷入空头许诺。以二十国集团为例，峰会之后于4月20日专门召开了二十国集团卫生部部长视频会议，原本要发布一份公报，承诺加强世卫组织在抗击新冠肺炎疫情中的赋权，但公报因美国反对而流产。会议最后只是泛泛地强调有必要通过共享信息、团结合作，弥合各国在应对能力和准备状况方面的差距，以提高全球卫生体系的有效性，缺乏至关重要的实质性的共识与成果。② 在"最贫穷和最脆弱的成员国提供债务减免"方面，二十国集团财长会议发出呼吁后，也只有中国、世界银行等少数国家和组织做出回应和实质承诺。

第二，在地区层面，部分国家和地区就共同应对疫情形成了合作态势。在东亚，中、日、韩三国守望相助、相互支持，在疫情扩散期间互相提供口罩等防护用品和医疗物资。目前，中韩、中蒙都已建立起双边"联防联控机制"。中韩还率先开通便利重要商务、物流、生产与技术服务等急需人员往来的"快捷通道"，为两国经贸往来与共同复工复产提供了保障。东盟与中、日、韩三国召开了抗击新冠肺炎疫情领导人特别会议，在会议联合声明中，13国决心加强本地区针对大流行病及其他传染病的早期预警机制建设，在重要医疗物资储备、预防、监测和应对公共卫生威胁、流行病学科研合作、人力资源开发和能力建设、资金支持等方面加强合

---

① 世界银行集团行长戴维·马尔帕斯在 COVID-19 时期及以后的发展融资问题高级别会议上的讲话[N/OL].世界银行网，2020-5-29，https://www.shihang.org/zh/news/speech/2020/05/28/world-bank-group-president-david-malpass-remarks-at-high-level-event-on-financing-for-development-in-the-era-of-covid-19-and-beyond.

② 综述：新冠疫情凸显全球卫生体系脆弱性 二十国集团卫生部长会议强调团结合作[N/OL].新华网，2020-04-20，http://m.xinhuanet.com/2020-04/20/c_1125882420.htm.

作,共同致力于推动疫后复苏和经济稳定。① 非盟在第一例病例出现后,迅速协调 55 个国家和地区采取有力的管控措施。 非洲疾控中心在世界卫生组织、中国疾控中心和其他相关组织支持下,成立了新冠病毒非洲工作队,监测疫情发展,评估和协助各成员国的准备工作和能力建设,编写各种技术指南;在非洲大陆部署 100 万社区卫生工作者,培训专家和医务人员,帮助各成员国提高病毒检测能力。② 非盟的财长会议还决定成立非洲冠状病毒基金,用于支持成员国的抗疫努力。 在欧洲,欧盟财长会议 4 月 9 日达成协议,同意为成员国应对新冠疫情实施总额为 5400 亿欧元的大规模救助计划。

但也应看到,国家主权的伸张导致地区一体化的进程严重受挫。 为了阻止病毒的扩散,各国通行做法是封锁边境或严格限制人员、物资流动,国家边界得到重新确认和强化。 边界也构成了抵御病毒的最基本屏障。在应对举措上,各国各自为政,特别在疫情暴发初期,随着感染人数的快速增加,即便意大利、法国、德国、英国等欧美发达国家也普遍面临"医疗物资荒",不时出现一些国家的医疗物资被他国"截和"的事件。

作为一体化的"领头羊"和"模范生",欧盟在疫情暴发初期的混乱暴露了其应对危机上的治理赤字和制度缺陷:国家竞相封锁边界,抗疫基本依赖国家"自助",意大利等成员国的救助请求得不到回应,欧盟框架只能发挥协调作用;在应对疫情衍生的社会、经济风险上,欧洲央行起初态度消极,欧元区国家也就是否发行"新冠债券"问题争执不下;欧债危机中的南北矛盾、西欧国家与中东欧国家的矛盾在疫情的冲击下再度浮现。 4 月 9 日的欧盟财长会议虽就大规模援助计划达成协议,但在筹款方

①　东盟与中日韩抗击新冠肺炎疫情领导人特别会议联合声明[N/OL].新华网,2020-4-15,https://www.fmprc.gov.cn/web/ziliao_674904/zt_674979/dnzt_674981/qtzt/kjgzbdfyyq_699171/t1769820.shtml.

②　非洲疾控中心积极部署应对疫情 部分非洲国家疫情恶化[N/OL].新华网,2020-6-5,http://www.xinhuanet.com/2020-06/05/c_1126077860.htm.

式、资金分配、资金性质等问题上存在深刻分歧，德国、荷兰、奥地利、芬兰等国主张利用现有欧洲稳定机制提供援助，而意大利、法国、西班牙等国则希望由欧元集团担保，发行应对疫情的特殊债券。"新冠债券"能否落地，已成疑问。　欧洲区域合作先前遭受英国脱欧和欧洲大陆各国反建制主义的双重压力，此番疫情冲击更令欧洲合作走向空心化。① 根据欧洲对外关系委员会公布的一份民调，只有5%的欧洲民众认为欧盟充分负起了抗疫责任。② 另一份报告也显示，多数人认为，欧盟在新冠病毒危机中变得无关紧要。　在法国、西班牙、德国和保加利亚，三分之二的人认为国家或全球应对措施比欧盟更重要。③ 在拉美、中东、南亚等疫情严重地区，新冠肺炎的深刻影响、国家间关系的历史分歧，导致地区合作的前景更加黯淡。

正如有论者所言，以民族国家为单位的疫情防控，尽管成效显著，却不仅在全球范围内推动民族主义意识的滥觞，将一个相互依存、整体化的全球社会瞬间撕裂成政治和经济碎片，而且普遍唤醒人们透过于人、寻找替罪羊的本能欲望。④

---

① 张骥.新冠肺炎疫情与百年未有之大变局下的国际秩序变革[J].中央社会主义学院学报,2020(3).

② Ivan Krastev, Mark Leonard. Europe's Pandemic Politics：How the Virus has Changed the Public's Worldview[R/OL]. Policy Brief of The European Council on Foreign Relations. June 24, 2020, https://www. ecfr. eu/publications/summary/europes _ pandemic _ politics_how_the_virus_has_changed_the_publics_worldview.

③ Susi Dennison, Pawel Zerka. Together in trauma：Europeans and the world after covid-19[R/OL]. Policy Brief of The European Council on Foreign Relations. June 26, 2020, https://www.ecfr.eu/publications/summary/together_in_trauma_europeans_and_the_world_ after_covid_19.

④ 关凯.向死而生：新冠病毒倒逼社会创新[N/OL].斯坦福社会创新评论,2020-4-7,https://mp.weixin.qq.com/s/MwiJu0P52T7xMbh_AF1hpA.

二、"污名"叙事与抗疫国际合作的乏力

新冠肺炎疫情在全球大流行让人始料未及。 在中国国内疫情已经大体控制的情况下，疫情却在世界各地多点暴发，并且呈现疯狂的扩散速度。 时至今日，疫情较早出现的中国以及周边的日本、韩国，无论从控制疫情扩散的速度，还是控制感染病例和死亡人数，东亚国家都表现突出。欧美卫生资源丰富、医疗技术先进、防控体制健全，此次却成为重灾区，个中原因值得反思。 截至 6 月 28 日，全球 999.2 万确诊病例，49.89 万人感染去世。 其中发达国家占确诊病例的 44.5%，感染去世的占 63.6%。 考虑到发达国家仅占全球总人数的 14.4%，这两个数字都是超比例的。 如果再细分的话，美国占发达国家人口约 30%，却占发达国家确诊人数的58%，病死人数占 40%，并且近期确诊人数还在日均 4 万左右的高位。

表7 1　中国与发达国家疫情对比

国家类别	确诊	确诊占比	病死	病死占比	人口
发达国家	4442456	44.5%	317450	63.6%	1119022200
欧洲	1657961	16.6%	179316	35.9%	527703755
美国	2573727	25.8%	127845	25.6%	331002651
日韩新	74153	0.7%	1279	0.3%	183595988
中国(含港澳台)	85173	0.9%	4648	0.9%	1471286867
全球	9992939	100%	498949	100%	7794798793

资料来源:The Johns Hopkins Coronavirus Resource Center（CRC）,Johns Hopkins University, https://coronavirus.jhu.edu/（6 月 30 日数据）

疫情是对各国国家能力的压力测试。 大流行非常罕见地把所有国家都放在同一个竞技场上。 各国能否应对这场压力以及应对的方式，通过每天公布的疫情进展，动态演示出来。 作为较早暴发疫情的国家，面对完全未知的病毒袭击，中国地方政府一开始也出现疏漏，武汉成了重灾区。 但在果断和强力的封城措施之后，一个半月时间，疫情完全控制下来。 此后

各地不断创新举措，在浙江及随后疫情出现复发的北京，应对举措与早期的武汉有所不同，尽可能将隔离举措精准集中在疫情风险高的社区，很好地平衡了疫情防控与维持正常生产生活之间的关系。 中国针对疫情的高层决策水平、国家反应控制能力、社会的组织和动员能力以及国家—社会关系的和谐与相互信任，都非常值得肯定。

围绕疫情的防控、诊疗、溯源等，中国积累和创新了不少做法。 比如坚持戴口罩、设立集中收治病例的简易版的方舱医院、严格的禁足和隔离措施、网格化的"群防群治"等，这些做法体现了对生命的尊重和对疫情扩散的高度重视。 尽管这些措施随后逐渐为多数国家采纳，但一开始却持续受到批评和攻击。 多数批评意见充满了"东方主义式"的傲慢与偏见，它们将中国的做法"污名化""妖魔化"，甚至有意将中国塑造成"人类公敌"。 在这样做的同时，它们也失去了从中国身上汲取经验和教训的机会。

这种"污名化"鲜明体现在对中国充满偏见的两种妖魔化叙事上。 第一种是"病毒中国"，将中国想象成愚昧、野蛮的国家，卫生观念和制度落后。 在这种逻辑下，新冠病毒在中国出现和暴发都理所当然、不足为奇。 美国《华尔街日报》刊登了一篇题为"中国是真正的亚洲病夫"（*China is the Real Sick Man of Asia*）的评论文章，题目带有鲜明的种族主义歧视色彩。 疫情在武汉暴发之初，这种叙事呈现的是肮脏的中国市场和医院，人们随地吐痰，医院又缺少医生。 病毒最先在野生动物市场被发现更给一些人口实，认为中国人的野蛮和无知造成了病毒跨界传给了人。 依据这一叙事，当主流舆论谴责中国管控不利时，很少人担心发达国家在面临新冠疫情时会漏洞百出、糟糕透顶。 其结果是欧美各国只对中国筑起防线，却忽略了这个病毒很可能经由那些所谓卫生医疗体系更为健全的国家输入并扩散。 西方世界普遍认定这是一场"病毒与中国"的战争，坚持疫情不会扩散到"我们这样的国家"。 即便中国社会高度戒备、全民动员并为此付出惨痛的生命和经济代价，世卫组织也反复提醒疫情可能出现扩散的风险时，欧美社会对疫情的严重后果仍认识不足，缺乏重视，不少地方生活如常，照旧举行游行和派对，直到局面失控。 特朗普政府一开始公开将其视为一种致死率稍高的流行性感冒，号召民众不必恐慌，防范举措漫不经心，漏洞很大。 当疫情不可避免地在欧美大暴发时，不少政客又将这一叙事发展成了攻击中国的"政治病毒"，直接将新冠斥为"中国病毒"或者"武汉病毒"，完全不顾及国际社会命名流行病的基本规则。

　　第二种是"专制中国"。 随着欧美疫情的升级，对中国的批评和攻击上升到政府治理和国家制度层面。 由于文化与制度的差异，中国一直是西方他者世界难以归化的另类，"专制中国"因此成了对中国的一种标准叙事模式。 疫情在欧美的大流行尤其是中西疫情管控上的不同结局促成这种叙事框架的再生。 中国在疫情管控上的成功和失败都被归结到这一叙事逻辑上。 认为政府在病毒溯源上有所延迟、对疫情蔓延保持沉默、对疫情相关信息沟通不足、疫情死亡人数不真实等，都是专制体制的必然产物，他们认为正是这一体制的弊端导致疫情无法控制、酿成严重后果。 而武汉封城、联防联治、举国体制等成功应对之举，也被视为专制政权的自然衍生物，是中国强大国家控制能力的集中体现。 即便中国国民在公共场合自觉戴口罩的行为，也被看作权力驯化和专制制度下的民众屈从表现。 由此演化，西方媒体和政治精英荒诞地把中西方抗疫政策的不同归因于"民主和专制"之差异。 武汉封城期间，西方媒体口诛笔伐，指责中国"践踏人权"，甚至声讨中国的"威权体制"。 此后随着疫情失控，封城围堵这一做法也被其他国家借鉴。 但荒唐的是，同样做法却分别被贴上"民主和专制"的标签，出现诸如"意大利的封城是民主的胜利，中国的封城是威权的压迫"这类明显双重标准的言论。 以此之逻辑，凡是中国的做法都与"专制""威权"挂钩，透过意识形态的偏见看待中国的应对举措，其结果是白白浪费了中国争取到的时间，顽固地纠缠于中国的政治体制，而忽略了中国经验和教训对自身构筑抗疫防线的价值。

　　两种妖魔化叙事的背后，都是建立在西方世界对中国的历史优越感和制度傲慢之上。 从公元 1500 年之后，世界的历史就逐渐转向以西方为中心的历史，东方文明亦逐渐被淹没在以西方为主导的历史叙事之中。① 两种叙事也给攻击中国提供了充足的弹药，武汉在艰难抗疫时，一些西方媒介宣称新冠病毒的袭击意味着"中国的切尔诺贝利危机"，由于很难抵抗新冠病毒的攻击，中国政府即将崩溃。② 随着疫情的大暴发，欧美国家应急体制上的问题暴露无遗：反应迟钝，体制和观念僵化，原子化、个体化的社会以及政治体制上陷入可悲的分裂对抗。 这些问题导致欧美在疫情应对上进退失据，既无法实行中国式的管控政策，又无法承受不断恶化的经济和社会问题。 为了转移注意力，一些西方媒体和政客将针对中国的批评升级为一场声势浩大的抗议中国运动。③ 攻击他国的论调是对本国失败的抗疫行动的掩盖和国际政治斗争的需要，而压抑在社会撕裂背后的民粹主义情绪在媒体及政治精英狭隘的民族主义煽动下，也亟须找到一个泄洪口。 在媒体和政治精英的操纵下，中国就被作为境外假想敌成为舆论漩涡的中心。④

基于两种妖魔化叙事的判断结果令人大跌眼镜。 中国没有因为疫情的冲击而崩溃失序，而坚信发达国家的卫生、医疗条件、水平和能力都大大超过"发展中国家中国"，西方的民选体制也大大优于中国的"专制、威权体制"，因而西方国家的表现会远优于中国的判断也不攻自破。 西方世界需要反思的不仅是疫情的应对模式，更应反思失败背后僵化的思维惯性，这种思维惯性阻碍了制度间的正常互动和相互学习。

应对疫情等突发性公共卫生事件，是对国家治理能力、社会结构、文化支撑和资源转换等综合能力的集中检验，任何单一的文化或制度解读都

---

① 刘雪莲.体系与单元:新冠疫情下的全球治理新视阈[N/OL].中国社会科学网，2020-5-18，http://ex.cssn.cn/gjgxx/gj_bwsf/202005/t20200517_5130032.shtml.

② 郑若麟.病毒黑天鹅降临,西方民选体制的危机会提前到来? [N/OL].观察者网，2020-4-1，https://www.guancha.cn/ZhengRuoZuo/2020_04_01_544901.shtml.

③ 瑞士出版人尼尔·安德森:新冠疫情中,西方是如何"两步走"向中国"甩锅"的? [N/OL].环球网，2020-6-16，https://3w.huanqiu.com/a/1b0dc9/3yfmG67Ieoc? agt=8aaaa13.

④ 谭渤昊.是什么造就了疫情期间的全球舆论狂欢[N/OL].风云大外交，2020-5-8，https://mp.weixin.qq.com/s/9q5HzoraRccIMeeZ1eMB5Q.

显得单薄。① 诚如福山（Francis Fukuyama）所言，美国糟糕的抗疫行动不能归咎于"民主制度"，中国的有效应对也不能用所谓的"专制"来解释。把各国政治制度简单二分为"民主"与"专制"，必然走向政治化和意识形态化，遮蔽理性和公正。 成功应对的关键在于国家能力、社会信任和领导能力，即能胜任的国家机构、受公民信任和倾听的政府以及具有效能的领导，三者的结合可以确保国家的高效应对。 而国家功能失调、社会极化或领导不力的国家则表现糟糕。② 福山的这一论断有助于西方世界更清醒地认识自身的缺陷，特别是正视其他制度和文化的潜在优势，而非简单傲慢地一概否定、抹黑，应相互尊重差异，才能在类似危机中不再犯同样错误。

三、"去全球化"与国际合作链条的断裂

新冠疫情以极端方式将全球化进程强行打断。"封城""封航"这些全球化时代难以想象的词语，成为世界各地的决策者都在实际执行或考虑实施的现实选项。 疫情全球扩散之下，全球供给与需求同步按下暂停键。作为"世界工厂"，中国各大类工业品的出口金额占全球的15%～30%，最终消费品占30%以上。③ 3月份之前，由于中国的封城，世界各地的消费和生产活动都受到影响。 3月份之后，随着世界各地疫情的大暴发，中国的外贸产业则遭遇"寒冬"，国外订单大幅减少，全球产业链面临断裂或重组的巨大压力。

产业链因疫情蔓延而被迫断裂，随着疫情的消失会逐渐恢复，比这种暂时性的非自主控制的断裂更危险的是主动寻求的断裂。 这种断裂以前表现

---

① 崔洪建. 疫情对世界格局变化的双重作用[J]. 国际问题研究,2020(3).

② Francis Fukuyama. The Pandemic and World Order [J]. Foreign Affairs, July/August 2020, pp.26—32.

③ 全球产业链深度报告:全球产业链重构下的危与机[R/OL].未来智库, 2020-04-15, https://www.vzkoo.com/news/3346.html.

为逆全球化，其主要力量来自于全球化进程中的弱势群体和利益受损的阶层，它们在大资本、强势文化的冲击下，走向没落和边缘化。近现代的全球化，大约始于 1850 年，到现在不到 200 年，全球贸易增长了 140 倍，产出增长了 60 倍，人口增长了 6 倍。以前联系不多的各个大洲，被聚合成小小的、扁平的"地球村"，全球化不可阻挡地辐射到"地球村"的每一个角落。在全球化的每一波高歌猛进中，都存在大批的利益受损群体。但由于这部分群体为数不多，缺少话语权，很难真正逆转全球化进程。

不过，近年来随着一些经济体民族主义、民粹主义思潮大幅升温，一些国家大肆伸张"经济主权"，主动采取"去全球化"的策略。"逆全球化"的主体是普通大众，"去全球化"的引领者则是手握实权的精英团体。特朗普及其执政团队就是这种"去全球化"潮流的主要操盘手。自上台以来，美国大肆破坏全球多边经济规则，退出多边经济机制，与主要贸易伙伴大打出手，竖立高关税、高壁垒，重新谈判区域贸易协定，逼迫产业"脱钩"和回流。在过去几年，全球贸易、投资等经济活动已经感受到了阵阵寒意。

中国是"去全球化"的主要针对对象。某种程度上，"去全球化"变成了"去中国化"。对特朗普政府中的对华强硬派来说，切断 40 年来与中国日益紧密的经济关系，减少美国对中国工厂、企业和投资的依赖，一直是特朗普政府开启的这场无休止贸易战的最终结局。① 美国原来主张通过建章立制把中国锁定在全球产业链中低端，但中国在新兴、高端产业的追赶态势与美国形成了竞争，通过国家战略的快速推进让美国感受到巨大压力。在疫情暴发之前，特朗普政府正起草有史以来第一份《经济国家安全战略》（ Economic National Security Strategy ），试图模糊经济与国家安全的界限，限制中国的产业升级。简而言之，"去全球化"的实质是重新构建更符合美国利益的规则和国际经济秩序，将中国排挤出去或者迫使其遵守新的规则和秩序。尽管目前存在的一整套规则和秩序都是二战以来美国

---

① Keith Johnson, Robbie Gramer. The Great Decoupling[J]. Foreign Affairs, May 14, 2020.

主导建立的，但美国一直宣称中国从全球化的这套规则和秩序中获益巨大，占尽现存体系的便宜。

新冠疫情提供了重构两国经济联系的契机。 美国的一些官员正抓住这样的机会，使世界最大的两个经济体之间的经济关系尽快脱钩。 即便医用口罩、呼吸机等物资在美国出现短缺的情况下，美国白宫贸易顾问彼得·纳瓦罗（Peter Navarro）依然敦促美国在制药和医疗物资供应方面减少对中国的依赖。 据《纽约时报》统计，中国制药公司生产了全球 90%以上的抗生素原料药，美国 90%的抗生素原料药、90%的维生素 C、90%的布洛芬与氢化可的松、70%的乙酰氨基酚、45%的肝素来自中国。 美国联邦参议员霍利 2 月 27 日推出《医疗物资供应链安全法案》，要求美国医疗物资生产商与美国食品与药品管理局 FDA 及时沟通，共同应对新冠病毒疫情对美国医药产品与设备的生产造成的影响，确保医疗物资供应链的安全。为了摆脱对中国制造业的依赖和提振因新冠疫情而陷入困境的美国经济，白宫经济顾问拉里·库德洛（Larry Kudlow）在 4 月 9 日提出美国政府可以为企业回流美国所产生的费用买单，以此鼓励制造业回流美国。

"去全球化"的思潮在其他国家也多有回应。 欧洲的制药业也严重依赖中国的生产线，其所需的 80%活性成分来自欧洲境外，有 60%集中在亚洲，其中的 2/3 来自中国，另外 1/3 来自印度。 德国一位著名的保守派商界人士马蒂亚斯·德普纳（Mathias Döpfner）呼吁与中国"强行脱钩"。法国财政部部长布鲁诺·勒梅尔（Bruno Le Maire）认为，"我们必须减少对几个大国，特别是中国在某些产品供应方面的依赖"，并"加强我们在战略价值链上的主权"，例如汽车、航空航天和制药业。 欧洲的一份报告提出，欧洲优先事项是重新平衡，摆脱对单一供应商的过度依赖。① 日本

---

① Andrew Small. The meaning of systemic rivalry: Europe and China beyond the pandemic[R/OL]. Policy Brief of The European Council on Foreign Relations. May 13, 2020, https://www.ecfr.eu/publications/summary/the_meaning_of_systemic_rivalry_europe_and_china_beyond_the_pandemic.

政府推行了"改革供应链"项目，提供 2435 亿日元，其中 2200 亿日元用于资助日本制造业迁回日本，235 亿日元供企业将生产转移到其他国家，以实现供应链的多元化布局。疫情使得不少跨国公司也重新思考及时供货和零库存供应链的中断风险，以苹果公司为例，即便拥有非常强大的供应链能力，也一度因疫情陷入严重的供应链危机。

在短期内，与疫情相关的战略物资的制造和加工企业可能会回流或转移到更多国家，但疫情因素单独造成企业转移的作用有限。疫情在中国暴发之后，一些企业向其他国家和地区寻求供应商或生产，但这些转移大多是暂时性的替代生产。企业是否回流或转移并不受政府支配，而基于自身的经济利益考量。中国的优势不仅在劳动力成本，更在供应链的综合优势和巨大的消费市场。一些在华企业已经在其他国家和地区，特别是在东南亚设厂或选择当地的供应商，但其考虑是获得更大的劳动力成本优势、自由贸易协定红利及规避中美贸易摩擦的影响，与疫情因素无关。相关的是，与疫情或公共卫生相关的战略物资的制造和加工企业可能有一部分将回到各国，一部分将分散到更多国家，以确保紧急时期有更加自主和充分的物资供应。

但疫情确实使各国政府和企业意识到了供应链安全问题，将有更多企业推动多元布局，供应链布局将更为多元和分散。从长期看，世界各国将加速推动在自动化生产、智能制造、3D 打印、机器人等领域的技术发展，以此增加回岸制造或形成多元制造布局。这些技术的发展一方面能够显著减少产品的制造环节，大为缩短供应链条，加强企业对整条供应链的管理和掌控；另一方面使劳动力成本这一因素在制造中的重要性逐渐降低。

更重要的是，产业链和供应链的部分断裂暴露出由比较优势和市场原则决定的全球化经济基础的脆弱性，而经济民族主义意识的复苏将进一步刺激各国经济活动的"内卷"，这将导致大国竞争的态势更加明显。全球化的动能将转向区域化，美国着力打造的美洲自贸区、欧盟推进的泛欧洲经济区和亚太国家的"区域全面经济伙伴关系"渐成三足鼎立之势，预示着未来全球化的新态势。①

在此背景下，全球合作的前景可能有些悲观。 正如有文章所言，在全球产业链非自主断裂和主观断裂的共同作用下，发达国家与中国正在形成两个平行体系；换言之，美国和中国正在开始形成两个"异质"的"全球化"动力之源。② 英国皇家国际事务研究所所长罗宾·尼布莱特(Robin Niblett) 也认为，受限于目前的竞争格局，世界几乎不可能回到 21 世纪初那种互利共赢的全球化状态。 一旦各国再无意愿保护全球经济一体化所带来的共同利益，那么 20 世纪建立起的全球经济治理架构将迅速萎缩。③

四、大国竞争与抗疫国际合作的破局

新冠疫情暴发在"百年未有之大变局"之际，国际政治格局正经历深刻调整和变化：一方面，国际政治权势持续转移，"东升西降"的趋势加快，二战之后建立的世界秩序正加速解体重构；另一方面，政治格局的变化引发大国竞争加剧，国家间的信任与合作基础不断遭到削弱、破坏，沦为近三十年来最低。 国际政治的这幅灰暗图景给疫情的合作投下长长的阴影。 迄今为止，新冠大流行的严峻挑战没有成为逆转这一趋势的契机，在某些议题领域，疫情的巨大破坏和快速扩散反而加大了大国的纷争和竞争的烈度。

在国际多极化和经济全球化浪潮的不断冲击下，权势逐渐从大西洋沿岸向太平洋沿岸转移。 2001 年"9·11"事件及布什政府在全球推行的反恐战争，2008 年以来的全球金融危机，以及当前的新冠疫情大流行，这三大标志性事件强化并加速了这一趋势的形成。 这三大标志性事件从根基

① 崔洪建.疫情对世界格局变化的双重作用[J].国际问题研究,2020(3).

② 张宇燕等.新冠疫情与国际关系[J].世界经济与政治,2020(4).

③ How the World Will Look After the Coronavirus Pandemic[J]. Foreign Policy, March 20, 2020.

上削弱了欧美的权力优势，使美国从冷战刚结束之际的权力"单极"巅峰滑落，为世界格局的均衡化发展特别是新兴经济体的"起飞"提供了契机。 2009—2019 年，世界上两个最大经济体之间的经济实力接近速度如此之快（从 35% 升至 66%），与其他强国之间差距拉大之明显（中国 GDP 占世界第三大经济体日本 GDP 的比重从 91% 升至 274%），在历史上恐怕绝无仅有。[①] 2019 年世界 GDP 总量前十名中有三席新兴经济体，其中印度也已超越英、法两国位居第五。 国际力量对比正接近质变的临界拐点。[②] 新冠疫情对全球主要经济体都造成了巨大冲击，但中国、印度等新兴经济体依然保持相对增长优势。 根据国际货币基金组织最新预计，全球经济 2020 年下降将超过 3%，欧美大国基本在 -5% 至 -7% 之间，而中国和印度是极少数仍能维持正增长且 2021 年有望快速反弹的国家。 这延续了既有大国力量变化的趋势，即新兴经济大国日益拉近与既有大国的实力差距。

特别需要指出的是，相对于经济等硬实力的损失，疫情对美国造成的更大损失在其软实力。 3 月 18 日，美国《外交事务》杂志网站发表了一篇题为《新冠肺炎可能重塑世界秩序》（*The Coronavirus Could Reshape Global Order*）的文章。 文章认为，美国之所以能够成为全球领袖，不只是因为其财富和力量，更仰赖于美国的领导"合法性"：国内的治理能力、提供全球公共物品的意愿和引领国际社会共同应对危机的能力。 新冠疫情冲击并损害了美国领导"合法性"的所有三个要素。 文章忧心忡忡地宣称，1956 年英国对苏伊士的拙劣干预导致权力的衰落和其全球大国时代的终结，新型冠状病毒大流行可能成为美国的"苏伊士时刻"。 尽管文章有些夸大其词，但特朗普政府杂乱无章的疫情应对、狂躁霸凌的对外政策，导致美国全球领导"合法性"急剧流失却是不争的事实。

---

① 张宇燕等. 新冠疫情与国际关系[J]. 世界经济与政治，2020(4).
② 杨洁勉. 疫情和当代国际关系互动初探[J]. 国际问题研究，2020(3).

表 7-2　2020、2021 年世界主要国家经济增长预测(%)

	2019	2020	2021
美国	2.3	−5.9	4.7
中国	6.1	1.2	9.2
日本	0.7	−5.2	3.0
德国	0.6	−7.0	5.2
法国	1.3	−7.2	4.5
英国	1.4	−6.5	4.0
俄罗斯	1.3	−5.5	3.5
印度	4.2	1.9	7.4
巴西	1.1	−5.3	2.9
南非	0.2	−5.8	4.0

资料来源:International Monetary Fund, World Economy Outlook, April, 2020, p.ix.

伴随着这种权势转移的是近年愈发激烈的大国竞争格局,大国政治陷入悲剧性宿命。 2017 年 12 月《美国国家安全战略报告》、2018 年 1 月《美国国防战略报告概要》均表明,美方将俄罗斯和中国看作"企图构建与美国价值观及利益对立的世界"的两大"修正主义国家",将中国锁定为"竞争对手"。 自此,"战略竞争"成为美国对华政策的关键词。 特朗普重构中美关系的重点是重新打造中美关系的框架与内涵,以经贸关系为突破口,同时在外交、安全、政治、人文等领域全面发力。 目前受冲击最大的是经贸关系、台湾问题、政治关系以及社会人文交流领域。①

新冠疫情进一步恶化了两国关系。 美国政府就新冠疫情发动一波波凌厉的外交攻势,直接原因是美国处理疫情不当和国内疫情的长期持续。面对国内批评与支持率下滑,特朗普政府急于在国外寻找替罪羊,转移内部压力。 从更深层次看,美方的言论和行为只不过是延续了过去 3 年多来在处理对华关系上的对抗性思维。 而这些政策的深层次背景是美国两党已在打压中国问题上形成高度共识,以及对新冠疫情下出现的中国影响力

① 吴心伯. 特朗普政府重构中美关系的抱负与局限[J]. 国际问题研究,2020(2).

上升的高度担忧。考虑到 2020 年是美国的总统大选年，利用新冠疫情话题打击中国可能会在今后几个月进一步升温，并已呈现出从舆论战、政治战延伸到法律战的势头，已经从中美关系的干扰性因素变成破坏性因素。最新出炉的皮尤报告显示，经此一"疫"，美国年轻人对中国的看法呈负面的比例增加。超过 90% 的美国人认为中国的力量和影响对美国是威胁，超过 62% 的人认为是主要威胁，这个比例比之 2018 年升高了 14 个百分点。① 对新冠疫情相关议题的处理，很可能成为左右中美关系未来走向的一个重要转折点。

实际上，不仅中美之间的关系恶化，整个西方暴发的民粹主义也削弱了主要国家合作的基础。尤其特朗普执政以来，美国和主要盟友之间的传统友谊在加快流失。特朗普一味单打独斗、缺少国际合作。欧美在伊朗、叙利亚、气候变化、二战以来的多边体系及其制度等越来越多的领域出现分歧和争吵。疫情进一步削弱了欧美之间的联结，特朗普政府未能领导各国协同抗疫，也没有与其盟国合作应对危机。3 月 12 日，特朗普政府决定对申根地区成员国关闭边境，禁令实施前甚至未通知欧洲盟友。② 在疫情吃紧的时候，美国又挥舞关税大棒，加大与欧洲经贸冲突。③ 两者之间的信任经受严峻考验。欧洲对外关系委员会的民调显示，由于新冠病毒危机，大多数人对美国的看法趋向"恶化"，只有 2% 的欧洲人表示在对抗新冠疫情上美国是"有帮助的"盟友。在接受调查的 9 个成员国中，有 7 个国家对美国的总体看法恶化。这种看法在法国和德国中尤为明显，分

---

① Kat Devlin, Laura Silver & Christine Huang. U.S. Views of China Increasingly Negative Amid Coronavirus Outbreak [R/OL]. Pew Research Center, Apr. 21, 2020, https://www.pewresearch.org/global/2020/04/21/u-s-views-of-china-increasingly-negative-amid-coronavirus-outbreak/.

② Kurt M. Campbell and Rush Doshi. The Coronavirus Could Reshape Global Order [J]. Foreign Affairs, March 18, 2020.

③ 美国考虑对约 31 亿美元欧洲商品加征关税 [N/OL]. 新华网, 2020-6-25, http://www.xinhuanet.com/fortune/2020-06/25/c_1126160528.htm.

别有 46％和 42％的人对美国的看法"恶化"。①

当然，中欧之间的关系也在悄然发生变化。 2019 年，欧盟发表了一份《战略展望》(*Strategic Outlook*) 文件，将中国列为"系统性对手"，反映出欧盟对中欧关系的认知出现急剧变化。 尽管 2008 年金融危机到 2010 年席卷南欧的债务市场恐慌，中国政府的处理方式都被广泛认为是务实、谨慎和建设性的。② 自 1 月下旬以来，中国和欧盟双方领导人主要通过打电话的形式就疫情防控议题保持沟通，相互表达同情和慰问，并提供彼此急需的医疗援助。 一方面，与中国进行务实合作，以确保基本医疗供应，重振受疫情冲击的经济，也是一些欧洲国家双边议程的首要议题。 但在另一方面，欧洲国家在应对疫情上的分歧以及由此引发的舆论批评，使欧盟一些官员更担心中国利用疫情分裂欧洲，而迫切的医疗物资紧缺问题又加重了欧盟对依赖中国供应链的顾虑。 欧盟一些官员担心中国对欧洲国家的医疗援助带有地缘政治意图，防范中国利用疫情开展外交和舆论攻势。 3 月 24 日，欧盟外交与安全政策代表博雷利对中国疫情期间的"慷慨政治"发出警告，敦促欧盟国家准备好迎接一场"全球话语权之战"中的"影响力之争"。③ 因此，欧盟强化了将中国视为"经济竞争者"和系统性的战略判断，与中国合作，也

---

① Susi Dennison, Pawel Zerka. Together in trauma：Europeans and the world after covid-19[R/OL]. Policy Brief of The European Council on Foreign Relations. 26 June, 2020, https://www.ecfr.eu/publications/summary/together_in_trauma_europeans_and_the_world_after_covid_19.

② Andrew Small. The meaning of systemic rivalry：Europe and China beyond the pandemic[R/OL]. Policy Brief of The European Council on Foreign Relations. May 13, 2020, https://www.ecfr.eu/publications/summary/the_meaning_of_systemic_rivalry_europe_and_china_beyond_the_pandemic.

③ 欧盟警告：中国在利用疫情扩大其政治影响力[N/OL]. 微观国际，2020-3-25, https://iflow.uc.cn/webview/news? app = hwnewty - iflow&aid = 5875345189224122765&cid = 100&zzd_from = hwnewty - iflow&uc_param_str = dndsfrvesvntnwpfgibicp&recoid = 7305219053309596698&rd_type = reco&sp_gz = 1&activity = 1&activity2 = 1&enuid = AAPnOH%2FKG2GxYuv8H0N3En7cp8BE7sxByzYMXjdxMcFohg%3D%3D&from=timeline&isappinstalled=0.

寻求继续加强制衡。 与此同时，欧盟一些国家相继加入"问责"中国的队伍。 4 月 17 日，英国外交大臣拉布公开宣称，要对病毒的暴发问题进行深入的探讨，与中国的关系无法再"一如既往"。 法国总统马克龙在接受《金融时报》采访时表示，中国在处理新冠病毒时"显然发生了一些我们并不知道的事情"，暗示中国在处理疫情时存在刻意隐瞒的行为。 德国总理默克尔也公开表示，要求中国在这一事务上更加公开和透明。

疫情之后的整个中国与西方国家关系值得关注。 近些年来，西方对中国未来政治走向的担心有所上升，但总体仍维持合作的总基调，只是美国出于紧迫的结构性权力竞争，对华采取了总体性的战略压制。 但疫情的冲击，特别是一些舆论的引导，把各种制度、模式和价值理念下各国所采取的应对模式意识形态化，增强了整个西方社会在政治制度甚至是价值和文明上的焦虑感。 中西在应对疫情方面的鲜明对比无疑彰显了中国的制度优势，使得西方民主体制的缺陷更加突出，为此，"甩锅""追责"等就成为西方少数政客转移矛盾、推卸责任甚至维持西方价值合法性的手段。 疫情之前的中美权力竞争可能在疫情之后演化为"中美权力竞争+中西制度竞争"，美国对华单枪匹马压制可能演化成西方国家合流结盟的全方位牵制，未来中西关系中制度模式、民主人权、价值文明等问题会逐渐凸显。

五、常态抗疫下的国际卫生合作契机

目前，疫情仍在持续蔓延，美国和巴西每日的新增确诊数量高达4 万，令人触目惊心。 从近期的数字可以看出，除了欧洲地区有明显回落，中东、拉美、非洲的疫情还在加速。 同时，多国疫情出现明显的回潮迹象。[1] 病毒基因的不断变异，全球普遍流行及抗疫的"短板效应"所导致的持续外溢，都决定了新冠疫情短期可能很难消失。 世卫组织警告，新

---

[1]　WHO Coronavirus Disease（COVID-19）Dashboard［N/OL］. The World Health Organization, June 27, 2020, https://covid19.who.int/.

冠对人类的影响"或将持续数十年"。①

　　疫情常态化带来的挑战是空前的。 随着疫情中心从欧美向南半球的转移，低收入国家和中等收入国家经济社会方面的巨大压力会导致国内政局更不稳定，推动冲突和危机在更大范围的地区和国际层面扩散。②

　　学会与新冠共存考验人类的智慧，而人类学会在危机中共存同样考验国际社会尤其是大国的智慧。 在2014—2015年的埃博拉危机期间，美国曾集结数十个国家，组成抗击埃博拉的联盟。 在世卫组织将埃博拉列为国际突发公共卫生事件后，中国派出了一支由大约1200名临床医生、公共卫生专家和军医组成的医疗队，在塞拉利昂开设了100张免费治疗床位，建立了三个野外示范点，还设立了一个生物安全三级实验室。 美国则提供了超过10亿美元的援助。 两国在联合国安理会共同宣布埃博拉疫情是"对国际和平与安全的威胁"，并呼吁世界各国合作应对这场危机。③

　　彼时埃博拉只存在于非洲少数国家，新冠疫情却吞噬全球，几乎没有国家可以逃脱。 在新冠面前，世界真正成为相互依存的人类命运共同体。面对这一严重得多的疫情，国际社会有充足的理由、在更多的领域携手应对。 作为最强大的国家，美国负有首要责任，从当前自私的"美国优先"走向"美国领导"，为全球合作抗疫注入信心和动力。 新冠疫情给国际社会敲响了警钟，促使各国清醒地认识到公共卫生领域存在的漏洞与问题。疫情同时也提供了契机，国际社会可以借此强化在公共卫生领域的合作，构建有效的多边卫生合作机制，开展全球卫生治理，打造人类卫生健康共同体，以更好地应对下一波疫情的冲击和未来公共卫生问题的挑战。

---

　　① 世卫警告新冠可能影响数十年[N].环球时报,2020-6-24,第16版.

　　② 关于新冠疫情对全球贫困影响的最新估计[N/OL].世界银行网，2020-6-8,https://blogs.worldbank.org/zh-hans/opendata/updated-estimates-impact-covid-19-global-poverty.

　　③ Jennifer Bouey. From SARS to 2019-Coronavirus: U.S.-China Collaborations on Pandemic Response. RAND Corporation, Feb.,5, 2020, https://www.rand.org/pubs/testimonies/CT523.html.

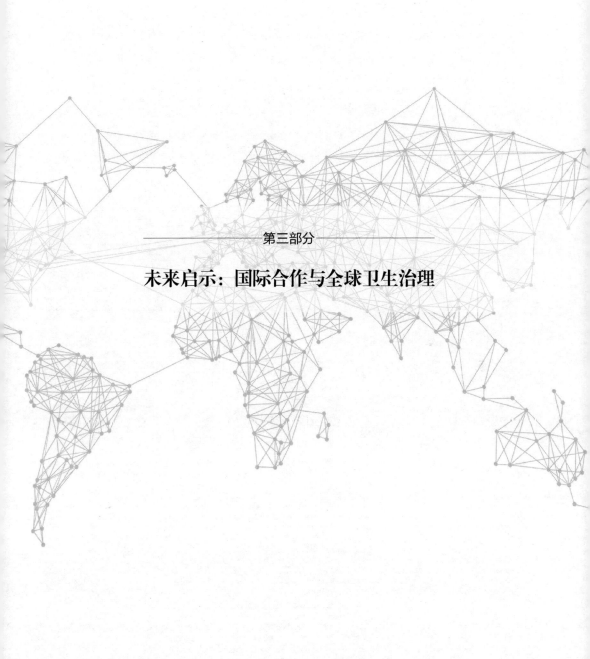

第三部分

未来启示：国际合作与全球卫生治理

第八章

人道主义与国际卫生合作

与其他任何"突发公共卫生事件"一样，新冠肺炎疫情首先事关人的身体健康和生命安全。从人道主义和人类命运共同体的高度认识此次疫情，是开展国际卫生合作的基本出发点。如果说在一般情况下，国家利益和意识形态是国际合作的基础，那么面对"国际关注的突发公共卫生事件"演变为全球大流行这样的共同挑战，就应该把人的健康和安全作为首要，并以此为指导开展国际卫生合作。此次疫情进一步表明，非传统安全威胁的突发性、跨国性和严重性，要求国际社会所有成员超越国家利益和意识形态，积极开展基于人道主义的国际卫生合作。人道主义援助是国际卫生合作的基本出发点，而人道主义精神是实现可持续的国际卫生合作的根本保证。

一、新冠肺炎疫情是人道主义危机

人道主义危机是指自然灾害、公共卫生事件或者武装冲突导致人的基本权利受到威胁的状态。 这种基本权利包括生存、平等、社会保障、环境、自决等。 新冠病毒不分国籍、种族、身份等，"无差别"地威胁每个人的健康。 除了失去生命，疫情已经并且将继续造成疾病、饥饿、失业、流离失所等灾难，是一种典型的人道主义危机。

1.公共卫生事件与人道主义危机

国际上，人道主义危机主要是三种情况引起和造成的，即自然灾害、武装冲突和公共卫生事件。

自然灾害是自然界的异常现象给人类生存带来的危害或造成人类生活环境的损害。 世界范围内常见的重大突发性自然灾害有台风、地震、龙卷风、海啸、火山、洪水、森林火灾、干旱、雪崩、山体滑坡等。 自然灾害或称"天灾"，其发生的原因，一是自然变异，二是人为影响。 自然灾害直接或间接地威胁人类的生命，也可能通过破坏道路、建筑、环境、经济等给人类带来危机。 自然灾害往往造成大量的人员伤亡和财物损失。 如1976年唐山大地震造成24.2万余人死亡，16.4万余人重伤，4204人成为孤儿，直接经济损失30亿元人民币。 2004年印尼海啸，波及16个国家，共有30万人死亡，造成的经济损失超过100亿美元。 根据国家应急管理部等机构的核定，2019年我国各种自然灾害共造成1.3亿人次受灾，909人死亡失踪，12.6万间房屋倒塌，农作物受灾面积19256.9千公顷，直接经济损失3270.9亿元。①

如果说自然灾害是天灾，那么武装冲突造成的灾害就是人祸。 武装冲突往往给平民造成人道灾难。 冷战结束后，先后发生过海湾战争、科索沃战争、阿富汗战争、伊拉克战争等，造成大量平民伤亡、财产损失、环境破坏等。 苏丹、利比亚、也门、索马里、叙利亚等国家内部长期战乱和动荡不仅破坏了经济和社会稳定，而且造成大量的难民和流离失所者。 自1983年爆发的苏丹内战是非洲持续时间最长的冲突，引发了严重的侵犯人权行为和人道主义灾难，200多万人在冲突中丧生，450万人被迫离开家

---

① 2019年全国十大自然灾害[N].中国应急管理报,2020-01-15.

园。2003 年，苏丹达尔富尔地区发生反政府武装斗争，战乱造成 1 万多人死亡，100 多万人流离失所，大批难民逃入邻国。联合国一度将达尔富尔地区列为世界上人道主义危机最严重的地区。据联合国统计，自 2015 年起，超过 9200 人在也门战火中丧生，另有近 2200 人死于霍乱。目前，2220 万人依靠不同形式的援助维持生计，占也门总人口四分之三以上。其中，1130 万也门民众"迫切需要生存救助"。①

公共卫生事件可能是天灾，也可能是人祸，或者两者兼具。公共卫生事件往往是突然发生的，是造成或者可能造成社会公众健康严重损害的重大传染病疫情、群体性不明原因疾病、重大食物和职业中毒以及其他严重影响公众健康的事件。② 世界卫生组织界定的"国际关注的突发公共卫生事件"（PHEIC）是指"通过疾病的国际传播构成对其他国家公共卫生风险，并有可能需要采取协调一致的国际应对措施的不同寻常的事件"。③ 2003 年的严重急性呼吸综合征（SARS）是 21 世纪第一次全球公共卫生突发事件。人们认识到，公共卫生安全不是一个国家或地区自己的事情，而是需要全球协作解决的问题。为了有效地进行预防和应对，世界卫生大会在 2005 年修订了《国际卫生条例》。此后，世卫组织宣布了六次PHEIC，即 2009 年的甲型 H1N1 流感、2014 年的脊髓灰质炎疫情、2014 年西非的埃博拉疫情、2015—2016 年的寨卡疫情、2018 年开始的刚果（金）埃博拉疫情、2019 年开始的新冠病毒疫情。不同于自然灾害和武装冲突，公共卫生事件具有种类的多样性、传播的广泛性、危害的复杂性、事件的频发性、治理的综合性等特点。公共卫生事件造成的危害往往是非常严重的，如埃博拉病毒感染的病死率在 60% 到 90% 之间。又如，2009 年，H1N1 流感在美国大面积暴发，并蔓延到 214 个国家和地区，导致近

---

① 联合国呼吁也门冲突各方结束战争［N/OL］.新华网,2018-02-28, http://www. xinhuanet.com/2018-02/28/c_1122466229.htm.

② 中国疾病预防控制中心官网,http://www.chinacdc.cn/.

③ 国际卫生条例［EB/OL］.世界卫生组织官网,https://www.who.int/ihr/about/zh/.

20 万人死亡。

2.新冠肺炎疫情与人道人权危机

新冠肺炎疫情造成严重的人道主义危机，也出现大量侵犯和挑战人权的现象。 联合国人权事务高级专员巴切莱特 2 月 27 日在出席联合国人权理事会第四十三次会议时指出，疫情严重威胁着全世界所有人的生命权和健康权。①

从全球范围看，中国在疫情最初暴发后，政府果断采取封城等措施，在一个多月时间内基本控制了疫情，把确诊人数控制在 8 万多例，死亡 4600 多例。 然而，疫情蔓延到欧美国家后，确诊和死亡人数飙升。 截至 2020 年 5 月底，欧美国家的确诊人数占全球的 70%，死亡人数占全球的 80%。 疫情最为严重的是美国，其确诊和死亡的人数占全球的三分之一左右，其死亡人数超过了战后美国历次战争中死亡人数，也大大超过越南战争中死亡人数。② 随着疫情向非洲、南亚、中东和拉美等落后地区蔓延，疫情造成的人道主义危机可能还将加重。

疫情给妇女、儿童和老年人带来的伤害更为突出。 联合国的一份政策简报指出，疫情加重了对妇女和女童从健康到经济、从安全到社会保护的影响。③ 联合国的另一份政策简报则指出，危机将使 4200 万至 6600 万儿童陷于极端贫困；有 188 个国家在全国范围内关闭学校，影响了超过 15 亿的儿童和年轻人的学习；全球经济衰退造成的家庭经济困难将在今年带来额外的成百上千的儿童死亡；封城和居家隔离的措施增加了儿童遭受暴力

---

① https://news.un.org/zh/story/2020/02/1051591.

② 美国在越南战争中阵亡 58307 人，珍珠港事件中阵亡 2000 多人，硫黄岛战役中阵亡 6821 人，朝鲜战争中阵亡 36914 人，伊拉克战争中阵亡 4497 人，"9·11"袭击中死亡 2977 人。

③ Policy Brief: The Impact of COVID-19 on Women [EB/OL], 2020-04-09, https://www.un.org/sites/un2.un.org/files/policy_brief_on_covid_impact_on_women_9_apr_2020_updated.pdf.

和虐待的风险。① 联合国还有一份政策简报指出，在感染新冠病毒而死亡的人群中，超过 80 岁的老年人的病死率是平均病死率的 5 倍。 对老年人更广泛的影响还包括：与新冠病毒疾病无关的卫生保健被削弱，在护理机构受到怠慢和虐待，贫困和失业增加，福利和心理健康受到影响，污名和歧视造成心理创伤等。②

在疫情开始之初，联合国秘书长古特雷斯就明确指出人权和人道在防控疫情和国际卫生合作中的重要性。 2020 年 2 月，他发出一项行动呼吁，要求以人类尊严和《世界人权宣言》承诺作为工作的核心。 他认为，在此危机之时，人权不能事后才想到——我们现在就面临着几代人都从未遭遇过的一场最大的国际危机。 4 月 25 日，古特雷斯又发布一份名为《我们同舟共济：2019 冠状病毒病与人权》的报告，呼吁各国政府充分运用现有人权政策和框架，以人权为原则指导疫情防控和经济恢复工作。 他表示，新冠疫情正迅速演变为一场人权危机，重视人权对于落实包容和有效的疫情应对及恢复行动至关重要，将每一个人和他们的权利放在首要位置，才能使抗疫和复苏的努力取得更好的效果。 他指出，人民及其权利一定要成为重中之重。③ 联合国人权事务高级专员巴切莱特也表示，封城和隔离等防疫措施应在必要时，在与风险评估相适应的前提下实施，且实施期间必须严格遵守人权标准。 她认为："人的尊严和权利应被置于应对行动的核心，而不是等疫情过后再去考虑的事情。"④

---

① Policy Brief：The Impact of COVID-10 on Children［EB/OL］，2020-04-15，https：//www.un.org/sites/un2.un.org/files/policy_brief_on_covid_impact_on_children_16_april_2020.pdf.

② Policy Brief：The Impact of COVID-19 on older persons［EB/OL］，2020-05，https：//www.un.org/sites/un2.un.org/files/un_policy_brief_on_covid-19_and_older_persons_1_may_2020.pdf.

③ COVID-19 and Human Rights：We are all in this together［EB/OL］，2020-04，https：//www.un.org/sites/un2.un.org/files/un_policy_brief_on_human_rights_and_covid_23_april_2020.pdf.

④ https：//news.un.org/zh/story/2020/03/1052231.

　　疫情暴发以来，一些国家和地区发生了把疫情政治化、污名化和种族歧视的现象与行为。 疫情在中国集中暴发后，西方某些政客和媒体把新冠病毒与中国相联系，把"新冠病毒"说成"中国病毒"，把"新冠肺炎"称为"武汉肺炎"。 一些国家的议员、地方政府官员和非政府组织还不断"甩锅"，在还没有明确的科学研究结论之前，就武断地说病毒的源头在中国，并批评中国政府掩盖疫情，因此对中国进行追责，要求赔偿。 国际上形成了一股要与中国脱钩甚至"去中国化"的逆流。 疫情发生后，不少海外华人甚至亚裔受到种族歧视。《华尔街日报》就使用"真正的亚洲病夫"这样充满种族歧视色彩的评论标题。 美国媒体还在疫情防控中实行双重标准，《纽约时报》将中国"封城"说成"侵犯自由和人权"，而意大利"封城"，就是"英雄和牺牲的精神"。 有中国学者指出，"基于新冠肺炎疫情，利用媒体或采取其他方式宣扬、激起对中国人的不满与歧视情绪，构成《世界人权宣言》第七条所确定的煽动歧视行为；实施针对中国或华人的谩骂、侮辱甚至暴力攻击行为，更是直接构成违反平等和不歧视法律规定的行为"。①

　　联合国和世界卫生组织一直反对疫情政治化和污名化。 早在 2020 年 1 月 30 日，世卫组织就将此次疫情正式命名为新型冠状病毒病（COVID-19）疫情。 世卫组织多次表示，反对将任何病毒同特定的国家、地区、种族、动物挂钩，反对利用病毒进行污名化。 联合国秘书长古特雷斯也向各国发出呼吁："当前需要的是审慎而非恐慌，科学而非污名化，真相而非恐惧。"②世卫组织总干事谭德塞同样指出："此时此刻，需要事实，而非恐惧。 此时此刻，需要理性，而非谣言。 此时此刻，需要团结，而非污名化。"③中国政府则多次敦促美方，停止对疫情政治化，停止对中国污

---

① 汪习根."疫情歧视"是对人权的无情挑战[N].人民日报,2020-02-18.

② 新华网, 2020 - 03 - 14, http://www. xinhuanet. com/world/2020 - 03/14/c _ 1125712027.htm.

③ 世卫组织总干事在慕尼黑安全会议上的讲话[EB/OL].2020-02-15,https://www.who.int/zh/dg/speeches/detail/munich-security-conference.

名化。

3.新冠肺炎疫情的危机叠加效应

新冠肺炎疫情是一场人道主义危机，并且与经济危机、社会危机和国际冲突形成叠加效应。

经济危机与人道主义危机的叠加。 疫情的全球蔓延对几乎所有产业形成了冲击，国际贸易、投资和金融活动陷入停顿。 国际货币基金组织、世界银行和世界贸易组织都发布相关报告，预测全球 GDP 增速将在 2020 年出现衰退，几乎所有国家和地区的 GDP 增速将出现负值。 其中，5 月中旬联合国的一个报告预测，新冠病毒大流行将使 2020 年世界经济萎缩3.2%，为 20 世纪 30 年代大萧条以来的最大幅度萎缩，并且将在今后两年使全球经济产出减少近 8.5 万亿美元，使过去四年的几乎所有增长化为乌有。① 由于疫情造成大量企业停工停产和物流运输受损，许多产业链和供应链中断，引起生产、贸易和投资等经济活动的连锁反应。 许多国家陷入疫情防控与复工复产的两难境地。 联合国粮食及农业组织认为，新冠肺炎疫情在全球蔓延致使劳动力短缺和供应链中断，可能影响一些国家和地区的粮食安全，或引发粮食危机。 随着不同程度的经济衰退，人们收入水平下降，甚至出现短期没有收入，这又引起或加重了饥饿、疾病、难民等人道主义危机。

社会危机与人道主义危机的叠加。 面对疫情的蔓延，许多国家采取了隔离和保持社交距离等限制公民个人自由和权利的措施，从而改变了人们长期以来的生活和行为习惯，这引起了不少社会问题甚至社会危机。 疫情在中国和东亚地区发生后，国际上一度出现排华和歧视亚裔的种族主义浪潮。 为应对疫情采取的封锁措施导致许多企业关闭甚至破产，因此大量裁员，失业率上升。 美国劳工部 5 月上旬公布的月度就业报告显示，美国4 月份失业率从 3 月份的 4.4%跃升至 14.7%，非农业部门就业人口环比减少 2050 万人。 美国财政部部长姆努钦表示，实际失业率可能已接近

---

① 　联合国报告预测今年世界经济因疫情将萎缩 3.2%[N].参考消息,2020-05-16.

25%。 这不仅大大超过 2008 年金融危机时的 9%，甚至追平 20 世纪 30 年代大萧条时期失业率 25% 的历史纪录。 欧洲的形势也不容乐观。 欧洲各国开始实施"临时失业计划"，包括临时性裁员、休假与减薪等形式。 该计划通常要求企业在没有足够工作岗位的时候可以暂时性地解雇员工，但员工仍有雇员权利，仍能获得部分报酬。 失业率上升会带来贫困、不平等和暴力增加等社会问题。 联合国开发计划署的一个报告指出，受到 2019 冠状病毒病疫情影响，通过全球教育、健康和生活水平等综合指标进行衡量的人类发展指数可能在 2020 年出现衰退，这也将是"人类发展"这一概念自 1990 年引入以来的首次衰退。①

　　国际冲突与人道主义危机的叠加。 国际危机研究组织主席罗伯特·马利称，疫情将会削弱各国政府和国际社会解决或预防冲突的能力和意愿。 他认为，当媒体充斥着疫情报道时，人们很难去关注各地的冲突。 此外，各国政府难以将资金从抗疫中转移出来，冲突各方去中立国进行谈判的可能性也在降低。② 截至 7 月下旬，利比亚和叙利亚等长期被冲突困扰的国家，它们国内的疫情并不严重。 一旦新冠病毒进入这些冲突或贫穷国家，就将造成灾难性的后果。 2020 年 3 月 23 日，联合国秘书长古特雷斯呼吁"世界各地立即实现全球停火"，共同应对疫情这一人类共同的敌人。 他表示，冲突使妇女、儿童、残疾人、边缘化群体、流离失所者等最为脆弱的人付出了最高的代价。 他同时表示，立即在全球宣布停火休战，是成功应对新冠疫情的第一步。

　　经济、社会和人道主义危机产生的叠加效应，影响最大的是妇女和儿童。 联合国多个机构表示了这种影响的严重性。 联合国妇女署官员表示，随着越来越多的国家采取封锁和隔离措施，针对妇女和女童的暴力事

---

① COVID-19 and Human Development: Assessing the Crisis, Envisioning the Recovery [EB/OL]. UNDP, http://hdr. undp. org/sites/default/files /covid-19 _ and _ human _ development_0.pdf.

② 新冠肺炎疫情可能加剧各地冲突[N].环球时报,2020-03-23.

件正在增加，如同藏在暗处的"流行病"。根据疫情前估算：针对妇女和女童的性别暴力行为将为全球带来约 1.5 万亿美元的经济损失。① 联合国粮食计划署则表示，由于新冠疫情对粮食安全的直接影响，全球罹患重症营养不良的五岁以下儿童数量可能上升 20%，人数增加 1000 万之多，而封锁等防疫措施所引发的间接冲击还将使情况进一步加剧。② 联合国儿童基金会援引一份最新的研究表示，由于新冠疫情持续削弱医疗系统，扰乱正常服务，未来六个月，全球每天不幸夭折的儿童人数可能增加 6000 人之多，而这些死亡原本都是可以避免的。③

二、人道主义援助与国际卫生合作

突发公共卫生事件往往在短时间内造成大量人员伤亡、疾病加重，并严重扰乱经济和社会的正常生活和秩序。如果不能及时和有效应对，可能会产生人道主义危机。人道主义援助可以在很大程度上缓和当地人民的困难，为恢复经济和社会生活争取时间、提供条件。联合国在人道主义援助方面开展了大量工作，特别是在新冠疫情中启动了多项人道主义援助项目。疫情发生后，从政府到民间社会的人道主义援助成为全球抗击病毒的重要组成部分，并有不少亮点。

1.人道主义援助的概念和发展

人道主义援助（或人道主义救援）是基于人道主义而对受援者提供物资上的支援，其目的是拯救生命、舒缓不幸状况，以及维护人类尊严。人道主义的思想和活动起源于 15 世纪欧洲文艺复兴时期。其核心是爱护人

---

① Violence against women and girls: the shadow pandemic [EB/OL]. statement by Phumzile Mlambo-Ngcuka, Executive Director of UN Women, 2020-04-06, https://eca.un-women.org/pt/news/stories/2020/4/statement - ed - phumzile - violence - against - women - during-pandemic.

② https://news.un.org/zh/story/2020/05/1057882.

③ https://news.un.org/zh/story/2020/05/1057152.

的生命、关怀人的幸福、尊重人的权利。 如果出现人道主义灾难或危机，国际社会就要提供紧急援助，即人道主义援助。 实施人道主义援助的对象是武装冲突、大规模的疾病流行、严重的自然灾害等引起人道主义灾难或危机的国家或地区。

"人道援助"与"发展援助"不同，后者主要是指以促进发展中国家的发展为目标的援助，如技术援助、粮食援助、债务减免等，分官方援助和民间援助，官方援助又可分为双边援助和多边援助。

人道主义援助由政府机构、非政府组织以及国际人道主义机构实施。国际红十字与红新月运动是全球最大的非政府国际人道主义机构和人道工作网络。 红十字运动由三个部分组成，即红十字国际委员会、红十字会与红新月会国际联合会、国家红十字会或红新月会。 红十字运动起源于战场救护，后来发展成为致力于减轻人类苦难，保护人的生命和健康，并尊重人的尊严的全球性运动。

在现实主义学派看来，人道主义援助在本质上就是一种政策工具，是为实现国家利益服务的。 这种理解是不全面的。 尽管人道主义援助离不开国际政治的现实环境，许多人道主义援助演变为人道主义干预，但从根本上来说，人道主义援助是超越国家利益和意识形态，体现人道主义精神的救助行为。

人道主义援助始于 19 世纪中叶。 它的兴起是与宗教团体、殖民统治和工业革命分不开的。 1881 年成立的国际卫生信息局（International Sanitary Information Agency）进一步促进了人道援助机构的国际化。 相关的国际会议、规则和议程推动了人道援助的理念和行动。 两次世界大战前后，人道主义援助从欧洲扩展到全球。 1919 年成立的红十字会联盟（国际红十字会与红新月会国际联合会前身）是人道主义援助机构从本地化向全球化发展的主要标志。 1919 年成立救助儿童基金会（Save the Children Fund）、1921 年国际联盟成立的难民事务高级办事处（the High Commission for Refugees）、1924 年国际联盟通过《儿童权利宣言》（*Geneva Declaration of the Rights of the Child*）、1927 年成立国际救济联盟（International Relief

Union)、1942 年成立乐施会(Oxfam),进一步推动了人道主义援助的国际协调和制度化、组织化。

1948 年颁布的《世界人权宣言》和 1949 年通过的作为国际人道主义法主体的日内瓦(四)公约是两个历史性的文件,首次阐述了生命、自由和安全这些最基本的人权受到普遍保护的原则。 1991 年联合国大会通过第 46/182 号决议,确立了人道主义援助的人道性、中立性和公正性等原则。 2004 年联大第 58/114 号决议又确立了独立性的原则。 这些原则把人道主义援助与政治、宗教、军事等活动区分开来,成为传统人道主义的核心。①

冷战结束后,人道主义援助一度上升为国际关系的主流。② 但是,以人道主义名义进行的军事干预造成了大量和严重的人道主义危机,很大程度上损害了人道主义援助的声誉。 科索沃、索马里、卢旺达、利比亚等地发生的人道主义危机,尽管主要是国内冲突引起的,但与外部人道主义干预有直接关系。 如果说传统的人道主义援助以中立性、公正性、独立性、人道性和普遍性等为特征,那么,所谓的新人道主义援助则出现政治化和工具化的趋势。③

进入 21 世纪后,随着经济增长和社会进步,全世界的人们过上更健康、更安全和更富裕的生活。 但是,人道主义援助的需求仍然庞大而迫切。《2019 全球人道主义援助报告》指出,2018 年,生活在 81 个国家的 2 亿多的人们需要人道主义援助,主要在叙利亚、也门、刚果(金)、阿富汗和苏丹等国家。 来自政府和私人捐助者的国际人道主义援助达 289 亿美

---

① 任彦妍,房乐宪.国际人道主义援助发展演变:源流、内涵与挑战[J].和平与发展,2018(2).

② Austen Davis. The Challenges to Humanitarian Action [EB/OL]. Humanitarian Practice Network,2002-04, http://odihpn.org/magazine/the-challenges-to-humanitarian-action/.

③ Michael Mascarenhas. New Humanitarianism and the Crisis of Charity: Good Intentions on the Road to Help[M], Indiana University Press, 2017:6.

元。 其中，美国、德国和英国是三个最大的捐助者，占官方捐助总额的52%。 报告指出，面对危机，需要官方发展援助、外国直接投资与人道主义援助共同来应对。①

新冠肺炎疫情不仅引发严重的全球公共卫生危机，而且造成全球经济社会发展的停滞。 多个国际机构预测，全球范围内贫困人口将大量增加，特别是非洲、拉美和印度等地的贫困问题进一步加剧。 世界银行表示，疫情将造成全球多达6000万人跌入"极端贫困"，即每人每天生活费不足1.9美元（约13.5元人民币）。 联合国发布的《2020年世界经济形势与展望年中报告》显示，新冠疫情大流行很可能导致3430万人在2020年跌入极端贫困，其中56%发生在非洲。 到2030年，可能还会有1.3亿人加入极端贫困的行列，这对消除极端贫困和饥饿的全球努力是一个沉重的打击。② 人道主义援助的重要性越来越突出。

2.联合国体系与人道主义援助

提供人道主义援助是联合国的一项基本工作。 联合国在实施人道主义援助方面发挥着协调、组织和引导的作用。 目前，提供人道主义援助已经成为联合国的五大行动使命之一，构成了联合国合法性的基础来源。1991年，联合国大会通过第46/182号决议，要求加强在人道主义领域内的行动，并为此设立了人道主义事务部。③ 人道主义事务协调办公室（OCHA）通过机构间常设委员会协调应对突发事件，负责国际人道主义行动的协调、政策和宣传，是政府、政府间和非政府救援行动的协调中心。 机构间常设委员会涵盖了联合国系统中主要负责提供紧急救助的实体，包括联合国开发计划署（开发署）、联合国难民事务高级专员办事处（难民署）、联合国儿童基金会（儿基会）、世界粮食计划署（粮食署）、

---

① Development Initiatives. Global Humanitarian Assistance Report 2019[EB/OL]，https://devinit.org/publications/global-humanitarian-assistance-report-2019/.

② 6000万人或将跌入"极端贫困"，新冠疫情加剧全球多地贫困问题[EB/OL].中国新闻网，2020-05-23，http://www.chinanews.com/gj/2020/05-23/9192645.shtml.

③ 1998年，人道主义事务部被改组为人道主义事务协调办公室（OCHA）。

联合国粮食及农业组织（粮农组织）和世界卫生组织（世卫组织）等。 人道主义事务协调办公室在全球有 30 多个办事处，1900 多名工作人员。

联合国人道主义援助的重点对象是难民、妇女、儿童、饥饿的人及其患病者。 难民署领导和协调各项国际行动，保护难民并在全球范围内解决难民的问题。 妇女署支持其他联合国组织和成员国在促进性别平等和妇女赋权人道主义行动的政策和承诺。 儿基会致力于尽可能多地找到帮助儿童的有效、低成本的解决方案，以应对儿童生存面临的巨大威胁。 粮食署为数百万的灾害受难者提供救济，并负责为难民署管理的所有大规模难民粮食行动输送食物和资金。 粮农组织致力于帮助农民从洪灾、牲畜疾病暴发和类似突发事件中恢复生产。 世卫组织协调国际社会共同应对人道主义卫生紧急情况。

2005 年，联合国大会设立中央应急响应基金（Central Emergency Response Fund, CERF）。 这是一个人道主义基金，使联合国能够在灾难发生时立即作出反应，向联合国及其各基金和专门机构提供资金，用于挽救生命。 因而它是危机时确保紧急人道主义援助能抵达所需要方的最快和最有效的方式。 基金接受来自联合国成员国、观察员国、国际组织、私营部门和个人的捐助。 据统计，过去 15 年共获得 65 亿美元的捐助，其中英国最多，为 15 亿美元。 中国自 2007 年开始每年捐助 500 万美元。[①] 接受中央应急基金最多的三个机构是世界粮食计划署、联合国儿童基金会和联合国难民署。 实际上，中央应急基金为迅速启动关键行动提供种子资金，并为尚未被资助的援助方案提供资金。 如 3 月 25 日，联合国秘书长启动 2019 冠状病毒病全球人道主义应急计划的同时，联合国中央应急基金发放了 9500 万美元，用于启动 2019 冠状病毒病应急行动，帮助遏制病毒传播，维持供应链，并向最弱势人群，包括妇女和女童、难民和境内流离失所者提供援助和保护。

2008 年 12 月，联合国大会把每年的 8 月 19 日定为世界人道主义日，

---

① https://cerf.un.org/our-donors/contributions-by-donor.

以提高对全球人道主义援助活动的公众理解，向所有为推动人道主义事业开展工作的人道主义人员表示敬意，并强调，提供人道主义援助要遵守中立、人道、公正和独立的原则。①

2016年5月23—24日，在伊斯坦布尔举行了首届世界人道主义首脑会议。该首脑会议标志着国际社会预防人类苦难的方式发生了重大转变，即做好事先准备和及时应对人为及自然灾难。峰会与会方共做出1500项承诺，通过了"人类议程"（Agenda for Humanity），其中包含五项核心责任，即发挥全球领导力，预防和结束冲突；坚守维护人道主义的规范；不让任何人掉队；提供援助满足需求，从而改变人们的生活；为人道投资。② 峰会为全球缓解人道主义危机的努力营造了必要的政治势头。但是，主要捐赠大国领导人未能出席此次会议。新冠肺炎疫情将考验峰会做出的承诺和共识能在多大程度上得到落实。

3.新冠疫情中的人道主义援助

世卫组织总干事谭德塞指出，人类应对疫情的能力与结果，最终取决于世界上最薄弱的医疗体系。那些医疗卫生系统脆弱的欠发达国家和地区，有可能成为下个阶段疫情的重灾区。随着疫情向更脆弱的国家和人群蔓延，人道主义援助变得更加迫切。

2020年3月25日，联合国启动总额20亿美元的"全球新冠肺炎疫情人道主义应对计划"，用于在南美洲、非洲、中东地区和亚洲开展疫情防控工作。联合国秘书长古特雷斯说："我们必须帮助那些极度脆弱的人、数以百万计没有能力保护自己的人。这是一个涉及基本人类团结的问题。"③该应对计划由联合国人道协调厅协调统筹，包括世卫组织、粮农组织、国际移民组织、开发署、人口基金、人居署、难民署、儿基会、世界

① A/RES/63/139, https://www.un.org/zh/documents/view_doc.asp? symbol = A/RES/63/139&Lang=C.

② https://www.un.org/zh/conf/whs/index.shtml.

③ 联合国启动20亿美元人道应对计划抗击病毒[N].人民网,2020-03-27.

粮食计划署等多家联合国机构，以及非政府组织合作伙伴共同参与。 其推出的举措及欲实现的目标包括：提供必要的实验室检测设备以及医疗救治物资；在难民营和安置点建设洗手站；开展有关如何保护自己和他人免遭感染的公共信息宣传活动；在非洲、亚洲和拉丁美洲之间建立空中桥梁，保障人道主义工作者和救援物资顺畅运转。 5月7日，联合国人道主义事务协调办公室发布更新后的《全球人道主义应对计划》，将老年人、残疾人、妇女和女童等社会最脆弱的人群列为优先帮助和保护对象，并呼吁立即采取行动，否则冲突、饥饿、贫困以及迫在眉睫的饥荒情况将大大增加。 联合国机构筹集67亿美元资金，保护数百万生命，阻止新冠疫情在全球63个最脆弱的国家中传播。

3月，在联合国基金会瑞士慈善基金会的支持下，世界卫生组织总干事谭德塞宣布成立世卫组织COVID-19团结应对基金。 这是非传统捐助者直接向世卫组织的全球抗疫工作提供捐助的最主要机制，以帮助所有国家，尤其是最脆弱和卫生系统最薄弱的风险国家能够防范和应对COVID-19危机，如快速发现病例、切断病毒传播和照护受影响的人。 最初两个月，已有逾37.5万名个人捐助者、140多家公司和基金会捐出或认捐超过2.11亿美元的资金。

2020年1月下旬，中国发生疫情后，许多国家的政府和民间组织向中国提供了大量人道主义援助。 当中国控制了疫情，而一些周边国家以及欧美国家发生疫情后，中国也向这些国家提供了人道主义援助。

除了有关国家政府和国际组织，企业和民间也提供了大量人道主义援助，如潘基文基金会和马云公益基金会。 在整个疫情期间，博鳌亚洲论坛理事长、联合国第八任秘书长、潘基文基金会理事长潘基文先生通过自己名下的基金会广泛调动社会各界资源，为包括中国在内的不少国家和地区提供公益援助。 基金会向中国湖北雷神山医院、火神山医院等一线医院捐赠空气净化喷剂、空气净化消毒机等物资；通过生态环境部，向湖北生态环境厅捐赠消毒液，用于医疗废弃物处置和环境消杀；通过共青团中央向一线青年志愿者表达慰问；围绕中国国内抗疫特点，如防境外输入，基金会及时通过海关总署向上海海关等防境外输入一线捐赠了物资。 同时向部分企业和学校捐赠物资，助力复工复产复学。① 疫情发生后，马云公益基金会就捐赠 1 亿元用于新冠病毒疫苗的研发。 疫情在全球暴发后，马云公益基金会开始紧急援助，向日本、韩国、伊朗等各捐赠 100 万只口罩，向欧洲各国捐赠 330 万只口罩和 10 万个病毒检测试剂盒，向非洲 54 国捐赠 600 万只口罩、110 万只试剂盒、6 万套防护服等其他物资，向拉美 24 国捐赠 200 万只口罩和 40 万个试剂盒……阿里巴巴公益基金会和马云公益基金会已向 150 个国家和地区捐赠应急抗疫物资，并向世界卫生组织捐赠 1 亿只医用外科口罩、100 万只 N95 口罩和 100 万份核酸检测试剂盒，以支持其在全世界的抗疫工作。 基金会联合发起网上"全球新冠肺炎实战共享平台"（GMCC），截至 2020 年 4 月 30 日，已覆盖 232 个国家和地区，页面浏览数 427 万。 治疗护理手册等被译成 20 多种语言上线。② 马云公益基金会是疫情期间中国民间社会提供人道主义援助的一个缩影。

　　事实上，进入 21 世纪以来，中国的人道主义援助就非常活跃。 据国务院新闻办 2018 年 12 月 12 日发表的《改革开放 40 年中国人权事业的发展进步》白皮书介绍，改革开放之初，中国的人道主义援助以支援发展中国家应对严重自然灾害为主。 2001 年以来，中国逐渐加大对国际人道主义援助体系的参与度，积极参与联合国机构主导的国际人道主义援助活动，援助规模逐年扩大。 自 2004 年以来，中国累计提供国际人道主义援助 300 余次，平均年增长率为 29.4%。③ 近年来，在印度洋海啸、西非埃博拉疫情、尼泊尔特大地震等诸多威胁人类生命安全的突发事件中，中国都真诚提供了紧急人道主义援助。 人道主义援助在"一带一路"建设中也发挥着非常重要的作用，"以人道主义援助作为切入点推进'一带一路'建

---

①　The First Half of 2020 Report ［R/OL］.Ban Ki-moon Foundation for a Better Future，（2020-8-10）［2020-11-25］. http://eng.bf4bf.or.kr/.

②　马云公益基金会官网，https://www.mayun.xin/index.html#/topic-detail/19348.

③　国务院新闻办. 改革开放 40 年中国人权事业的发展进步［EB/OL］.新华网，2018-12-12，http://www.xinhuanet.com/politics/2018/12/12/c_1123841017.htm.

设，是构建人类命运共同体的思想基础和精神动力"。①

三、人道主义精神与国际卫生合作

国际卫生合作不同于国际经济贸易和金融合作，后者的基础是商业利益，遵守的是商业规则，体现的是商业精神，而国际卫生合作的出发点是人道主义精神，因为它事关人的生命安全和身体健康。全球抗疫和国际卫生合作，需要人道主义精神。中国提出，团结合作抗疫，共同构建人类卫生健康共同体。这体现了人道主义精神和价值，也是全球卫生治理的目标和希望所在。

1.抗击病毒中的人道主义精神

《世界人权宣言》和国际人权公约明确规定，生命权和健康权是基本人权。人道主义精神的基本价值是承认个人价值，尊重人的自由、幸福、发展权利，"保护好本国人民的生命安全和身体健康离不开人道主义精神，打赢疫情防控全球阻击战同样离不开人道主义精神"。②

"患难见真情"，体现的是人道之情。疫情发生后，许多国家和国际组织领导人向中国政府和人民表示了慰问、理解和支持；一些发展中国家克服自身困难，向中国提供力所能及的援助；发达国家的很多企业和民间组织也通过各种方式帮助中国抗击病毒，这些都体现了人道主义精神。

同样，疫情在中国周边和欧美国家暴发后，中国充分发扬人道主义精神，向受疫情影响的国家和国际组织提供急需的医疗物资援助，向一些国家和地区派遣医疗专家组。正如王毅外长所说："我们发起了中华人民共

---

① 刘诗琪."一带一路"倡议下的中国对外人道主义援助[J].现代管理科学,2019(8).

② 国际人道主义精神值得加倍珍视[N/OL].人民日报,2020-04-07,http://paper.people.com.cn/rmrb/html/2020-04-07/nw.D110000renmrb_20200407_2-03.htm.

和国历史上规模最大的一次全球紧急人道行动。"①

面对突发重大疫情，中国坚持把人民的生命权和健康权放在第一位。同时，中国抗疫中的人道主义精神体现了自身的特色和优势。

首先，中国充分利用和发挥举国体制的优势控制疫情、挽救生命、保障健康。举国体制是中国政治体制的一大重要特征。在突发应急管理中，举国体制凸显其效率和优势。一是中央的集中统一领导。1月下旬，党中央成立应对疫情工作领导小组，对全国防控疫情进行统一研究、部署和动员，向湖北等地派中央指导组，对地方防控工作进行指导和督察。国务院设立联防联控机制，多部委协调工作，形成有效合力。二是强大的社会动员能力。中国集中全国范围的人力、物力和财力重点支援湖北的疫情阻击战。在中央的统一安排下，各省抽调优秀的医护人员、先进的医疗设备、充足的生活物资进行对口支援，从而在短时间内控制了疫情，尽可能地挽救了更多的生命。当然，这种制度优势的发挥与人民群众对政府的信任和支持是分不开的。

其次，中国在采取科学和严格的防控措施遏制疫情的同时重视人文关怀。疫情发生后，中国采取封城等前所未有的管控行动；采取"早发现、早报告、早隔离、早治疗"的防控措施；在短时间内建设了许多方舱医院，对健康、疑似、轻症、重症四类人员进行分类隔离和集中收治；重视中西医治疗；抽调大量干部下沉到社区，进行网格化管理，等等。中国在抗疫中一方面采取严格的防控措施，另一方面又充分体现人文关怀。抗疫是一场生命和健康保卫战，也是举国上下共同参与的人道主义行动。人文关怀的重点是尊重生命，全民救援；人文关怀的开展是创伤疏导，心理抚慰；人文关怀的旨归是从人类命运共同体到天地万物为一体。②

---

① 国务委员兼外交部长王毅就中国外交政策和对外关系回答中外记者提问[EB/OL].2020-05-24,https://www.fmprc.gov.cn/web/wjbzhd/t1782257.shtml.

② 刘君莉.疫情防控中"人文关怀"开展的三个维度[EB/OL].光明网,2020-03-31, http://theory.gmw.cn/2020-03/31/content_33702743.htm.

最后，中国坚持人权与法治相结合，依法防控。依法治国是国家治理体系和治理能力现代化的客观要求。防控初期，中央就强调依法科学有序防控的重要性。《中央全面依法治国委员会关于依法防控新型冠状病毒感染肺炎疫情、切实保障人民群众生命健康安全的意见》提出要从立法、执法、司法、守法各环节发力，全面提高依法防控、依法治理能力，为疫情防控工作提供有力法治保障。① 这充分阐述了法治在应对疫情防控等重大突发公共卫生事件中的重要作用，明确了运用法治保障疫情防控顺利开展的基本思路和方向，并就如何发挥法治的保障作用等问题提出了基本要求。法治在应对重大公共安全事件包括疫情防控中具有重要的意义，可以为应对紧急事件提供比较科学的方案，为紧急动员社会力量提供法律依据和法律基础，有效平衡应急状态下各种社会关系，妥善解决应急状态下的矛盾纠纷，提供有力物资保障。② 法治在抗疫中可以彰显出巨大的力量。具体来说，就是提升法治思维的防控指挥力，发挥法治权威的防控战斗力，增强法治精神的防控凝聚力。③ 总之，以科学为基础、以法治为保障、以体制为支柱，是抗疫中确保人权的中国路径。在防控过程中，中国突出科学战疫和依法战疫相结合，切实保障人权，以中国优势和中国担当有力保障人权。④

同样，在全球各地的抗疫行动中也展示了人道主义精神。我们看到绝大多数国家和人民呈现出互相关爱、互相同情、互相援助的友好行为，这充分体现了人类应有的救死扶伤的人道主义精神，以及对人道主义精神中

① 习近平.全面提高依法防控、依法治理能力，为疫情防控提供有力法治保障[EB/OL].新华网，2020-02-06，http://www.xinhuanet.com/photo/2020-02/06/c_1125536135.htm.

② 江必新.用法治思维和法治方式推进疫情防控工作[J].求是，2020(5).

③ 刘林.彰显法治的强大战"疫"力量[EB/OL].光明网，2020-02-15，http://theory.gmw.cn/2020-02/14/content_33556182.htm.

④ 柳华文.中国在抗击新冠肺炎疫情中保障人权[N/OL].人民日报，2020-04-27，http://politics.people.com.cn/n1/2020/0427/c1001-31688834.html.

所包含的人性、自由、博爱的呼唤及向往。①

当然，由于国家利益、意识形态和战略竞争等因素，也存在利用疫情进行污名化和政治化、种族歧视、双重标准、传播谣言等违背人道主义精神的现象和行动。这严重阻碍了抗疫国际合作，不利于战胜病毒的全球努力。

2.人道主义精神与人类卫生健康共同体

弘扬人道主义精神，开展人道主义合作，建设人类命运共同体，不仅是全球共识，更应成为指导全球行动的最高理念。2020 年 5 月 18 日，习近平主席在第 73 届世界卫生大会视频会议开幕式上发表题为《团结合作战胜疫情，共同构建人类卫生健康共同体》的致辞。② 这是中国领导人首次向国际社会呼吁共同构建人类卫生健康共同体，对抗疫国际合作和全球卫生治理具有重要的战略意义和引领作用。

共同构建人类卫生健康共同体体现了人道主义的精神和价值。联合国秘书长古特雷斯则明确提出人权和人道在防控疫情和国际卫生合作中的重要性，认为人民及其权利一定要成为重中之重。疫情发生以来，一些国家和地区发生了把疫情政治化和污名化以及种族歧视的现象和行为，其根源就在于把个人的政治生命凌驾于国家利益之上，把国家利益置于人类利益之上。是否真正把人的生命、健康、权利和尊严等放在政策和行动的中心，是检验一国领导人和政府维护人权的真正标准。人权优先、人道为重，就能得到人民的支持，就能赢得国际社会的尊重。在全球抗疫过程中构建人类卫生健康共同体，就需要各国把人道主义作为国际共识和最大的公约数。也就是说，把人民的健康和权利作为一切政策的出发点，把公共卫生作为全球议程的优先位置。人道主义精神和价值还意味着要帮助脆

---

① 郑一明.战"疫"中的人道主义思潮[J].人民论坛,2020(11).

② 团结合作战胜疫情,共同构建人类卫生健康共同体——在第 73 届世界卫生大会视频会议开幕式上的致辞[EB/OL].2020-05-18,https://www.fmprc.gov.cn/web/ziliao_674904/zyjh_674906/t1780241.shtml.

弱国家和弱势群体。因为那里是全球抗疫的短板和软肋，他们的卫生和健康水平才是衡量人类卫生健康共同体"成色"的最重要标准。

团结合作是全球抗疫取得胜利的希望所在，也是构建人类卫生健康共同体的主要路径和当务之急。病毒无国界，但疫情分国界。病毒无差别地扩散到每个国家，威胁着每个人的健康；同时，疫情在不同国家的蔓延有先有后，程度有轻有重。这正是全球抗疫合作的机遇和挑战所在。一方面，病毒是人类的共同敌人，公共卫生安全已不是一个国家或地区自己的事情，而是需要全球协作解决的问题；另一方面，各国对疫情的认识和应对不同，还有一些国家的政客利用疫情进行政治操纵和战略博弈。如果说在一般情况下，国家利益和意识形态是国际合作的基础，那么面对"国际关注的突发公共卫生事件"并演变为全球大流行这样的共同挑战，就应该把人的健康和安全作为首要，并以此为指导开展国际卫生合作。此次疫情进一步表明，公共卫生危机是一种非传统安全威胁，具有种类的多样性、传播的广泛性、危害的复杂性、事件的频发性、治理的综合性等特点。因此，当务之急是国际社会所有成员要超越国家利益和意识形态，积极开展基于人道主义的国际卫生合作。而从长远来看，就是要从国际卫生合作中积累经验、创建机制、培养能力，努力构建人类卫生健康共同体。

构建人类卫生健康共同体，中国已经并将继续作出巨大贡献。3月26日，习近平主席在二十国集团领导人特别峰会上的发言中提出全球阻击疫情、国际联防联控、支持国际组织、宏观政策协调四点倡议。在世卫大会的致辞中，他进一步提出防控合作的六点建议，并宣布中国为推进全球抗疫合作而采取的五项举措。其中，六点建议为构建人类卫生健康共同体指明了方向和路径，五项举措则是中国为构建人类卫生健康共同体所做的表率和示范。如果说前者是为人类卫生健康共同体的"大厦"设计图纸，那么后者就是为"大厦"添砖加瓦。中国在前期向世卫组织捐助5000万美元的基础上，这次再提供20亿美元国际援助，将在一定程度上缓解因为美国"断供"而造成的全球卫生治理的资金缺口，有利于为人类卫生健康共同体的建设吸引更多的资金。中国在向200多个国家和地区分享抗疫诊疗经验和物资援助的基础上，设立全球人道主义应急仓库和枢纽，将极大地提高全球抗疫物资供应的效率，有利于为人类卫生健康共同体的建设搭建平台。 中国将研发的疫苗作为全球公共产品，与世界共享。 这是世卫组织第一个会员国做这样的表态，为人类卫生健康共同体树立了一个"品牌"。 中国还将帮助非洲国家提升疾病防控能力，暂缓最贫困国家债务偿还，这为许多中小国家带去了希望，体现了人类卫生健康共同体命运与共的意义。 中国的贡献体现了作为一个大国的担当，更为构建人类卫生健康共同体迈出了坚实的步伐。

第九章

非传统安全与国际卫生合作

新冠肺炎疫情的全球蔓延表明，公共卫生危机是当前和未来很长时期人类面临的最大危机和挑战。它直接威胁人的身体健康和生命安全，引发人道主义危机，并导致经济和社会危机，甚至有可能带来政治和安全危机。

面对新冠肺炎疫情这样的非传统安全威胁，国际合作包括国际卫生合作是唯一的解决之道。国际卫生合作有自身的特点和规律，这就要求我们围绕公共卫生问题和安全，开展非传统安全合作，重视非国家行为体的作用。

一、新冠肺炎疫情是非传统安全威胁

非传统安全是与传统安全相对而言的。传统安全的主要特点是以国家为中心、以军事为导向。非传统安全则具有跨国性、非军事性，需要通过多边和综合的方式来应对。

1.非传统安全首先是人的安全

人们似乎已形成一个共识，即安全问题的重心已从传统安全转变为非传统安全。 如果说传统安全是以政治安全、军事安全和外交安全为主要内容的国家安全，那么非传统安全就是指包括经济、社会、文化、信息、资源、环境、人口等广泛内容和领域的安全，其核心是人的安全。

国际上，早在 20 世纪 80 年代，美国学者乌尔曼（Richard H.Ullman）和马修斯（Jessica T.Mathews）就分别在《国际安全》和《外交事务》上发表同样题为"重新定义安全"的论文，认为安全概念应包括非军事性的全球问题，如资源、环境、人口等。① 乌尔曼因而被西方学界认为是最早提出"非传统安全"定义的学者。 1994 年，K.布斯和 P.范勒在《国际事务》上撰文提出，安全领域应向人的安全和全球安全横向扩展。 2003 年，B.布赞在《新安全论》中提出五个相互关联的安全领域，包括军事安全、政治安全、经济安全、社会安全和环境安全。 这实际上包括了传统和非传统的安全。

国内学界从 20 世纪中后期开始关注和重视非传统安全问题。② 中国政府则在 21 世纪初开始非传统安全的外交实践。 2001 年 6 月，上海合作组织成立时签署《打击恐怖主义、分裂主义和极端主义上海公约》，实际上就是一个国际合作应对非传统安全的早期实践。 2002 年 5 月，中国向东盟地区论坛提交《关于加强非传统安全领域合作的中方立场文件》，这是中国政府文件中较早正式使用"非传统安全"概念。 2002 年 11 月发表

① Richard H. Ullman. Redefining Security[J]. International Security，1983，8（1）：129–153；Jessica T. Mathews. Redefining Security[J]. Foreign Affairs，1989，68（2）：162–177.

② 国内较早关于"非传统安全"的研究成果包括：庞中英. 广义安全、经济安全、合作安全——关于全球变化和安全问题的若干新思考[J]. 欧洲，1997（1）.王逸舟. 论综合安全[J]. 欧洲，1998（1）.傅梦孜. 从经济安全的角度谈对"非传统安全"的看法[J]. 现代国际关系，1999（3）等. 关于国内学界"非传统安全"的研究，参阅廖丹子. 中国非传统安全研究 40 年（1978—2017）：脉络、意义与图景[J]. 国际安全研究，2018（4）.

的《中国与东盟关于非传统安全领域合作联合宣言》是非传统安全地区合作的又一重要实践。2002 年 11 月，党的十六大报告指出"传统安全威胁和非传统安全威胁的因素相互交织"，这是非传统安全概念首次出现在党的文件中。

与传统安全相比，非传统安全具有非军事性、跨国性、全球性、复合性、扩散性、综合性、威胁普遍性、非国家行为体参与性等特点。非传统安全与传统安全有明显的区别，但同时存在"相联系、相交织、相转化、相替代"的复合关系，如以传统安全为来源、目的和手段以及全球化和不充分发展而导致非传统安全威胁。①

非传统安全的核心是人的安全，即把人作为安全的首要。非传统安全强调人的安全、个人的安全、通过发展实现的安全、任何地方任何人的安全，从而与强调领土安全、国家安全和依靠武力实现安全的传统安全相区别。联合国开发计划署发布的《人类发展报告 1994》以多维度和整体视角讨论了人的安全的概念，并首次对人的安全进行了界定，其内涵是"免于恐惧"和"免于匮乏"的自由，具体包括七个要素，分别是：经济安全、食品安全、健康/卫生安全、环境安全、人身安全、社群安全和政治安全。② 2005 年，联合国秘书长安南发表《更大的自由》(*In Larger Freedom*) 的报告，其核心是人的安全。报告将人权与和平、发展并列为联合国的三大支柱，并首次提出要建立新的人权理事会。报告强调人的安全作为一种有效框架以解决整个国际社会正面临的诸多安全挑战的重要性。③ 这进一步强化了人的安全的影响。从实践来看，西方国家更强调人的安全的政治性要素，而发展中国家更重视人的安全的发展性要素。

---

① 余潇枫主编. 非传统安全概论[M]. 北京：北京大学出版社，2020：34.

② UNDP. Human Development Report 1994[R]. New York：Oxford University Press，1994.

③ In larger freedom：towards development，security and human rights for all[R/OL]. Report of the Secretary-General of the United Nations，2005，https://undocs.org/A/59/2005.

2.非传统安全是一种综合安全

非传统安全包括经济安全（含金融安全）、文化安全、信息安全、资源安全、环境安全、生态安全、食物安全等，因而具有广泛性。不仅如此，这些安全往往是相互关联和相互影响的，因而又具有综合性。

综合安全有两个基本的含义，即包括传统安全和非传统安全，以及国家行为体和非国家行为体的共同安全。① 这意味着非传统安全是综合安全的一部分。

非传统安全的综合性主要表现在以下几个方面：

第一，安全议题的综合性。传统安全的议题集中在军事安全和政治安全，非传统安全的议题则包括但不限于军事和政治以外的广泛领域，"涵盖和交织了经济安全、卫生安全、环境安全、个人和社群安全等人的安全议题"。② 非传统安全并不是否定或回避国家安全，而是认为基于国家主权、领土、国防等来界定安全是远远不够的。事实上，许多非传统的安全威胁和挑战（如水资源的匮乏和争夺）也可能导致国家间的冲突和战争；许多跨国安全问题（如恐怖主义、跨国犯罪、非法移民）需要国家之间的合作才能有效地解决；国家之间的冲突和国家内部治理的失败是导致人和社会不安全的重要原因。可见，非传统安全把国家、社会和个人都作为安全的指涉对象。只是，非传统安全更强调饥饿贫困、环境恶化、粮食短缺、重大传染疾病等非军事议题的重要性、紧迫性和危险性。

第二，安全主体的综合性。非传统安全并不排斥国家行为体的基础性和根本性地位，但强调非国家行为体的重要性，"在应对非传统安全挑战时，作为政治实体的国家，国与国之间、国家与不同行为体——非国家行为体、公民社会团体、个人和社区之间都保持互动"。③ 在非传统安全问

---

① 王逸舟.论综合安全[J].世界经济与政治，1998(4)：5-9.

② ［菲律宾］梅里·卡巴莱诺-安东尼编著.非传统安全研究导论[M].余潇枫，高英等译.杭州：浙江大学出版社，2019：14.

③ 同上，15.

题上，至少有三个层次，即全球层次、地区层次和次国家层次的非国家行为体。 以全球主义为主旨、以联合国为代表的全球性国际组织越来越重视和涉及非传统安全问题。 恐怖主义、气候变化、公共卫生、难民移民等都成为联合国机构的重要议程。 在推动可持续和平和可持续发展中，联合国都把人的安全放在首要的位置。 在维护国际和平与安全、促进全球发展和保护人权方面，联合国也日益重视非国家行为体的作用。 地区组织特别是欧盟、非盟和东盟在应对非传统安全方面开展了大量工作。 在全球治理和国家层面的应对遇到困难的一些问题和领域上，地区组织显示出了特定的优势。 次国家行为体在国际关系中的作用一直被忽视。 事实上，次国家政府、非政府组织、地方精英、宗教和意见领袖、行业组织、网络机构等广泛而深度地参与和影响决策，在人权、劳工、环境、反腐、妇女和儿童权益等非传统安全问题上发挥了重要作用。

第三，安全价值的综合性。 非传统安全有助于人们拓宽和深化对安全的理解，也有利于我们更全面和整体地应对安全问题。 非传统安全的理论性和学术性价值体现在：研究视角上，综合了"传统和非传统的议题"，"探讨并思考是否存在以非传统路径来研究甚至达成传统安全议题，以及是否存在以非传统（非军事）手段应对传统（与军事有关的）议题的情况"[①]；研究路径上，综合了诸多安全议题的关联性，如气候变化、公共卫生、非法移民、水资源、粮食安全等安全威胁之间的相关性；研究取向上，强调各个安全问题之间的平等性，避免在国家安全与人的安全、国家行为体与非国家行为体、军事手段与非军事手段之间进行取舍或区分。 非传统安全的实践和现实价值在于引起政府和民众重视，以及积极应对那些长期以来被忽视和消极应对的安全问题，如国内冲突的国际化和国际冲突

---

① M. Gopinath and Das Gupta. Structural challenges, enabling spaces: Gender and Non-Traditional formulations of security in South Asia[M]//R. Emmers, M. Caballero-Anthony, A. Acharya eds. Studying Non-Traditional Security in Asia: Trends and Issues. Singapore: Marshall Cavendish, 2006: 192—209.

的国内化、跨国安全挑战和威胁的增加及凸显、对潜在风险突发和危机的预防不足等。

3.新冠肺炎疫情的非传统特性

新冠肺炎疫情是重大传染疾病，是典型的非传统安全，但又不同于以前的重大公共卫生事件，具有很多新的特点。

新冠肺炎疫情的威胁性。 新冠肺炎疫情的大流行直接威胁人的身体健康和生命安全。 疫情的防控面临两难选择：如果以消灭病毒和完全控制疫情为目标，那么将付出沉重的经济和社会代价，且因为新冠病毒的传染性而很难保证疫情不会再次或多次暴发，由于没有特效药和短期内不可能有疫苗而很难长期实行严控措施；如果把新冠病毒病视为一个大号流感，采取"群体免疫"的方法，则要承受巨大的人道灾难、心理压力和政治风险，而历史上还没有一次传染病是通过群体免疫控制住的。 欧美发达国家疫情严重，占全球确诊病例和死亡人数的多数，说明发达的经济和科技并不是遏制疫情的决定性因素。 中国在短时间内较好地控制住疫情，而巴西、印度和俄罗斯的确诊病例反超，又意味着疫情与一个国家的人口规模和领土面积也没有非常直接的关系。 对病毒缺乏了解，包括病毒溯源和疫苗研制的困难，还没有找到真正控制疫情的有效方法，都大大增加了这次大流行的威胁性。

新冠肺炎疫情蔓延的全球性。 此次疫情首先在中国、日本、韩国、伊朗等亚洲国家出现，意大利、英国、西班牙等欧洲国家多点暴发，然后美国成为全球疫情最严重的国家。 而巴西、俄罗斯和印度短时间内确诊人数剧增，累计病例数已仅次于美国。 疫情在拥有众多国家和人口但医疗卫生条件脆弱的非洲大陆如何蔓延则是最大的变数。 2020年1月30日，世卫组织宣布新冠病毒疫情构成国际关注的突发公共卫生事件，到3月11日确定COVID-19为大流行。 短短几个月，新冠肺炎疫情蔓延至全球220多个国家和地区。 这一方面是由于疫情的突发性和不可预知的客观条件，另一方面也与预防失败、应对迟缓、合作乏力等主观因素直接相关。 与21世纪已经发生的非典型性肺炎、H5N1禽流感、中东呼吸综合征、H1N1猪流感、埃博拉病毒、寨卡病毒等传染病相比，新冠病毒的传播范围最广。它无差别地蔓延到不同的国家和地区——不论发达还是不发达，北半球还是南半球，内陆国还是岛屿国，人口大国还是人口小国，幅员辽阔还是面积狭小；它无差别地感染所有人群——不论你是白人还是有色人种，信奉什么宗教，是富人还是穷人，是身居高位还是处于社会底层。

新冠肺炎疫情效应的复合性。疫情大流行所造成的影响是前所未有的，也将是深远的。这种影响有多大、多深、多广，现在可能还无法预测，因为疫情的全球扩散对世界的改变才刚刚开始，并且具有很大的不确定性。但无论是国家的政治、经济、社会和文化，还是大国关系、国际秩序、世界格局和全球治理，未来将是一个全新的时代。从疫情影响的发展过程来看，"新冠肺炎在全球传染、危害和冲击有可能形成四个阶段的'冲击效应'，分别是'公共卫生危机''经济和民生危机''社会危机'和'政治危机'"。① 新冠疫情对国际关系的影响同样是全方位的。从大国关系来看，疫情对中美关系的影响最大，加快了中美从战略协调到战略竞争的进程；②从国际秩序来看，疫情可能导致国际秩序的重塑；从世界格局来看，疫情令世界的不确定性加剧，加速后霸权时代提前到来；从全球治理来看，疫情进一步暴露了全球治理的缺失和国际公共品的不足，有可能加快全球治理的变革。

二、公共卫生安全与非传统安全合作

公共卫生既有医学方面的技术性和专业性问题，也有涉及政治、经济、社会方面的问题，安全则是介于两者之间的问题。公共卫生安全化和

---

① 朱锋. 新冠疫情会如何影响世界？[J/OL]，http://isg. hust. edu. cn/info/1026/2038. htm.

② 韩召颖，黄钊龙. 从"战略协调"到"战略竞争"：中美关系的演进逻辑[J]. 国际观察，2020(2).

安全医学化是安全理念和安全实践的一个重要变化。作为非传统安全的一个组成部分，公共卫生安全离不开非传统安全合作。

1.公共卫生与公共卫生问题

什么是公共卫生？从医学分类的角度来看，公共卫生是相对于在医院进行的针对个体医疗措施的个人卫生而言的，如疫苗接种、健康宣教、卫生监督、疾病预防和控制，以及各种流行病学手段等。1916年，洛克菲勒基金决定支持创办公共卫生学院，标志着临床医学和公共卫生的分离。

2003年SARS危机后，公共卫生在中国成为一个热门话题。但很多人把公共卫生简单理解为打扫环境卫生，或者就是人人讲卫生。学界对公共卫生的含义有许多不同的观点，但比较经典的公共卫生定义有以下四个：一是美国公共卫生领袖人物温思洛（Charles Edward A Winslow）于1920年把公共卫生定义为"通过有组织的社区努力来预防疾病，延长寿命和促进健康和效益的科学和艺术"。这一定义于1952年被世界卫生组织接受。二是英国实业家维寇（Geoffrey Vickers）从疾病和科学与社会价值观之间互动关系的角度重新定义了公共卫生，认为当健康问题从社会"可容忍"状态转变为"不可接受的"状态，社会就会采取集体行动，做出公共卫生反应。三是1988年美国医学研究所（Institute of Medicine，IOM）在《公共卫生的未来》的报告中把公共卫生定义为"通过保障人人健康的环境来满足社会的利益"，体现了"人人为我健康，我为人人健康"的核心价值。四是2003年时任国务院副总理兼卫生部部长吴仪提出，公共卫生就是组织社会共同努力，改善环境卫生条件，预防控制传染病和其他疾病流行，培养良好卫生习惯和文明生活方式，提供医疗服务，达到预防疾病，促进人民身体健康的目的。这些定义提供了不同的视角，有助于我们认识公共卫生的重要性和独特性。

对公共卫生造成普遍性和共同性的威胁和危险，就成为公共卫生问题。由于医疗和科技的发展，人类解决了许多威胁人类健康的公共卫生问题。但是，即使到了21世纪，公共卫生仍然是一个全球性的问题，其中主要包括传染病、慢性病、意外伤害、不健康行为、精神及心理卫生等。

　　传染病是各种病原体引起的能在人与人、动物与动物或人与动物之间相互传播的一类疾病。 中国目前的法定传染病有甲、乙、丙 3 类，共 39 种。 其中，甲类传染病也称为强制管理传染病，包括鼠疫和霍乱；乙类传染病也称为严格管理传染病，包括传染性非典型肺炎、艾滋病、病毒性肝炎、脊髓灰质炎等 26 种；丙类传染病也称为监测管理传染病，如流行性感冒。 传染病的特点是有病原体，具有传染性和流行性，感染后常有免疫性。 病原体可以是微生物或寄生虫，包括病毒、细菌、真菌或者寄生虫等。 传染性是传染病与其他类别疾病的主要区别，意味着病原体能够通过各种途径传染给他人。 按传染病流行过程的广度和强度可分为：散发、流行、大流行、暴发。 传染病的传播和流行必须具备 3 个环节，即传染源（能排出病原体的人或动物）、传播途径（病原体传染他人的途径）及易感人群（对该种传染病无免疫力者）。

　　慢性非传染性疾病，指从发现之日起超过 3 个月的非传染性疾病，如心脑血管疾病、营养代谢性疾病、恶性肿瘤、精神类疾病等，一般无传染性。 其特点是成因复杂、潜伏期长、病程长、难以彻底治愈等。 导致这类疾病的主要因素有遗传、环境、生活方式和精神等。 根据中国疾病预防控制中心与美国华盛顿大学健康测量及评价研究所（IHME）合作完成的一项关于中国人口健康的全面研究报告，2017 年中国人的十大死亡原因：中风、缺血性心脏病、呼吸系统癌症、慢性阻塞性肺病、肝癌、道路交通伤害、胃癌、阿尔兹海默症、新生儿疾病和高血压性心脏病。 可见，慢性非传染性疾病已取代传染性疾病成为中国人的主要死因。①

---

　　① Maigeng Zhou, Haidong Wang, et al. Mortality, morbidity, and risk factors in China and its provinces, 1990 - 2017: a systematic analysis for the Global Burden of Disease Study 2017 [J/OL]. The Lancet, [2019-06]. https://www.thelancet.com/journals/lancet/article/PIIS0140-6736(19)30427-1/fulltext#seccestitle200.

2.公共卫生与公共卫生安全

根据世界卫生组织的定义，公共卫生安全是指为减少对不同地理区域和跨国界民众健康的紧急公共卫生事件的危险和影响而采取的预防性和反应性行动。① 我们也可以把公共卫生安全理解为公共卫生问题引起的安全。

影响公共卫生安全的直接因素是公共卫生事件。 公共卫生事件可以分为直接引致群体健康损害的事件和自然或人为灾害引发的次生群体健康损害的事件。 有关研究表明，公共卫生事件有五个特点：成因多样性、分布差异性、传播广泛性、影响复杂性和治理综合性。②

公共问题的安全化是一个重要的发展趋势。 除了公共卫生，水资源、粮食、能源、环境、人口等都成为安全问题，共同构成非传统安全。 公共卫生与安全联结在一起可能产生两个方面的结果：一方面，"将公共卫生提上安全议程，能够导致大量用于维护安全的资源应用到公共卫生项目中去"；另一方面，"安全化在全球化合作的背景下易导致健康问题被政治化"。③

新冠肺炎疫情是重大国际公共卫生事件，影响了公共卫生安全。 疫情的大流行不仅构成对全球公共卫生安全的重大威胁，而且大大超出了公共卫生安全的范围，彻底改变了整个世界。 新冠疫情的影响之广、之深、之大，超过了历史上任何一次公共卫生事件，也不是其他任何一个公共问题所能比拟的。 疫情造成全球性的人道、经济和社会危机，并且有可能引发政治和安全危机。 各国都采取前所未有的措施和行动，运用整个国家和社会的资源应对疫情。 疫情对国际关系特别是大国关系造成了巨大冲击。由于一些国家的政客和媒体把疫情"政治化"，严重损害了国际关系、阻

---

① https://www.who.int/health-topics/health-security/#tab=tab_1；世界卫生组织.2007 年世界卫生报告——构建安全未来:21 世纪全球公共卫生安全[M].北京:人民卫生出版社,2007:2.

② 陈坤著.公共卫生安全[M].杭州:浙江大学出版社,2007:47—56.

③ [菲律宾]梅里·卡巴莱诺-安东尼编著.非传统安全研究导论[M].余潇枫,高英等译,杭州:浙江大学出版社,2019:201.

碍了国际合作，特别是中美关系从战略协调加速向战略竞争和战略对抗转型。全球卫生治理成为全球治理的重中之重。公共卫生安全化意味着全球卫生治理不仅要处理公共卫生的技术性和专业性的问题，并且要考虑其中的安全特别是非传统安全因素，要与全球安全治理结合起来。

客观理性认识公共卫生安全的议题要求避免两种倾向。一是公共卫生安全的泛化。并不是所有的公共卫生问题和事件都影响社会安全和国家安全。慢性非传染性疾病一般不太可能成为全社会或整个国家的安全问题。传染病也只是在流行到一定范围和程度才会上升到危及社会和国家安全。公共卫生安全的泛化可能会造成社会恐慌和压力，也可能会占用过多的资源，从而削弱应对其他社会问题的能力。二是公共卫生安全的弱化。由于公共卫生直接关系到人们的生命安全和身体健康，因此在公共卫生问题上一定要有安全意识、防控机制和应急反应能力。如果把公共卫生安全边缘化，缺乏必要和足够的资源投入，可能就会产生安全隐患和安全风险。一旦发生公共卫生事件，就容易失去控制，上升为公共卫生危机，造成重大损失。

实现公共卫生安全的关键和核心是预防。国际关系中有预防冲突和预防危机的概念，它是避免冲突蔓延和升级的重要手段与途径。在公共卫生安全领域也要倡导预防安全的理念。与国际冲突问题一样，预防是实现公共卫生安全最经济的手段。2003 年 SARS 危机后，中国建立了疾病预防控制的机构和机制。但除了从公共卫生的技术和专业角度进行预防控制外，还要加强从安全角度的预防控制。

3.公共卫生安全与国际合作

公共卫生事件的跨国性客观上要求通过国际合作才能更好地实现安全。"在一个全球化的世界，各国政府逐渐达成共识：国际合作对于确保各国的公共卫生安全至关重要"。①

---

① ［菲律宾］梅里·卡巴莱诺-安东尼编著. 非传统安全研究导论［M］. 余潇枫，高英等译，杭州：浙江大学出版社，2019：199.

　　早在 19 世纪，许多国家为防御瘟疫的传播蔓延，相继采取检疫措施，制定检疫法规，并从地区性的协调，逐渐发展到国际间的合作。 1851年，在巴黎召开的第一次国际卫生会议制定了世界第一个地区性《国际卫生公约》。 针对当时霍乱历经四次世界性大流行，1866 年土耳其君士坦丁堡会议和 1874 年维也纳会议重点提出防止霍乱国际间传播的措施，同时将鼠疫、黄热病并列为国际检疫传染病，并建立了国际流行病委员会。 1912年，巴黎第十二次国际卫生会议形成的《国际卫生公约》，将霍乱、鼠疫、黄热病定为国际检疫传染病。 1926 年，巴黎第十三次国际卫生会议正式通过《国际卫生公约》。 随后，《国际卫生公约》继续发展，逐渐形成《国际卫生条例》。

　　二战后成立的世界卫生组织是公共卫生领域国际合作不断深化的产物和体现。 1948 年，第一届世界卫生大会起草了《国际公共卫生条例》（*International Sanitary Regulation*），并在 1951 年第四届世界卫生大会上获得通过。《国际公共卫生条例》的目的是以最大限度防止疾病在国际间的传播，同时又尽可能小地干扰世界交通运输。《国际公共卫生条例》是战后公共卫生国际合作的主要成果。 但是，政府通常由于担心负面结果而未能主动及时报告需申报的疾病，因此并未产生一个有效的国际疾病监管体系，世界卫生组织很难发挥其作用。 2003 年，SARS 的暴发进一步增强了国际社会对公共卫生安全的全球性意识。 2005 年，世界卫生组织 196 个国家达成协议，同意共同努力预防和应对公共卫生危机，为此对条例进行修正、补充，并重新命名为《国际卫生条例》（*International Health Regulation*，IHR）。 条例要求成员国政府向世界卫生组织报告各国疾病，并把这些疾病作为国际威胁来对待，在口岸和机场做好监管，防止这些疾病跨越国界传播。 新版《国际卫生条例》将适用范围从鼠疫、黄热病和霍乱三种传染病的国境卫生检疫扩大为全球协调应对构成国际关注的突发公共卫生事件；对各成员国国家级、地方各级包括基层的突发公共卫生事件监测和应对能力，以及机场、港口和陆路口岸的相关能力的建设都提出明确要求，以确保条件的实施；规定了可能构成国际关注的突发公共卫生事件的评估和通报程序，要求各成员国及时评估突发公共卫生事件，并按规定向世界卫生组织通报。① 世卫组织按照《国际卫生条例》规定的程序确认是否发生可能构成国际关注的突发公共卫生事件，并提出采取公共卫生应对措施的临时建议和长期建议，并成立突发事件专家委员会和专家审查委员会，为 WHO 相关决策提供技术咨询和支持。 根据《国际卫生条例》，世卫组织向各国通报公共卫生风险，并与合作伙伴一道帮助各国开展能力建设，使其能够发现、报告和应对公共卫生事件。 条例成为开展公共卫生国际合作和全球卫生治理的主要法律文件。

2005 年 11 月，西方七国集团和墨西哥的卫生部部长与代表在罗马举行世界卫生安全国际会议。 会议通过的《罗马宣言》呼吁加强国际合作防控禽流感。 与会代表一致认为，需要建立一个广泛的疫苗和抗病毒药物的储存库，以确保全球公共卫生安全。 这是在特定公共卫生安全领域开展国际合作的重要努力。

2019 年，美国削减核威胁倡议组织（NTI）、约翰斯·霍普金斯卫生安全中心（JHU）、联合经济学人智库（EIU）和国际咨询公司共同开发了全球卫生安全（Global Health Security, GHS）指数。 评估参数包括防范能力、早期发现和国际疾病关注能力、瘟疫快速反应能力、医疗体系能力、承诺改善国家能力和筹资及遵守准则、总体风险和脆弱性。 这是对全球195 个国家的卫生安全和相关能力进行的第一次全面评估和基准测试，其中得分最高的前五个国家为美国、英国、荷兰、澳大利亚、加拿大，这使公众对国际卫生安全有一个非常直观的认识。

新冠肺炎疫情的大流行说明全球公共卫生安全和全球卫生治理存在严重的脆弱性。 疫情后，国际社会可能要再次审议《国际卫生条例》，以更好地加强公共卫生安全。

---

① 世界卫生组织. 国际卫生条例（2005）［EB/OL］. https://apps.who.int/iris/bitstream/handle/10665/246107/9789245580492-chi.pdf? ua＝1.

三、非国家行为体与国际卫生合作

国际卫生合作的一个重要特点是行为体多元化。 无论是过去历次应对传染病的国际努力，还是此次新冠肺炎疫情中的国际合作，国家行为体和非国家行为体都广泛参与其中。 主权国家依然是国际卫生合作的基本力量和主导力量。 非国家行为体，从全球性和区域性国际组织到次国家行为体，都发挥各自特点和优势，在国际卫生合作中起着独特的作用。 应对公共卫生危机的国际合作经历了三个阶段，即区域性国际合作（1850—1900）、松散型国际合作（1900—1945）和协调性国际合作（1945 年至今）。① 国际卫生合作的主要载体就是区域性和全球性国际组织。

1.区域性国际组织与国际卫生合作

国际卫生合作是从区域开始的。 19 世纪上半叶，随着跨国贸易的开展和城市化的发展，导致某些疾病的流行和扩散，客观上要求通过国际合作来加强公共卫生。 1851 年 7 月，第一届国际卫生会议在巴黎召开，主要讨论建立防疫区的合作，这标志着多边防疫行动和国际卫生合作的开始。 最初的四届国际卫生会议都在欧洲举行，重点关注的是在欧洲流行的霍乱。 1881 年，第五届国际卫生会议在美国举行，主要讨论美国提出的国际疫情通报制度，重点关注的是在美洲流行的黄热病。 1902 年，12 个国家出席了在美国召开的美洲第一届国际卫生大会，成立"国际卫生局"（the International Sanitary Bureau），这是第一个区域性多边公共卫生机构。1923 年，更名为泛美卫生局（现称泛美卫生组织，Pan American Health Organization，PAHO）。

区域性国际组织仍然是当今国际卫生合作的重要力量，如东盟、非盟、欧盟以及亚太经合组织、二十国集团、金砖国家等开展了大量区域性

---

① 赵磊.全球突发公共卫生事件与国际合作[J].中共中央党校(国家行政学院)学报,2020(3).

和跨地区的国际卫生合作。

以东盟为例。东盟在区域内公共卫生合作特别是在防治非典、禽流感、新冠疫情等方面发挥着主导作用。1995 年，东盟地区论坛就讨论建立一种应对疫情的紧急救济援助机制，①这可以说是东盟公共卫生合作的开端。2003 年"非典"暴发后，东盟协调各国立场，商讨应对措施，加强与区域外国家和国际组织的合作，较好地控制了"非典"疫情。"东盟还积极加强与西方大国、国际组织等的交流与合作，拓展东盟公共卫生合作的空间"。② 东盟与中日韩（10+3）框架在公共卫生合作中发挥了非常重要的作用。新冠疫情发生后，先后召开了"10+3"卫生发展高官特别视频会议、中日韩新冠肺炎问题特别外长视频会议和"10+3"新冠肺炎问题卫生部长视频会议。2020 年 4 月 14 日，又举行东盟与中日韩抗击新冠肺炎疫情领导人特别会议，峰会通过的联合声明提出要加强本地区针对大流行病及其他传染病的早期预警机制建设，强化国家和地区能力建设以提高应对流行病的水平，相互支持公共卫生人力资源开发和能力建设等措施及行动。

又以二十国集团为例。二十国集团"在应对全球卫生挑战方面发挥着关键作用"。③ 2017 年 7 月，在德国汉堡举行的二十国集团领导人第 12 次峰会上，卫生治理议题首次列入峰会议程，并召开了首届 G20 卫生部长会议。部长会议通过了以"合作共建一个健康未来"为主题的《柏林宣言》，将管控全球卫生危机、增强全球卫生体系和应对抗生素耐药性作为 G20 重点关注的全球卫生问题。此后在阿根廷和日本举行的 G20 卫生部长会议上，分别把"营养失调和超重""人口老龄化"列入国际卫生合作的

---

① ［加拿大］阿米塔·阿查亚著.建构安全共同体：东盟与地区秩序［M］.王正毅，冯怀信译，上海：上海人民出版社，2004：253.

② 朱新光，王晓成，苏萍.建构主义与东盟公共卫生合作［J］.云南社会科学，2006（6）.

③ "G20 Leaders" Declaration：Shaping an interconnected world ［EB/OL］. Hamburg，［2017-07-07/08］，https://www.consilium.europa.eu/media/23955/g20-hamburg-leaders_-communiqué.pdf.

议程。 2020 年 3 月 26 日，二十国集团领导人以视频方式举行应对新冠肺炎疫情的特别峰会。 这是专门应对新冠疫情的第一次重大国际会议。 此次特别峰会专门讨论全球卫生危机，对 G20 来说既是应对新型危机的一种挑战，也是拓展和深化合作的一次机遇。 G20 原有的灵活性、有效性和经济性等特点决定了它可以在全球抗疫合作中发挥某些独特作用，如：政治共识和引领合作、大国协调和示范作用、统筹资源和协同治理、支持世卫的主导作用、帮助经济困难和卫生条件薄弱国家进行抗疫等。 为了有效发挥这些作用，一方面，要借助 G20 在全球金融和经济治理中已形成的机制；另一方面，可以创设应对全球卫生和健康危机的新型机制。 同时我们也要看到，"二十国集团在议程设置、多边融资机制建设以及影响相关多边机制等方面促进了全球卫生治理，但也面临着成员国间卫生优先事项存在差异、缺乏有效约束力的监督机制等挑战"。[①]

2.全球性国际组织与国际卫生合作

国际组织是国际合作的产物和体现。 全球性国际组织是国际卫生合作的主要机制和平台，国际卫生合作是全球性国际组织的重要工作和功能，特别是世界卫生组织在国际卫生合作中发挥着主导和协调的作用。 全球性的国际卫生合作已形成以世卫组织为主导，《国际卫生条例》为指导原则，其他组织和相关机构为伙伴关系的合作机制。[②]

国际卫生合作在区域性的基础上又发展到全球性。 1907 年，在罗马举行的国际卫生大会签订第一份《国际卫生条约》，并批准在巴黎组建国际公共卫生办公室（IOHP），这是世界上第一个非区域性的国际卫生组织。 1911—1912 年的第十一届国际卫生大会后，霍乱、鼠疫和黄热病这三大传染性流行病都被纳入国际疫情的监测和通报范围。 国际卫生大会创设的国际疫情通报制度是国际卫生合作的重要成果之一，"对于推进世界

---

① 晋继勇. 二十国集团与全球卫生治理[J]. 国际问题研究，2020(3).

② 张业亮. 加强全球应对突发公共卫生事件的国际合作机制[J]. 世界知识，2020(4).

各国和国际社会的疫病应急管理体系与能力现代化具有重大意义"。①

　　一战后成立的国际联盟是第一个全球性的政府间国际组织，也曾把公共卫生纳入其工作议程。同时，还成立了卫生问题办公室，应对流行病的防治。② 1920 年 4 月，国际联盟在伦敦举行国际卫生会议，成立国际联盟卫生组织（the Health Organization of the League of Nations，HOLN）。这样，国际卫生合作形成了多中心并存的局面，即美国主导的泛美卫生组织、欧洲主导的国际公共卫生局和国联体系下的国际联盟卫生组织。

　　这种局面在二战后得到改变。1946 年 6 月，联合国在纽约召开专门的国际卫生大会，通过了《世界卫生组织组织法》，决定成立世界卫生组织，作为联合国体系内负责卫生问题的专门机构。1948 年 4 月 7 日，《世界卫生组织组织法》生效，世界卫生组织正式成立。1948 年 6 月，第一次世界卫生组织大会在日内瓦召开，这标志着全球性和协调性国际卫生合作的形成。其中，世界卫生组织充当了"技术咨询者、跨国行动计划的领导者和协调者"的角色。③

　　世界卫生组织是国际卫生合作的中心。世卫组织总部位于日内瓦，共有 6 个区域办事处，150 个国家办事处，现有 7000 多名工作人员。世界卫生大会是世卫组织的最高决策机构，其主要职能是决定世卫组织的政策，任命总干事，监督财政政策，以及审查和批准规划预算方案，一般于每年 5 月在瑞士日内瓦举行会议。世卫组织是国际卫生领域权威性的指导和协调机构，负责帮助世界各国协同行动，增进人人健康。其核心职能是通过促进合作、调动伙伴关系和推动卫生领域各行动方努力应对国家和全球卫生挑战，指导和协调国际卫生工作。除了世界卫生组织，联合国专门机构中的粮农组织、教科文组织、国际民航组织、国际海事组织、世界旅游组织等也是国际卫生合作的参与者，特别是在突发公共卫生事件中发挥其各自的功能。

作为世界上最具普遍性、代表性和权威性的政府间国际组织，联合国是国际合作和全球协调的中心。在国际卫生合作中，世界卫生组织主要提供技术性和专业性的指导和帮助，而联合国的优势是提供政治协调。事实上，国际卫生问题与联合国的三大工作支柱即安全、发展、人权密切相关。国际卫生问题可以上升为安全问题，国际卫生的能力和水平一定程度上取决于发展，国际卫生又直接关系到人权。而一旦发生公共卫生事件，又离不开人道主义援助。新冠疫情是自联合国成立以来面临的最大考验。全球抗疫，除了资金的投入，更重要的是合作意愿的加强和合作能力的提升。联合国在团结国际社会方面可以发挥独特的作用。正如联合国秘书长古特雷斯所指出的，全球合作需要全球领导力，以联合国和世界卫生组织为代表的国际组织及大国领导人和决策者，要有胆识和智慧承担起领导全球合作的责任。

以国际货币基金组织、世界银行和世界贸易组织为代表的全球性国际经济和金融组织在国际卫生合作中发挥着非常关键的作用。[1] 国际卫生能力的提升需要经济和金融力量的支撑，而国际卫生事件也会对全球经济和金融产生巨大影响。如新冠疫情已导致二战之后最严重的经济衰退。自2020年3月以来，世界银行集团提供了前所未有的资金支持，以帮助各国保护贫困弱势群体，加强卫生体系，维护私营部门，促进经济复苏。这是世界银行集团有史以来规模最大、速度最快的危机响应。世界银行还承诺在15个月提供1600亿美元赠款和资金支持，帮助发展中国家应对新冠肺炎和发达国家经济停摆造成的社会和经济影响。[2]

---

① Rebecca M. Nelson, Martin A. Weiss. COVID - 19: Role of the International Financial Institutions[R/OL]. CRS Report, R 46342, [2020 - 05 - 04]. https://crsreports.congress.gov/.

② 世界银行. 100个国家获得世界银行集团支持应对新冠肺炎[EB/OL]. https://www.shihang.org/zh/news/press-release/2020/05/19/world-bank-group-100-countries-get-support-in-response-to-covid-19-coronavirus.

3.次国家行为体与国际卫生合作

如果说国际组织是国家之外的、跨国家的行为体，那么，次国家行为体就是国家内的第二级实体。 随着国际卫生活动的全球化和复杂化，一方面，国家主权受到不同程度的销蚀；另一方面，次国家行为体的自主权得到扩张。 在国际卫生合作中，次国家行为体可以起到重要的补充作用。

首先是地方政府。 无论是单一制国家还是联邦制国家，地方政府都有一定的外事权。"受经济全球化和地方分权化趋势的影响，次国家政府登上国际舞台参与国际合作成为一种全球范围的广泛现象"。① 在中国更是如此。 随着对外开放和对内改革，地方政府参与国际合作越来越广泛和深入，"制度性分权和政策性分权为地方政府参与国际合作提供了激励和保障。 在现行中国国家结构下， 地方参与国际合作对中央外交起着配合、补充和支持的作用"。② 公共卫生更多地与人的健康相关，相对而言较少涉及国家主权和安全，这为地方政府参与国际合作提供了更大的可能和空间。 2003 年"非典"疫情期间，广东省政府与世界卫生组织开展合作，"在信息资源上获得了前所未有的新渠道"，"建立起应对突发公共卫生事件的制度"，"改进了疾病预防控制、应急救治、卫生监督和疫情信息网络等地方卫生体系"。③ 新冠疫情发生后，中国积极开展国际交流合作，包括向国际社会提供人道主义援助。 截至 5 月 31 日，中国共向 27 个国家派出 29 支医疗专家组。④ 其中多数是由地方政府组织派遣的，"地方政府、企业和民间机构、个人通过各种渠道，向 150 多个国家、地区和国际组织

---

① 冯翀.次国家政府在国际合作中的作用——以新疆政府为例[D].杭州:浙江大学，2014.

② 苏长和.中国地方政府与次区域合作:动力、行为及机制[J].世界经济与政治，2010(5).

③ 冯峥.中国地方政府参与国际制度:互动模式及实证[J].国际政治研究，2014(6).

④ 国务院新闻办公室.抗击新冠肺炎疫情的中国行动白皮书[R/OL].[2020-06].http://www.scio.gov.cn/zfbps/32832/Document/1681801/1681801.htm.

捐赠抗疫物资"。① 北京、成都、广州、深圳和武汉等地方政府还接待了中国-世界卫生组织联合专家考察组的实地考察调研。

其次是各种企业。 企业是经济和社会生活的细胞。 卫生健康兼具经济活动和社会事业的特性。 据世界银行统计，2015 年全球大健康产业的产值约有 8 万亿美元，相当于全球经济总量的 10%。 同时，政府有义务向公众提供公益性的基本公共卫生服务，以预防控制疾病。 企业参与国际卫生合作有多种方式和途径：一是国际贸易和投资，即直接从事卫生健康产品的进出口和产业的对外投资。 二是在政府的指导下开展对外交流与合作，如技术援助和人员往来等。 三是参与和支持联合国及世界卫生组织等发起的倡议和项目。 企业是"一带一路"建设实施的主体，特别是央企共承担了"一带一路"建设项目 3120 个。② 企业在"一带一路"公共卫生合作中扮演了重要角色。 新冠疫情发生后，中国的企业积极参与国际卫生合作，为防控疫情的国际合作作出了独特的贡献。 2020 年 3 月 31 日，腾讯公司与联合国达成合作协议，正式成为战略合作伙伴。 在疫情当前的世界，腾讯将为联合国成立 75 周年提供全面的技术方案，并通过腾讯会议、企业微信和同传在线为联合国举办数千场会议活动，大大减轻了联合国的负担。 又如，2020 年 4 月，中国医药健康产业股份有限公司与世界卫生组织签署合作协议，由中国医药为世卫组织在华采购提供供应商审核、产品采购、仓储等服务。

最后是非政府组织。 非政府组织或称民间组织，在国际合作中是非常活跃的力量，在非传统安全合作中更是如此，其重要性越来越突出。 依靠民间力量应对公共卫生安全，是国际社会的共识和普遍做法。 2000 年成立的比尔及梅琳达·盖茨基金会，其初衷就是为世界公共卫生事业贡献力

---

① 国务院新闻办公室. 抗击新冠肺炎疫情的中国行动白皮书[R/OL]. [2020-06]. http://www.scio.gov.cn/zfbps/32832/Document/1681801/1681801.htm.

② 肖亚庆出席第二届"一带一路"国际合作高峰论坛企业家大会并致辞[EB/OL]. [2019-04-25]. http://www.sasac.gov.cn/n2588025/n2643314/c11102725/content.html.

量，是世卫组织仅次于美国官方的第二大供资方。 新冠疫情发生以来，比尔及梅琳达·盖茨基金会又向世卫组织提供 2.5 亿美元的捐赠，以"支持新冠病毒的诊断、治疗和疫苗研发；帮助加强非洲和南亚国家的卫生系统；并帮助缓解疫情对社会和经济的影响"。 在中国，民间组织在公共卫生等社会事业中的作用也在不断上升。 在 SARS 危机中，中国的非政府组织在公共卫生领域第一次全面展示了力量。① 新冠疫情防控再次彰显了民间力量。 一项研究表明，"社会组织在疫情全面防控，抗疫情、保运行两手抓，疫情防控常态化等三个阶段做好新型冠状病毒的检测摸排、募集捐赠资金与疫情防疫物资、开展社区个性化生活服务、助力企业复工复产、深度参与心理咨询、社工服务与经济复苏等方面发挥了重要作用"。② 更重要的是在公共卫生治理体系中，在预防、监测传染病的过程中，民间力量扮演了更重要的角色。 中国民间组织国际交流促进会于 3 月发起"丝路一家亲"民间抗疫共同行动，推动国内民间力量开展物资捐赠、经验分享、志愿人员派遣等多种方式的抗疫国际合作。 截至 6 月底，共推动近60 家社会组织、企业和民间机构在 50 多个国家实施 80 余个抗疫国际合作项目，捐赠物资总额达 1.76 亿元人民币，同时举行线上经验交流活动 40余场。③国家卫健委国际交流与合作中心专门从事医疗卫生领域民间国际交流与合作，是中国非政府间组织参与国际卫生合作的主渠道。

---

① 高小贤，李爱玲主编. 从 SARS 事件看中国民间组织与公共卫生[M]. 西安：西北大学出版社，2006.

② Yuan（Daniel）Cheng, Jianxing Yu, Yongdong Shen, Biao Huangm. Coproducing Responses to COVID‐19 with Community‐Based Organizations：Lessons from Zhejiang Province, China [J/OL]. Public Administration Review, [2020‐05‐26]. https://onlinelibrary.wiley.com/doi/abs/10.1111/puar.13244.

③ 中国扶贫基金会积极参与抗疫国际合作——"丝路一家亲"民间抗疫共同行动系列综述[EB/OL]. http://www.cnie.org.cn/www/NewsInfo.asp? NewsId＝1339.

第十章

国际组织与全球卫生治理的未来

全球卫生治理就是国家和非国家行为体通过正式或非正式的规则与机制，对全球卫生议题进行跨国界协调和应对的过程。 作为全球治理的主要平台和机制，国际组织在全球卫生治理中的作用至关重要。 特别是世界卫生组织作为全球卫生治理的专门机构，是全球抗疫合作的中心和关键。 同时，联合国系统中的许多机构、全球性和地区性国际组织、非政府间国际组织积极参与全球卫生治理。 国际组织间合作正成为全球卫生治理的新趋势。

一、全球卫生治理的特点与挑战

全球卫生治理是全球治理的重要领域，历史悠久、成果突出、特点明显。 新冠肺炎疫情对全球卫生治理提出了前所未有的挑战，全球卫生治理面临重大变革。 作为国际合作的主要平台和国际机制的主要体现，国际组织在全球卫生治理中扮演着独特的角色。

1.全球卫生治理的历史、现状和特点

从国际合作的角度来看，全球卫生治理大致经历了国际卫生会议、国际卫生机制到全球卫生协调这样三个阶段。 19 世纪，随着交通的发展、国际贸易的扩展和跨国人员流动的增加，一些传染病也开始传播。 国际卫生问题成为欧洲国家的重要政策议题。 1851 年，首次国际卫生会议的召开，标志着国际卫生合作的开端。 此后到 1900 年，共召开了 10 多次相关会议，通过了若干卫生公约，重点讨论和规定如何控制霍乱和鼠疫等。 国际卫生会议成为当时开展国际卫生合作的主要方式。 1900 年至 1946 年，是国际卫生机制形成时期。 1903 年《国际公共卫生条例》（ISR）的订立和 1907 年国际公共卫生办公室（OIHP）的成立，标志着国际卫生机制的开启。 条例对此前的卫生公约进行了整合，而办公室则致力于疾病信息的共享和疾病知识的传播。 此后，条例进行了多次修订，确立了疾病监测、信息共享、卫生援助等方面的合作机制。 1920 年成立的国际联盟卫生组织意味着国际卫生合作开始具有全球性。 1887 年成立的巴斯德研究院和 1913 年创立的洛克菲勒基金会在改善卫生状况、开展卫生研究、提供援助项目方面发挥了积极作用。 这表明非政府组织成为国际卫生机制的重要组成部分和国际卫生合作的有益补充。 1948 年正式成立的世界卫生组织是联合国框架下负责全球卫生事务的专门机构。 在世卫组织的领导和主导下，成员国围绕疾病监测、规则制定、卫生援助方面开展了战略合作，并就诸多卫生议题进行了全球协调。

20 世纪 90 年代以来，国际卫生合作和全球卫生治理取得显著成果。 同时也应看到，预防和控制重大传染病的国际蔓延，特别是新冠疫情大流行，全球卫生治理仍表现出巨大短板和不足。 全球卫生治理的成果首先体现在疾病监测机制的完善上。 由于通信技术的发展特别是互联网的广泛应用，疾病监测体系更加开放，许多非政府组织和卫生专业人士都能够报告疾病信息，从而有助于防止疾病的蔓延。 世卫组织最早的监测机制是

1952 年建立的全球流感监测和反应体系（GISRS）。① 此后陆续建立的疾病监测系统包括国际传染病协会 1994 年启动的"新发疾病监测计划"（ProMED）及其电子通报系统（ProMED-Mail）②、加拿大和世界卫生组织于 1997 年合作建立的"全球公共卫生情报网"（GPHIN）③、美国国防部于 1996 年建立的"全球新发疾病监测和反应系统"（GEIS）。④ 全球卫生治理的成果其次体现在疾病预防和控制方面。 在应对霍乱、艾滋病、寨卡病毒、埃博拉病毒、禽流感、SARS 等重大传染病的国际蔓延方面，世卫组织主要发挥援助和协调作用，通过派遣专家、提供建议、传播信息、协调援助等方式发挥至关重要的作用。 全球卫生治理的成果最后体现在卫生规则的不断完善上。 1998 年修订的《国际卫生条例》扩大了需要通报的传染性疾病的范围，并把防控重点从人口控制转向源头控制。 2003 年 SARS 危机后，《国际卫生条例》于 2005 年再次修订并实施至今。 该新版条例组成专家组，任命"突发事件委员会"，就"国际关注的突发公共卫生事件"（PHEIC）提供意见；设立审议委员会，就条例的修订和长期卫生问题提供建议。 条例还提出了争端解决的途径。 条例在实现限制传染病的全球传播和减少对国际贸易的干扰的目的的同时，进一步倡导人权、经济发展、环境保护和医疗安全等新的价值目标，从而扩展为"一体化的治理"目标。⑤ 然而，新冠疫情的暴发和全球蔓延，说明国际社会在疾病防控方

---

① WHO.WHO Global Influenza Surveillance and Response System［EB/OL］. https://www.who.int/news-room/detail/29-06-2020-covidtimeline.

② The Program for Monitoring Emerging Diseases（ProMED），https://promedmail.org/.

③ 陈强等. 全球公共卫生情报网及对我国的启示[J]. 医学信息学杂志，2011(8)，https://www.who.int/csr/alertresponse/epidemicintelligence/en/.

④ Global Emerging Infections Surveillance and Response System（GEIS），http://www.geis.fhp.osd.mil.

⑤ David P. Fidler. From International Sanitary Conventions to Global Health Security: The New International Health Regulations［J］. Chinese Journal of International Law，2005，4（2）：325-392.

面存在严重的漏洞，国际合作相对乏力，世卫组织的表现也受到一些争议。 可以预见，疫情之后，《国际卫生条例》需要进一步修订，全球卫生治理面临变革。

　　从战后特别是冷战后全球卫生治理的实践来看，越来越多的行为体参与到其中，国家和地区层面的治理得到加强，倡议和议程类的治理方式得到拓展。 首先，国家和非国家行为体共同组成全球卫生治理的主体。 总体而言，涉及疾病控制的有六种行为体，包括世界卫生组织、区域办公室、各国国家实验室、医学非政府组织、当事国卫生部和联合国相关机构。① 从全球应对新冠疫情的过程来看，全球性和区域性国际组织、地方政府和企业等次国家行为体、非政府组织等发挥了各自的优势和特点。 其次，国家和地区层面的国际卫生合作和治理得到不同程度的加强。 英国、德国和美国等"诸多国家纷纷推出全球卫生战略"。② 2016 年，中国提出《"健康中国 2030"规划纲要》，明确建设健康中国的总体战略和具体路径。 在地区层面，欧盟、非盟、东盟和二十国集团开展了区域内和跨区域的卫生合作与卫生治理。 最后，全球卫生治理的形式和路径更加丰富。除了以世界卫生组织为代表的专业性的正式机制，各种非正式的国际卫生合作为全球卫生治理提供了有益的补充。 作为国际经济合作的主要平台，二十国集团"主要从议程设置、融资机制建设、与世卫组织及相关多边机制开展合作等三个路径参与全球卫生治理"。③ 2014 年，中国主导提出"健康亚太 2020"倡议，为 APEC 卫生合作提供了战略合作方向。 金砖国家以"发展"为核心理念，在议程设置、国际机制改革以及卫生医疗技术

---

　　① 马克·扎克，塔尼亚·科菲著. 因病相连：卫生治理与全球政治［M］. 晋继勇译，杭州：浙江大学出版社，2011：64.

　　② 2008 年英国发布《健康是全球的：英联邦政府 2008—2013 年战略》，2013 年德国发布《塑造全球卫生：采取全球行动和拥抱责任》的全球卫生战略，2019 年美国发布《全球卫生安全战略》。见晋继勇. 全球卫生治理的背景、特点与挑战［J］. 当代世界，2020（4）.

　　③ 晋继勇. 二十国集团与全球卫生治理［J］. 国际问题研究，2020（3）.

转让和融资等方面成为全球卫生治理的积极角色。①

2.新冠疫情与全球卫生治理的新挑战

尽管国际社会在全球卫生治理方面取得不少成就，但依然面临诸多挑战，如全球卫生问题政治化、全球卫生治理协调机制碎片化、全球多边卫生治理机制双边化等。② 新冠肺炎疫情的暴发和全球蔓延进一步暴露了全球卫生治理机制存在的缺陷。 从国际合作的角度来看，全球卫生治理正面临新的挑战。

第一，疫情预防的失误和失败。 这次全球疫情最大的教训是预防失败。 武汉疫情暴发后，中国利用举国体制进行补救，采取封城等措施，遏制疫情的蔓延，但也付出了沉重的代价。

在中国发生疫情后，国际上病例还非常少的时候，多数国家没有给予足够的重视，也未能采取充分有效的措施和行动来预防疫情的蔓延。 无论是日本和相关国家在处置"钻石公主号"邮轮感染事件上的拖延，还是意大利在处理"一号病人"过程中的延误，以及美国初期对病毒检测的严重滞后，造成疫情整体防控的耽误，都说明预防工作上的失误和失败。

同样，世界卫生组织虽然也开展了大量工作，但更多的是跟在病毒或疫情的后面，而没有在预防上做足功夫。 世卫组织在宣布"国际关注的突发公共卫生事件"和"全球大流行"的决定方面，也并不是那么果断。 另外，世卫组织的一个重要建议是不要限制国际旅行。 尽管对这一建议评价不一，但至少许多国家并没有遵从这一建议。 这一建议对预防疫情全球蔓延也没有起到积极作用。

联合国秘书长古特雷斯上任后，把预防冲突作为一项优先的工作，并为此对联合国和平与安全架构进行了改革。 遗憾的是，包括世卫组织在内的联合国专门机构，似乎尚未从预防的角度调整和转型。 如何提高疾病预

---

① 晋继勇，贺楷.金砖国家参与全球卫生治理的动因、路径与挑战[J].国际观察，2019(4).

② 晋继勇.全球卫生治理的背景、特点与挑战[J].当代世界，2020(4).

防，是全球卫生治理面临的首要挑战。

第二，国际合作特别是大国合作的不力和不足。这次全球疫情最大的遗憾是合作乏力。疫情发生至今，抗疫国际合作面临各种阻力和困难，合作不充分、不平衡、不协调显而易见。病毒无国界，疫情有国界，因此更需要国际合作。遗憾的是疫情发生以来，我们看到了各种国际不合作的现象。面对疫情，许多国家从本国利益出发，或者袖手旁观，或者落井下石，甚至出现污名化、种族歧视、侵犯人权等现象。病毒威胁人类的生命和健康，是国际社会面临的共同挑战。任何国家都无法独善其身和单独应对，团结合作是战胜病毒和应对疫情的唯一路径。尽管一些国家领导人呼吁要团结合作，但更多的只是停留在口号上，而少见实际的行动。

人道主义是开展国际合作的基础，即要超越国家利益，从人的生命健康和人类共同命运的高度来合作。传染病作为一种非传统安全威胁，需要国际社会的所有行为体，从政府到非政府、从企业到个人，抛开传统的意识形态和政治制度隔阂，携手应对。面对疫情的蔓延，各国仍然各自为战，缺乏必要的政策和行动的协调，致使疫情未能得到有效的遏制。世界卫生组织受制于其权力和资源所限，也未能担当起全球抗疫中的领导角色，未能发挥领导作用，反而有被边缘化的趋势。理应承担更多国际责任的大国之间合作也不平衡。

以中美为例，一方面，两国民间开展了一些合作；但另一方面，政府之间不仅没有任何实质性的合作，美国反而横加指责，两国关系急转直下。与之不同的是，中国与周边的日本、韩国和东盟就共同抗疫进行了协调，中国与欧洲国家之间合作也正在加强，从而为全球合作抗疫带来了希望。

第三，全球卫生协调的缺失和缺位。二战后成立的世界卫生组织承担着全球卫生协调的职责。全球卫生协调也是战后全球卫生治理的主要特点。在应对 SARS、埃博拉、艾滋病、禽流感等病毒中，通过世卫组织主导的全球协调，疫情得到有效的控制。但新冠疫情的全球蔓延表明，在疾病监测、卫生援助和世卫作用方面，全球卫生协调仍存在严重的缺陷。

疾病监测对于控制疾病的传播至关重要，因而一直是全球卫生协调的重点。 国际社会陆续建立了全球流感监测和反应体系、新发疾病监测计划、全球公共卫生情报网等。 特别是 2000 年建立的全球疫情预警和反应网络（GOARN），旨在抵御疫情的国际传播、进行技术援助和相关能力建设，是"最大而且最为重要的控制疾病暴发的机制"。① 但从新冠疫情全球蔓延的情况看，这些机制未能有效发挥作用，或至少存在很大漏洞。

卫生援助同样是全球卫生协调的中心内容。 尽管多数卫生援助是通过双边渠道进行的，但多边卫生援助的数量在不断增加。 特别是在全球卫生伙伴关系中，非国家行为体发挥了越来越重要的作用。 世界银行和盖茨基金会就是其中的代表。 然而，新冠疫情发生以来，联合国和世卫组织发起的一些卫生援助项目未能达到预期目标，大国关系的紧张则使一些援助政治化。

世卫组织是全球卫生协调的领导和主导机构，但其作用受到了质疑。世卫组织的权威性和专业性一直受到肯定，但在新冠疫情防控过程中的表现受到一些批评。 美国政府指责世卫组织及其领导人在疫情信息分享、疫情政策建议等方面存在严重问题，提出要进行调查。 特朗普先是宣布暂停缴纳世卫组织会费，后来更是宣布正式退出世卫组织。 美国的行动有国内政治和国际战略上的考量，但客观上严重损害了国际卫生合作。

3.国际组织在全球卫生治理中的作用

新冠肺炎疫情已肆虐全球 200 多个国家和地区，也同样对国际组织产生冲击。 特别是作为联合国系统负责国际公共卫生事务的专门机构，世界卫生组织及其总干事谭德塞在全球抗疫中的表现，也在国际舆论中成为争论焦点。

特朗普 4 月 14 日宣布，美国暂停向世界卫生组织缴纳会费，理由是世界卫生组织存在三个"没有"：没有及时分享疫情信息，没有及时提供防

---

① 马克·扎克，塔尼亚·科菲著. 因病相连：卫生治理与全球政治［M］. 晋继勇译，杭州：浙江大学出版社，2011：167.

疫政策建议，没有及时宣布"全球大流行"等。美国还宣布将对世界卫生组织进行为期 30 至 90 天的调查，以查明世界卫生组织和总干事谭德塞在疫情防控中是否存在"失责"行为。

客观来看，新冠肺炎疫情的全球蔓延是世界卫生组织自 1948 年成立以来需要应对的最大的一次公共卫生事件，而美国的"断供"和"追责"可能是世界卫生组织成立 72 年来面临的最大一次挑战。国际组织领导人被调查追责并不是没有先例。2004—2005 年，联合国前秘书长安南曾接受伊拉克"石油换食品计划"独立调查委员会的多次质询。尽管安南本人最后被证实清白，但联合国前任副秘书长、联合国伊拉克计划办公室执行主任塞万被指违规行事，"严重危害了联合国的诚信"。此外，2007 年，世界银行行长沃尔福威茨因为"女友门"事件陷入"道德危机"而辞职；2011 年，国际货币基金组织总干事卡恩因性侵案辞职；2015 年，美国司法当局指控联合国大会前主席约翰·阿什受贿。

联合国秘书长古特雷斯已明确表示，将对疫情的发生、传播和各国的应对，进行回顾和调查。由于疫情的大流行不仅是一次公共卫生危机，而且造成经济危机、社会危机和人道危机，作为负责全球公共卫生事务的最高机构，世界卫生组织不仅要参与调查，也将成为调查对象。

美国对世界卫生组织的调查和追责主要针对以谭德塞为主的领导层。这既有美国国内政治的考虑，也有国际战略博弈的因素。世界卫生组织每年有近 30 亿美元的资金，在全球有 7000 多名工作人员。客观而言，疫情的暴发和蔓延，有其不可预见性。世界卫生组织在预警和防控疫情中的表现是否存在不足，将有待调查的结果。但无论如何，这对世界卫生组织是一个挑战和考验。

在疫情结束后，包括世界卫生组织在内的国际组织将会面临更大的考验，只有通过进一步改革才能适应全新的世界秩序。

一是如何加强国际组织的权威性和专业性。国际组织是国际合作的产物，是国际协调的平台。每个国际组织，特别是政府间国际组织，都是会员国授权负责特定国际事务的最高机构。国际组织的权威性和专业性主要体现在处理特定全球事务的公平性和有效性上。 推动国际合作和解决全球问题，是衡量一个国际组织权威性和专业性的基本标准。 这一方面取决于成员国是否提供充分的配合和支持，另一方面也取决于国际组织从官员到职员的战略视野、领导能力、专业水平和职业素养。

二是如何实现国际组织内部的透明和高效。 国际组织或多或少担负着服务全人类和全世界的使命，但主要是为成员国服务的。 成员国政府和社会组织为国际组织提供会费和捐助以及其他各种支持，以确保国际组织的正常运作。 反过来，国际组织通过制定规则和政策、开展项目和活动，提供专业和优质的服务，解决成员国共同面临而无法单独解决的问题。 如果说，会员国的基本义务是及时足额缴纳经费、遵守国际组织的规则，那么，国际组织的主要职责就是做到决策和财务的透明，以及有效地解决全球性问题。

三是如何在全球治理中发挥领导和协调作用。 国际组织是全球治理的基本力量，也是全球治理的主要平台。 全球治理赤字，一方面是由于国际社会各行为体国际合作的意愿和能力不足，另一方面也是因为国际组织的领导和协调作用的欠缺。 国际组织的领导和协调作用，与其权威性和专业性是相辅相成的。 是否能够在病毒的科学研究和疫苗研发方面充分利用其权威和专业的优势，从而发挥领导和协调作用，一定程度上可能决定世界卫生组织在未来全球卫生治理中的地位。

疫情后的世界将不再是"原来的世界"。 很多国家不得不"节衣缩食"，国际力量面临重组，国际秩序可能重塑。 任何一个国际组织，只有不断变革，才有可能在新的秩序中得到强化，否则就会被淘汰。

二、世界卫生组织与全球卫生治理

作为联合国框架下负责国际卫生事务的专门机构，世界卫生组织是国际卫生合作的主要平台，也是全球卫生治理的主要机制。 在 70 多年的发展过程中，世卫组织在疾病监测、预防和控制，提供卫生援助，制定卫生规则和规范等方面开展了大量工作，全球卫生治理取得很大成效。 但此次新冠肺炎疫情的暴发和蔓延全面暴露了全球卫生治理存在的问题。 世界卫生组织如何通过改革，强化自身的指导和协调能力，是改善全球卫生治理的关键所在。

1.世界卫生组织的基本情况

世界卫生组织是联合国的 15 个专门机构之一，是国际上最大的政府间卫生组织。 世卫组织的宗旨是使全世界人民获得尽可能高水平的健康。其主要职能包括促进流行病和地方病的防治，提供和改进公共卫生、疾病医疗和有关事项的教学与训练，推动确定生物制品的国际标准。

世界卫生组织的前身可以追溯到 1907 年成立于巴黎的国际公共卫生局和 1920 年成立于日内瓦的国际联盟卫生组织。 1946 年 7 月，64 个国家的代表在纽约举行了一次国际卫生会议，签署了《世界卫生组织组织法》。1948 年 4 月 7 日，该法得到 26 个联合国会员国批准后生效，世界卫生组织宣告成立。 每年的 4 月 7 日也就成为全球性的"世界卫生日"。 同年 6 月24 日，世界卫生组织在日内瓦召开的第一届世界卫生大会上正式成立，总部设在瑞士日内瓦。

世卫组织现有 194 个成员国。 世界卫生组织大会是世卫组织的最高权力机构，每年 5 月在日内瓦举行，主要任务是审议总干事的工作报告、规划预算、接纳新会员和讨论其他重要议题。 世卫组织的最高领导人是总干事，现任总干事是来自埃塞俄比亚的谭德塞。 执行委员会是世界卫生大会的执行机构，负责执行大会的决议、政策和委托的任务，它由 32 位有资格的卫生领域的技术专家组成。 秘书处为世界卫生组织常设机构，下设 6 个区域办事处，150 个国家办事处，现有 7000 多名工作人员。 世界卫生组织的专业组织有顾问和临时顾问、专家委员会、全球和地区医学研究顾问委员会和合作中心。

世卫组织的规划预算资金来自评定会费和自愿捐款。 评定会费是国家作为本组织会员国缴纳的费用。 每一成员国缴纳的费用按本国的财富和人口状况计算。 评定会费约占规划预算资金总额的四分之一。 其余资金通过自愿捐款筹集。 世卫组织 2016—2017 年的规划预算约 45.45 亿美元。 其中，美国政府的会费和捐助约 9 亿美元，约占总额的五分之一，如果加上比尔及梅琳达·盖茨基金会的 5 亿美元和其他捐助，则美国约占三分之一。 在 20 个最大的供资方中，12 个是主权国家政府，其他是基金会、国际组织和非政府间组织（见图 10-1）。 2016—2017 年收入来源中，会员国占 51%，慈善基金会占 17%，联合国、政府间组织和开发银行占 15%，伙伴关系和非政府组织占比分别约为 7%，私营部门实体约占 3%，学术机构占比小于 1%。

图 10-1 2016—2017 年规划预算的 20 个最大供资方（百万美元）

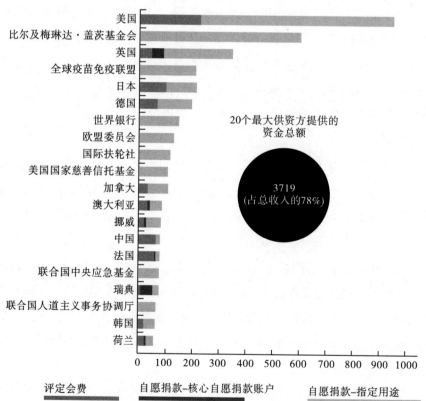

资料来源：世界卫生组织官网，https://www.who.int/zh/about/planning-finance-and-accountability/financing-campaign.

2.世界卫生组织与全球抗疫

新冠肺炎疫情是世界卫生组织成立以来面临的最大挑战。尽管人们对世卫组织在全球抗疫中的表现有一些争议，但不可否认，世卫组织为全球抗疫开展了大量工作，总体上得到国际社会的肯定和支持。

2020年1月30日，世界卫生组织总干事谭德塞宣布新冠病毒病（CO-VID-19）为"国际关注的突发公共卫生事件"（PHEIC）。世卫组织开始一系列的行动以阻止病毒的人际传播和影响，①其中几个比较突出的亮点包括：

第一，制定实施战略和规划。2020年2月5日，世卫组织启动应对新型冠状病毒疫情的"战略准备和应对方案"（SPRP）和支持国家准备与应对的指导方针，旨在为不同国家或地区层面制定疫情应对计划提供指导，为各国预防、检测和诊断新型冠状病毒传播提供支持。截至2020年6月3日，世卫组织在帮助会员国准备和应对方面，向135个国家运送了个人防护设备，向129个国家提供了100万个试剂盒，提供了130个技术指导文件；在加快研究和发展方面，有100多个国家的3500多名病人，在35个国家的400多家医院加入测试，有10个疫苗进入临床评估；在跨地区协调以应对风险方面，组织了100多个紧急医疗团队，动员27个机构的59个专家，与国际红十字会、国际移民组织、难民署、国际商会、国际民航组织和世界经济论坛等开展全球伙伴关系和跨部门协作。②

第二，建立发展伙伴平台。新冠疫情对所有国家构成了巨大挑战，因此需要国际社会的团结合作和协调性的全球应对。伙伴平台（Partners Platform）就是为了所有国家、执行伙伴、捐赠者和贡献者能够在全球应对疫情中开展有效合作。该平台可以对国家准备和应对活动的规划与执行

---

① 世卫组织应对 COVID-19 疫情时间线［EB/OL］. https://www.who.int/zh/news-room/detail/27-04-2020-who-timeline-covid-19.

② WHO.Strategic Preparedness and Response Plan［R］. https://www.who.int/publica-tions/i/item/strategic-preparedness-and-response-plan-for-the-new-coronavirus.

的支持情况进行实时跟踪。 它主要有三个方面的职能：一是行动清单，主要是评估和监督公共卫生行动的状态；二是资源缺口跟踪，主要是关注在公共卫生应对时的国家资源需求（资金、供应、人员等）；三是资源跟踪数据库，主要是对捐赠的分配进行透明的报告。 已有超过 125 个国家加入这个平台。①

第三，新冠疫情供应链体系。 新冠肺炎疫情的全球蔓延导致包括个人防护设备、诊断和临床管理等重要供应的短缺。 在联合国秘书长的要求和联合国危机管理小组的支持下，成立了供应链特别小组并建立新冠疫情供应链体系（CSCS）。 该体系由特别小组（Task Force）、采购联盟（Purchasing Consortia）和控制塔（Control Tower）三级组成。 由世卫组织和粮食署共同领导，多个国际组织参与的供应链特别小组提供战略指导和监督，其日常工作由供应链跨部门协调单元（SCICC）承担，负责信息管理、采购联盟的协调和控制塔的管理。 采购联盟在全球层面包括三个领域，即个人防护设备、诊断和临床管理。 控制塔负责协调成员国需求、伙伴供应机制以及后勤配送等。 会员国和伙伴机构可以通过三个步骤（协调需求、协调供应和精简分配）向供应门户（Supply Portal）提出供应要求。②

第四，信息流行病（infodemic）管理。 新冠疫情发生以来，各种虚假信息和谣言充斥网络和媒体。 第 74 届联大主席穆罕默德-班迪表示，在应对新冠肺炎疫情时，要避免谣言，加强团结合作。 世界卫生组织总干事谭德塞强调，有关新冠肺炎的错误信息会加大医护人员的工作难度，并向公众传播恐惧、引起混乱。 为此，世卫组织利用现有的流行病信息网络，通过风险沟通和"谣言传染病"管理团队，积极追踪多语种疫情相关错误信息；向更广泛的受众传递疫情信息；与搜索引擎、社交媒体等行业公司合

---

① COVID-19 Partners Platform，https：//covid-19-response.org/ .

② COVID-19 Supply Chain System：Requesting and receiving supplies［EB/OL］. https：//www.who.int/publications/m/item/covid-19-supply-chain-system-requesting-and-receiving-supplies.

作，包括脸书、谷歌、腾讯、百度、推特、抖音、微博等，要求它们过滤虚假信息，并推广从世卫组织等可靠来源获得的正确信息。① 世卫组织认为，从正确的信息源获得正确的信息可以挽救生命，而虚假和混乱的信息可以伤害生命。② 2020 年 6 月 30 日至 7 月 16 日，世卫组织举行首届信息流行病学（Infodemiology）会议，以更好地理解信息流行病管理的跨学科性质，寻求控制信息流行病的工具，确定公共卫生研究议程等。

3.世界卫生组织改革与前景

为实现"所有人尽可能高水平健康"的宗旨，《世界卫生组织组织法》规定了世界卫生组织的 22 项职能。 其中的首要职能就是指导和协调国际卫生工作。 自 1948 年正式成立以来，世卫组织的内外环境发生了巨大变化。 一是许多新的机构和机制也从事国际卫生合作，如联合国艾滋病规划署（UNAIDS），全球疫苗免疫联盟（GAVI），抗击艾滋病、结核病和疟疾全球基金（The Global Fund），国际药品采购机制（UNITAID）等。 二是来自成员国政府的会费约占总额的 1/4，占多数的是指定用途的自愿捐助。 这两方面都对世卫组织对全球卫生事务的指导和协调形成了挑战。世卫组织的改革关系到它在全球卫生治理中的角色，究竟它是一个规范和标准的制定者，知识和信息的提供者，还是一个不同卫生领域的技术援助提供者？③

世卫组织真正广泛和深入的改革始于冷战结束后。 1998 年，挪威前首相布伦特兰（Gro Harlem Brundtland）担任世卫组织总干事。 她首先确定了世卫组织的两项关键任务：一是实地工作；二是把卫生置于发展议程的中心。 她提出"一个世卫"的理念，即世卫组织只有一个，不是两个

---

① 李钊.控制"信息疫情"，加强国际合作[N].科技日报，2020-02-11.

② Infodemic management-Infodemiology[EB/OL]. https://www.who.int/teams/risk-communication/infodemic-management.

③ Charles Clift. The Role of the World Health Organization in the International System [R/OL]. Centre on Global Health Security Working Group Paper, 2013-02, https://www.chathamhouse.org/publications/papers/view/189351.

（一个由评定会费资助，一个由预算外资金资助），也不是七个（日内瓦总部和六个区域办公室），更不是五十个（指当时的五十个卫生项目）。她致力于与会员国、联合国机构、发展银行、非政府组织和私营部门建立更强有力的伙伴关系，倡导健康投资是实现减贫和经济增长的关键因素。为此，她发起了"减少疟疾"（Roll Back Malaria）和"无烟倡议行动"（the Tobacco Free Initiative），对内部管理进行了重组。 布伦特兰改革的主要成就是重建了世卫组织的国际威望，使健康成为发展议程的有机组成部分。但她对内部管理方式的改革、增加评定会费的努力并没有取得成功，她倡导的基于证据的政策和全球疾病负担的工作也未能延续下来。

2007 年，来自香港的陈冯富珍担任总干事，成为第一个担任联合国专门机构"一把手"的中国人。 2011 年，陈冯富珍发布《为健康的未来而改革》的报告，提出了世卫组织改革的目标和路线图。① 这一改革议程主要围绕促进世界卫生组织的领导协调能力、缓解世界卫生组织的财政危机、增加世界卫生组织应对全球卫生危机的灵活性三个方面进行。② 改革方案提交给了 2012 年召开的世界卫生大会，涉及项目、治理和管理等领域。 在陈冯富珍担任世卫组织总干事的 10 年间，全球公共卫生事业，包括应对病毒性肝炎、疟疾、卫生安全、非传染性疾病、艾滋病、结核病等方面取得巨大成就，特别是"从仅关注初级卫生保健扩大到使全民健康覆盖成为 2020 年可持续发展议程的核心要素，卫生在全球目标中占据核心位置"。③ 这些成就的取得离不开世卫组织的改革。 值得一提的是，2016 年第 69 届世界卫生大会通过"突发卫生事件新规划"，以共同防范、预防和应对导致突发卫生事件的所有危害，包括灾害、疾病疫情和冲突，并从

---

① WHO reforms for a healthy future［EB/OL］. Report by the Director - General, EBSS/2/2, 2011-10-15, https://apps.who.int/gb/ebwha/pdf_files/EBSS/EBSS2_2-en.pdf.

② 晋继勇. 世界卫生组织改革评析［J］. 外交评论, 2013(1).

③ 公共卫生十年（2007—2017）［EB/OL］. https://www.who.int/publications/10-year-review/zh/.

中恢复。 这一规划在传统技术和规范作用之上增加了行动能力。①

谭德塞是首位来自非洲的世卫组织总干事。 他上任后就成立"全球政策小组",由总干事和区域办公室主任组成。 其目标是通过改革,重塑世卫组织的领导作用。 2019 年 3 月,谭德塞发表题为《锐意变革,发挥积极影响》的改革宣言,提出"需要改变本组织的 DNA",②并提出"三个十亿"目标作为世卫组织五年战略计划的核心内容,包括全民健康覆盖受益人口新增 10 亿人,面对突发卫生事件受到更好保护的人口新增 10 亿人,健康和福祉得到改善的人口新增 10 亿人。③ 谭德塞推动的改革主要聚焦于项目规划、治理优化、管理提升三个方面。 具体来说,改革涉及世卫组织的四个支柱,包括:通过强化项目支柱,推动全民健康覆盖,促进全球卫生安全;通过强化应急支柱,提升针对全球突发公共卫生事件的应急能力;通过强化对外关系和治理支柱,集中开展和协调资源调动和宣传交流工作;通过强化业务活动支柱,确保更专业地履行在预算、财务、人力资源和供应链等领域的重要职能。④

从布伦特兰、陈冯富珍、谭德塞三位总干事推动的改革进程和路径来看,世卫组织的未来取决于能否不断强化其作为国际卫生合作和全球卫生治理的功能。 具体来说,在政治引领方面,就是要引领全民健康覆盖作为一项基本人权成为成员国和国际社会的价值追求;在政策协调方面,通过组织内部和合作伙伴的协调共同致力于卫生事业;在应急管理方面,不断

---

① 孙秀明. 世界卫生组织"突发卫生事件新规划"[J]. 中华灾害救援医学, 2016(9).

② 锐意变革,发挥积极影响[EB/OL]. 2019-03-06, https://www.who.int/zh/dg/speeches/detail/transforming-for-impact.

③ WHO unveils sweeping reforms in drive towards "triple billion targets" [EB/OL]. 2019-03-06, https://www.who.int/news-room/detail/06-03-2019-who-unveils-sweeping-reforms-in-drive-towards-triple-billion-targets.

④ 晋继勇. 新冠肺炎疫情防控与全球卫生治理——以世界卫生组织改革为主线[J]. 外交评论, 2020(3).

提升预防和应对突发公共卫生事件的能力以加强全球卫生安全；在技术规范和援助方面，加强其技术和专业水平以确保其权威性和中立性。

三、国际组织间合作与全球卫生治理

国际组织是国际卫生合作的主要平台和全球卫生治理非常重要的非国家行为体。　除了世卫组织的领导和协调，世界银行和粮农组织等联合国专门机构、开发计划署和儿童基金会等联合国附属机构、国际红十字会和无国界医生等非政府间国际组织都发挥了各自独特的作用。　更重要的是，国际组织间合作对于全球卫生治理的意义正变得越来越重要。

1.国际合作是全球卫生治理的核心

进入 21 世纪后，人类面临恐怖主义和气候变化等跨国界、非传统、全人类的共同威胁。　通过国际合作，全球反恐和全球气候变化治理已逐渐走上正轨。　正如联合国秘书长古特雷斯所指出的，新冠疫情是自联合国成立以来面临的最大考验。　面对这场人类社会前所未有的生存性和革命性挑战，需要更有高度、强度、广度、深度和更加多元、创新的国际合作，要形成超越社会制度和意识形态差异的大合作格局，才能实现有效的全球卫生治理。

国际合作理念要更有高度。　新冠病毒不分国籍、种族、身份等，"无差别"地威胁每个人的健康。　人的生命安全和身体健康，是所有政策和行为的最高目标，也是国际合作的出发点。　除了失去生命，疫情已经并将继续造成疾病、饥饿、失业、流离失所等人道主义灾难。　随着疫情向更脆弱的国家和人群蔓延，人道主义援助将更加迫切。　弘扬人道主义精神，开展人道主义合作，建设人类命运共同体，不仅是全球共识，更应成为指导全球行动的最高理念。　面对新冠疫情这种典型而又新型的非传统安全威胁，我们需要树立一种超越国家利益，致力于人类健康的全球合作和全球治理的理念。

国际合作能力要更有强度。　全球合作需要全球领导力，以联合国和世界卫生组织为代表的国际组织及大国领导人和决策者，要有胆识和智慧承担起领导全球合作的责任。 联大通过的"全球团结抗击新冠肺炎"决议、二十国集团特别峰会通过的联合声明等，是全球合作的重要体现。 除了资金的投入，更重要的是合作意愿的加强和合作能力的提升。 当前抗疫国际合作乏力的一个重要原因是大国间互信不足，联合国在团结国际社会方面可以发挥独特的作用。 为纪念联合国成立 75 周年而启动的全球对话将有助于形成共同抗疫的合力。

国际合作领域要更有广度。 研发疫苗和特效药、分享病毒和疫情的信息、交流治疗的方案和经验、借鉴预防病毒的措施和方法、协调医疗和救援物资的供应等国际卫生合作，是当前抗疫国际合作的重点。 但疫情已构成全方位的危机，应对全球疫情还需要开展更广泛的国际合作。 例如，如何阻止世界经济的衰退和国际金融的动荡，如何避免出现大规模的人道主义灾难，如何在限制国际旅行的同时保持必要的国际贸易往来，如何在疫情期间实现全球停火和结束国际冲突，等等。 这些都需要通过国际协调来共同应对。

国际合作层次要更有深度。 应对疫情的全球蔓延，需要在现有国际合作的基础上更加深入。 大国合作是推动全球合作的决定性因素。 安理会常任理事国、主要经济体、地区大国之间的协作很大程度上将决定全球抗疫的走向，而能否帮助脆弱国家有效应对将决定疫情何时以及以何种方式结束。 随着越来越多国家封锁和限制出境，通过开展周边和地区合作，建设周边和地区抗疫共同体显得尤其重要。

国际合作行为体要更多元。 主权国家及其政府是全球抗疫的主体力量，但国际组织、企业、非政府组织、个人在全球合作抗疫中都可以发挥独特作用。 事实上，在国家间合作不充分和相对乏力的同时，企业、民间、个人参与的国际合作非常突出。 美国吉利德科学公司放弃瑞德西韦"孤儿药"资格，无偿与全人类共享；美国约翰斯·霍普金斯大学提供全球疫情实时统计数据；中国的马云公益基金会和阿里巴巴公益基金会向 140 多个国家捐助抗疫物资；中国的钟南山院士和张文宏医生等专业人士向国际社会分享治疗经验……这些都是多元行为体参与抗疫国际合作的亮点。

国际合作路径要更创新。 疫情改变了传统国际合作的方式，也为创新国际合作提供了机遇。 利用网络在线交流成为国际对话的首选方式。 二十国集团历史上首次通过视频方式举行抗疫特别峰会。 中国与欧盟就疫情进行多次专题电话会议，中国与东盟举行临床医学专家视频会议。 3 月 30 日，联合国宣布，腾讯公司将为联合国成立 75 周年活动提供视频会议及数字通信工具。 这种方式同样可以用于其他国际组织的抗疫所需。 办法总比困难多，期待在全球抗疫合作中将有更多的创新路径。

2.国际组织间合作与全球抗疫

国际组织间合作是国际组织理论和实践的新范式。 联合国副秘书长苏亚雷斯指出，国际组织虽具有不同功能、优势和专业知识，但他们拥有共同的目标。 为实现那些共同目标，国际组织必须在专业化发展的同时与更多不同的行为体合作，做到包容和有效行动，以加强集体努力。① 国际组织间合作在当前全球抗疫和未来全球卫生治理中具有非常重要的意义。

疫情大流行不仅仅是公共卫生危机，更是一次经济、社会和人类危机。 全球抗疫，不仅需要世卫组织这一国际卫生事务专门机构的领导和协调，更需要在全球和地区层面的国际组织之间开展合作，共同应对危机。国际组织间合作对于预防和遏制疫情至关重要。

在全球层面，以世界卫生组织为中心，围绕全球抗疫，国际组织间合作发挥了重要作用。 如联合国启动了针对 COVID-19 疫情的危机管理小组（Crisis Management Team， CMT），由世界卫生组织总干事任命世界卫生组织卫生突发事件项目的执行长麦克瑞安（Mike Ryan）博士担任该小组组长，并联合了世卫组织（WHO）、联合国人道主义事务协调办公室

---

① Miguel De Serpa Soares. The Necessity of Cooperation Between International Organizations[M]//Peter Quayle and Xuan Gao. Good Governance and Modern International Financial Institutions—AIIB Yearbook of International Law 2018. Brill, 2019: 241-250.

（OCHA）、国际海事组织（IMO）、联合国儿童基金会（UNICEF）、国际民用航空组织（ICAO）、世界粮食计划署（WFP）、联合国粮农组织（FAO）、世界银行（WB）、联合国秘书处各部门，统一由世卫组织领导。又如，世卫组织联合世界经济论坛（World Economic Forum）搭建了一项公私合作平台——"全球大流行供应链网络"（The Pandemic Supply Chain Network，PSCN）。世界卫生组织还分别与国际海事组织、国际民用航空组织和世界旅游组织发表联合声明，以提醒所有利益攸关方注意遵循《国际卫生条例》及相关建议指南的重要性。可见，以世界卫生组织和联合国系统为引领角色的国际组织之间的合作，在应对全球卫生公共危机面前，展现了相当大的能量。在国家间陷入无序和混乱之际，国际组织凭借其伙伴关系网络和相关技术、资源优势，组织相关行业协会、社会团体、企业等主体构建可以沟通、联结的合作平台和合作框架，尤其是对抗疫一线的供应支持上，展现出了全球性的大合作、大团结，减缓了全球因陷入孤立主义而造成的更大危机，乃至灾难。①

在地区层面，国际组织间合作同样不可或缺。以非洲地区为例，非洲国家正面临疫情蔓延的巨大风险和挑战，但是，非洲国家也有自身的优势，国际组织资源就是其中之一。如果非洲联盟能围绕公共卫生有效地协调区域内的国际组织，与联合国系统、全球性和区域外国际组织形成立体式、复合性的国际组织间合作网络，也许能为全球抗疫合作提供一条新的路径。

一是非洲联盟与世卫组织之间的合作。世卫组织是联合国系统内卫生问题的指导和协调机构，负责制定全球卫生议程、规范和标准，向各国提供技术支持。在全球抗击新冠肺炎疫情的过程中，世卫组织的作用不可或缺，也不可替代。非洲联盟是致力于非洲一体化的泛非政治实体。联合国与非盟已建立和平与安全伙伴关系，在非洲联合部署维和行动。在发

---

① 袁婷予.危机中的世界卫生组织：被边缘化的全球抗疫合作［EB/OL］. 澎湃新闻，https://www.thepaper.cn/newsDetail_forward_7176661.

展领域，非盟《2063 年议程》与联合国 2030 年可持续发展议程进行了有效对接。 这为世卫组织与非盟在公共卫生领域的合作提供了示范。 事实上，世卫组织与非盟在防止艾滋病、抗击埃博拉病毒、接种黄热病疫苗等方面已开展大量合作。 世卫组织应把非洲作为抗疫的重中之重，发挥其专业优势，通过非盟为非洲国家提供专业指导，分享防疫经验，提升公共卫生能力，培训医护人员等，有效防止疫情在非洲的蔓延。 同时，非盟可发挥其政治和组织优势，在世卫组织帮助下，协调非洲国家的抗疫政策和措施，调动各种卫生资源，形成区域防疫机制，为全球抗疫作出贡献。

二是非洲联盟与区域外国际组织的合作。 非盟是非洲国家的整体代表和象征，与全球性和区域外国际组织的合作将为非洲国家抗疫带来各种资源和便利，如世界银行和国际货币基金组织等国际组织已通过资金援助、减免债务等方式对非洲国家施以援手。 在世卫组织和世界粮食计划署的共同组织下，首个联合国"团结"航班从埃塞俄比亚首都亚的斯亚贝巴出发，为非洲各国送去医疗用品。① 非盟还联合 45 个非洲国家与粮农组织、粮食署、世界银行发表共同声明，采取符合非洲情况的防疫行动，如帮助非洲最脆弱人口获取食物和营养，为非洲人民提供社会安全网，确保非洲各国边境持续对粮食和农业贸易保持开放等。 非盟还可以在现有各种合作框架下充实和丰富公共卫生的内容，争取抗疫资金、物资、技术和经验方面的支持。 南非是二十国集团和金砖国家中唯一的非洲国家，非盟也可以通过南非争取这两个跨地区国际组织的援助。

三是非洲地区国际组织间合作。 非洲是国际组织数量最多的大陆。除了非洲联盟这个全非洲的国际组织，非洲还存在大量区域性、次区域性和非政府间的国际组织，分布在东非、西非、中非、南部非洲和大湖地区等。 一个国家可能参加多个区域性组织，如刚果（金）同时是东南非共同

---

① 非盟－粮食署－世卫组织联合新闻稿［EB/OL］. https://www.who.int/zh/news-room/detail/14-04-2020-first-un-solidarity-flight-departs-addis-ababa-carrying-vital-covid-19-medical-supplies-to-all-african-nations.

市场、南部非洲发展共同体、尼罗河流域国家组织、中非国家经济共同体的成员国。 这些区域性国际组织以经济合作为主，较少涉及公共卫生议题，更没有公共卫生的专门组织。 与其他地区相比，非洲国家人民的健康问题更严重，卫生资源更缺乏。 共同抗击新冠肺炎疫情是非洲国家加强区域内公共卫生合作的一个契机。 特别是非洲的次区域性国际组织在开展公共卫生合作方面具有地理、语言、文化、风俗等方面的便利，在非盟和世卫组织的帮助下，这种合作可能取得更好的成效。

3.中国与全球卫生治理的未来

中国在全球抗疫中走出了一条独特的道路，也为全球卫生治理作出了很大贡献。 疫情的全球蔓延说明全球卫生治理存在问题、差距和挑战。"有效的治理需要资源的汇聚"。① 在未来的全球卫生治理中，中国的作用不可或缺。

第一，积极倡导人类卫生健康共同体。 全球卫生治理需要理念和价值的引领。 2020 年 6 月 7 日，国务院新闻办公室发布的《抗击新冠肺炎疫情的中国行动》白皮书指出，各国应为人类发展计、为子孙后代谋，秉持人类命运共同体理念，共同构建人类卫生健康共同体。 面对如此严重的全球公共卫生危机，只有加强团结合作，坚持多边主义，支持世卫组织等多边机制，提供更多更好的全球公共卫生产品，改进和完善全球公共卫生治理体系，才能维护全球公共卫生安全，实现人人享受尽可能高水平健康的目标。 中国不仅一直倡导人类卫生健康共同体的理念，而且积极践行多边主义，与联合国、世卫组织、二十国集团、非盟、东盟等全球性和地区性国际组织开展合作，分享经验、创设机制、提供援助，为构建人类卫生健康康共同体作出了贡献和示范。

第二，大力支持世界卫生组织的领导作用。"作为联合国系统内公共卫生问题的指导和协调机构，世界卫生组织负责拟订全球公共卫生研究议

---

① 马克·扎克，塔尼亚·科菲著.因病相连:卫生治理与全球政治[M].晋继勇译，杭州:浙江大学出版社，2011:178.

程、制定公共卫生规范和标准，向各国提供技术支持，以及检测和评估公共卫生趋势"。①中国坚定支持世卫组织工作和在全球抗疫合作中的领导作用。 自疫情发生以来，中国与世卫组织保持密切的信息沟通，开展技术合作，向世卫组织捐款 5000 万美元支持其国际抗疫工作。 尽管美国不断指责世卫组织缺乏透明度和处置不当，要求对其进行全面审查和改革，甚至"断供"和停止与世卫组织的关系，但从欧洲到非洲，从亚太到拉美，多数会员国和其他国际组织支持世卫组织在全球抗疫中发挥重要作用。 虽然世界银行、联合国艾滋病规划署、世界贸易组织等全球性国际组织和欧盟、亚太经合组织、东盟等区域性和跨区域的国际组织以及非政府间国际组织在全球卫生治理中越来越重要，但世卫组织的专业性和协调作用仍然是不可替代和不可或缺的。

第三，不断加强与国际组织的合作。 中国是国际卫生合作的积极倡导者和坚定践行者。 除了与世卫组织的合作，中国还大力支持联合国积极应对疫情。 中国与其他会员国共同提交"全球团结抗击新冠肺炎"的联大决议草案，积极推动安理会抗击新冠肺炎疫情，积极响应联合国秘书长古特雷斯提出的团结合作抗疫的呼吁和全球停火的倡议，以及全球人道主义响应计划和传播应对计划等。 中国还通过其他全球性和地区性国际组织积极推动抗疫国际合作。 中国同 77 国集团就新冠肺炎疫情发表声明，强调要加强国际团结，促进多边合作，强化伙伴关系。 通过东盟与中日韩（10+3）抗击新冠肺炎疫情领导人特别会议和外长会议，东亚各国进一步强化合作意识、提振合作信心、明确合作方向，成为地区合作抗疫的典范，对全球抗疫合作也具有引领意义。 中国与国际组织的合作将为全球卫生治理提供强大的动力。

第四，继续推动"健康丝绸之路"建设。 开展全球卫生治理，打造人类卫生健康共同体，需要有路径和抓手。 打造"健康丝绸之路"，为共建

---

① 　郑启荣主编. 国际组织［M］. 北京：高等教育出版社，2018：201.

"一带一路"开辟了新的合作空间，也为完善全球公共卫生治理提供了新思路。① "健康丝绸之路"是"一带一路"卫生合作的重要载体。 2017 年 1 月，中国政府与世界卫生组织签署双方关于"一带一路"卫生领域合作的谅解备忘录。 通过卫生政策协调、卫生规范协调、卫生人才培养、卫生项目合作等，拓展了"一带一路"卫生合作空间。 通过开展国际科研合作、推进新冠肺炎疫苗研制，为国际社会提供公共卫生产品，为构建人类卫生健康共同体发挥示范效应。

第五，努力拓展公共卫生外交。 二战结束后，在世界卫生组织的创建过程中，中国人施思明博士起了关键性的作用。 20 世纪 60 年代初，中国开始派遣援外医疗队，可以说是中国公共卫生外交的起点。 2003 年"非典"疫情后，中国开始加强国际卫生合作，特别是加强与以世界卫生组织为中心的专业的国际组织合作，积极参与全球公共卫生治理。 在此过程中，逐渐形成以政府发挥主导作用、以发展中国家为重点、以支持世卫组织的领导作用等为特点的中国特色公共卫生外交。 2014 年，非洲暴发埃博拉疫情，中国派出临床和公共卫生专家 1200 多人次援助非洲，成为我国对外卫生援助和公共卫生外交的一大亮点。 2017 年，中国与世卫组织开展"一带一路"卫生领域合作，共建"健康丝绸之路"，我国参与国际卫生合作更具有专业化和制度化。"抗击新冠肺炎疫情使中国公共卫生外交进入全球健康治理新阶段"。② 中国的公共卫生外交上升到一个新的高度。

---

① 和音."健康丝绸之路"为生命护航[N]. 人民日报，2020-03-24.

② 赵磊.公共卫生外交：中国特色大国外交的一面旗帜[N]. 学习时报，2020-05-08.

国际政要和知名学者
纵论抗疫国际合作

我深知"众人拾柴火焰高"这句话里闪耀的合作精神。 只要中国人民和全球民众同心协力，我相信我们必定能够书写捍卫生命的伟大历史新篇章。

——博鳌亚洲论坛理事长潘基文（Ban Ki Moon），1月31日

国际合作对抗新型冠状病毒疫情，证明了国际合作的重要性。 国际社会团结合作是大家需要的，因为每个人都置身其中。 当我们一起协作，我们将能够击败这次的疫情挑战。

——联合国副秘书长法布里齐奥·霍克希尔德-德拉蒙德（Fabrizio Hochschild-Drummond），2月6日

对整个国际社会，我想强调，国际团结十分必要。 我们呼吁世界各国支持中国，以及那些同样可能受到此次疫情影响的其他国家。 重要的是，我们必须停止对疫情受害者的污名化。

——联合国驻华协调员罗世礼（Nicholas Rosellini），2 月 7 日

团结和合作有利于应对疫情带来的挑战。无论在科技领域还是财政和后勤方面，都要加强团结合作。

——第 74 届联大主席蒂贾尼·穆罕默德－班迪（Tijjani Muhammad－Bande），2 月 8 日

国际社会必须团结合作、共同努力，才能有效应对这一突发国际公共卫生事件。考虑到广大发展中国家公共卫生部门的实际应对能力，国际合作就尤为重要。

——国际民航组织秘书长柳芳，2 月 12 日

现在我们需要与病毒抗争，而不是人人自危；现在我们需要各国努力，而不是袖手旁观；我们必须团结一致，而不是污名化。

——世界卫生组织总干事谭德塞（Tedros Adhanom Ghebreyesus），2 月 15 日

（新冠肺炎疫情）是对中国的巨大挑战，某种程度上来说，对整个国际社会也是一个巨大挑战。随着社会发展和经济增长，应如何解决公共卫生需求、应对像这样的传染性疾病，这是对整个国际社会和所有政府的挑战。

——联合国全球契约组织总干事金丽莎（Lise Kingo），2 月 20 日

疫情不是一个国家的问题，是全人类的问题。

——中国工程院院士、著名呼吸病学专家钟南山，2 月 27 日

我觉得，不管墙有多高，都不可能抵御流行病、气候变化或人类未来面临的任何其他重大威胁，所以我认为它会产生适得其反的效果。

——牛津大学全球化与发展问题教授伊恩·戈尔丁（Ian Goldin），3 月 6 日

深化国际合作将是预防病毒保护主义最有效的疫苗。

——世界银行首席经济学家阿迪特亚·马图（Aaditya Mattoo）、米歇尔·露塔（Michele Ruta），3月13日

如果我们选择全球大团结，我们不仅能战胜这次的冠状病毒，还能战胜21世纪未来所有的侵害人类的传染病和危机。

——《人类简史》作者尤瓦尔·赫拉利（Yuval Noah Harari），3月20日

这场大流行并没有让世界以冷战后全球化的精神团结在一起，反而在美国和中国之间、在大西洋联盟内部以及在欧盟内部引发了分歧。

——新美国安全中心高级研究员罗伯特·卡普兰（Robert D. Kaplan），3月20日

新冠肺炎疫情是全人类面临的威胁，防止疫情蔓延的唯一方法就是共同合作。

——欧盟外交与安全政策高级代表何塞·博雷利·丰特列斯（Josep Borrell Fontelles），3月23日

疫情是人类共同的敌人，世界各国应该合作抗疫，而不是制造偏见和指责别人。将疫情政治化是非常错误的。

——尼泊尔共产党（马列）总书记梅纳利（Mainelli），3月28日

全世界人民都将意识到，构建人类命运共同体是实现和平、和谐、繁荣的必要前提。我们坚决反对将公共卫生问题政治化，坚决抵制歧视任何国家、地区和族群的言行，坚决反对破坏抗疫国际合作。

——泰国为泰党战略委员会副主席、前副总理颇钦·蓬拉军（Bhokin. Bhalakula），3月28日

这场疫情波及全世界，各国必须守望相助，不断深化国际合作。

——德国联邦议院社民党党团主席罗尔夫·米策尼希（Rolf Mützenich），3 月 28 日

我们需要更深刻地理解国际合作与构建人类命运共同体的意义。面对疫情，所有国家都坐在同一条船上，但我们有没有做到同舟共济、守望相助？这值得各国政府、我们每一个人深刻反思。

——博鳌亚洲论坛咨询委员、世界卫生组织前总干事陈冯富珍，3 月 30 日

新冠病毒大流行是自第二次世界大战以来最严重的全球危机。只有每个人齐心协力，忘记政治游戏，并且认识到危及人类的危险，才可能团结一致地采取更强有力、更有效的应对措施。

——联合国秘书长安东尼奥·古特雷斯（Antó nio Guterres），3 月 31 日

病毒无国界，任何一种新病毒都是世界人民的公敌。明白这一点，就能认识到中国人民为世界所做的努力和贡献。国际社会唯有携手合作共同应对，才能最终战胜疫情。

——新加坡国立大学东亚研究所所长郑永年，3 月 31 日

边界不能解决问题，我们都是一个命运共同体。卫生合作是推动多边主义的核心部分之一。这场新冠肺炎危机告诉我们，自主与合作不是非此即彼，而是需要二者并重。

——博鳌亚洲论坛咨询委员、法国前总理让-皮埃尔·拉法兰（Jean-Pierre Raffarin），4 月 1 日

新冠大流行将永远改变世界秩序。

——美国前国务卿亨利·基辛格（Henry Kissinger），4 月 3 日

我们希望鼓励全球共同努力，与美国的盟国、朋友和其他国家共同应对新冠病毒的挑战。这是关于挽救生命的——本土美国人的生命以及世界其他地方人的生命。

——美国前任国家安全顾问斯蒂芬·哈德利（Stephen Hadley），4月3日

无论中美双边关系处于何种状态，新冠病毒大流行的全球挑战迫使我们竭尽所能，通过合作来共同寻求挽救生命的方法。

——美国智库亚洲协会美中关系中心主任夏伟（Orville Schell），4月3日

全球挑战需要全球解决方案，这必须涉及世界上两个最大经济体之间的协调。我们将需要在多个方面进行大规模的国际努力，以帮助发展中国家应对这一流行病，开发疫苗，然后为数十亿人接种疫苗。除非其他国家确信美国和中国一起合作，否则他们将不愿采取任何行动。

——前美国副助理国务卿、加州大学圣迭戈分校教授谢淑丽（Susan Shirk），4月3日

在新冠病毒面前没有人能独善其身，各国应该停止互相指责，放弃单边思维，转而携手合作，迅速遏制疫情，在为时已晚之前避免这场全球卫生危机引发二战后最严重的经济危机。

——联合国前副秘书长金垣洙（Kim Won-soo），4月3日

一方面，疫情的确会让包括美国在内的世界各国在短期内都更加关注国内事务，尤其担心重要卫生物资的供应链安全等，但由于全球化形成的分工带来的优势非常明显，疫情不一定会造成全球化明显后退。另一方面，各国在疫情结束后回顾时会察觉到真正的失误在于各国没有形成有效的国际合作。

——美国哥伦比亚大学国际政治教授罗伯特·杰维斯（Robert Jervis），4月8日

人们已经并且仍然在不会有任何结果的争吵中浪费大量时间。 彻底战胜新冠肺炎的唯一方法就是世界各国展开协调与合作。

——法国中国问题专家、中欧联合论坛创始人达维德·戈塞（Davide Gose），4 月 8 日

地球上某个角落的传染病很可能引发其他地区疫情的死灰复燃，而这一切都只是时间长短的问题；只要某个地方还有新冠病毒存在，全球人民都会受到威胁。 因此，我们需要一个全球化的方法来抗击疾病。

——比尔及梅琳达·盖茨基金会联席主席比尔·盖茨（Bill Gates），4 月 12 日

新冠病毒的大流行为建立更为有效的国际合作提供了一个机会。 企图利用全世界的共同不幸谋取私利，只会减缓社会经济发展，给人类制造新的困难。 防止这种事情的发生，是国际社会的共同任务。

——上海合作组织前秘书长拉希德·阿利莫夫（Rashid Alimov），4 月 13 日

新冠危机可能会加剧成为美国与中国"脱钩"和去全球化的趋势，但在某些领域，也可能出现一种新的"全球性"。 疫情对国际秩序、国际间的竞争、冲突和合作所造成的更广泛的地缘政治影响，不太可能会产生一种单一的场景。 疫情后的世界格局的塑造仍然取决于国际行为体合作的政治意愿、领导力和能力。

——德国国际政治和安全事务研究所所长沃克·佩尔特斯（Volker Perthes），4 月 13 日

这次疫情凸显了多边主义的危机和全球治理的脆弱性，同时展现出人类面对巨大的挑战，需要加强对多边主义和全球治理的信心。 我们必须加强经济政策合作，开创多边体系的新纪元。

——阿根廷前外长豪尔赫·塔亚纳（Jorge Taiana），4 月 13 日

各国需要应对与冠状病毒大流行相关的三个问题：当前形势下的健康问题、对经济的影响和经济危机的后果。 为此，在处理与疫情相关的问题上加强国际合作是唯一的最佳选择。

——印度尼西亚战略与国际问题研究中心董事会副主席尤素夫·瓦南迪（Jusuf Wanandi），4 月 13 日

纵观人类历史，人类具有独特的应对挑战和危机的能力。 这只有通过人民、社会和文明之间的合作与团结才有可能。 在由于气候变化等产生的威胁中，新冠疫情可能不是人类在未来几年和几十年面临的最大挑战，但是此次新冠疫情已经将世界推入了危机状态。

——俄罗斯世界公众论坛创始人、文明对话研究所监事会主席弗拉基米尔·雅库宁（Vladimir Yakunin），4 月 13 日

在一个刚出现麻烦的迹象边界就将被关闭的世界，它们不能再依赖于某个国家的物资供应。 因此，"去全球化"进程——即我们的消费品将更多地在靠近本国的地方制造，即便成本更高——将加速。

——英国前外交大臣、保守党前领袖威廉·黑格（William Hague），4 月 20 日

面对疫情，各国应当立即携手，共克时艰，而非煽动民粹主义，玩弄政治手腕。 以疫情为罪名相互攻讦并不能拯救生命，只能加剧裂痕，恶化歧视现象，陷无辜民众于水火。 新冠疫情是全球共同面临的挑战，所以我们必须采取全球规模的合作行动，予以应对。 没有任何一个国家能够在此危机之中孤军作战、独木支撑。

——新西兰前副总理兼外长、新西兰-中国关系促进委员会主席唐纳德·麦金农（Don McKinnon）爵士，4 月 22 日

如果我们希望看到瘟疫过后一个更好的世界，就必须拥抱和滋养当下的遭遇为我们带来的谦卑与团结。

——诺贝尔文学奖得主、土耳其作家奥尔罕·帕慕克（Orhan Pamuk），4月29日

在这一全球疫情大流行时期，世界正面临着前所未有的挑战。　我们现在应当比以往任何时候都更加鼓励各利益攸关方的共同解决方案。

——世界经济论坛主席、中国改革友谊奖章获得者克劳斯·马丁·施瓦布（Klaus Martin Schwab），5月4日

新冠肺炎疫情的冲击向世人表明，独善其身是一条走不通的路。　我们必须携起手来，共同应对。　在这点上，学术界能够发挥关键作用。　疫情当前，全球各地的高等院校必须共享智慧，携手应对危机。

——东京大学校长、日本物理学家五神真，5月4日

新冠肺炎疫情的暴发表明，没有哪个国家能真正独善其身，中美两国的协力在其中又尤为重要。

——哈佛大学东亚研究中心前主任、社会学家傅高义（Ezra Feivel Vogel），5月4日

新冠疫情再次表明人类休戚与共，唯有守望相助、携手应对、合作抗疫、成果共享，才能共建美好的地球家园。

——中国工程院院士詹启敏，5月4日

虽然病毒似乎暂时撕开了国际社会的一道口子，但人类的共同命运是相互依存，而非隔离。

——比尔及梅琳达·盖茨基金会北京代表处首席代表李一诺，7月13日

面对新冠肺炎疫情这一人类前所未有的挑战，全球合作至关重要，各国需要团结起来，通过前所未有的合作行动，完善全球治理，提出更多有助于抗击疫情、提振世界经济的方案。

——联合国前副秘书长沙姆沙德·阿赫塔尔（Shamshad Akhtar），7月29日

各国政府不应在疫情期间产生冲突，敌对和威胁不能解决问题，医疗科学能够帮助中国和西方国家建立起全新的合作模式，必须通过加强合作来共同应对疫情，这是各国人民团结起来的时刻，也是朋友之间和解、尊重和诚实的时刻。

——《柳叶刀》主编理查德·霍顿（Richard Horton），8月4日

新冠肺炎疫情对当今世界中的国际科学合作新形式、新方向的酝酿跟出炉产生了巨大影响，并推动各国学者团结起来，携手解决这一全球性问题。

——俄罗斯副总理塔季扬娜·戈利科娃，8月26日

公共卫生是最不应该有政治分歧的领域。 在此次疫情期间，中国积极参与国际交流，体现了中国在全球公共卫生领域坚持开放的格局和胸怀。

——世界卫生组织助理总干事任明辉，9月6日

打败疫情需要全球合作，世卫组织希望各国在技术创新、政策制定等方面加强国际合作，加大对公共卫生系统的投入，进一步放缓、减轻新冠肺炎对全球的影响。

——世界卫生组织驻华代表高力，9月8日

中国政府向世界展示了国际合作对摆脱困境的重要性，中国不仅提出了合作抗疫的主张，而且在抗击疫情方面是世界典范。

——秘鲁利马市前政府顾问蒙塔尔沃，9月13日

全球科学界在疫情期间所展现出来的团结精神是未来的榜样。面对全球性的挑战，我们比以往任何时候都更需要集合所有人的智慧。

——联合国教科文组织总干事奥德蕾·阿祖莱（Audrey Azoulay），10月27日

我们不能与它（疫情）谈判，也不能闭上眼睛指望它消失。我们唯一的希望是科学，找到解决办法和团结。

——世界卫生组织总干事谭德塞，11月9日

在控制新冠疫情方面，全世界目前还有很长的路要走。新冠肺炎疫苗是急需的，不过我们不能等待疫苗的问世，也不能把希望全部寄托在疫苗上，全世界仍应继续采取积极的防控措施，以阻止疫情的蔓延。

——世界卫生组织总干事谭德塞，11月13日

我们从新冠肺炎中显然吸取了一个教训：世界需要一个更强大的世界卫生组织。让我们通过这场危机，认真思考如何为人类创造一个更美好的未来。

——新加坡前常驻联合国代表马凯硕，11月24日

要尽快结束此次危机，除开展合作外别无他法，首要的是确保所有人都能获得有效的疫苗和治疗。

——国际货币基金组织总干事格奥尔基耶娃（Kristalina Georgieva），11月24日

（王悦整理）

抗疫国际合作大事记

2019 年 12 月 27 日，中国湖北省中西医结合医院发现不明原因肺炎病例。

2020 年 1 月 2 日，中国国家卫生健康委员会制定《不明原因的病毒性肺炎防控"三早"方案》。

1 月 3 日，国家卫生健康委会同湖北卫生健康委制定《不明原因的病毒性肺炎诊疗方案（试行）》等文件。当日起，中国有关方面定期向世界卫生组织、有关国家和地区组织以及中国港澳台地区及时主动通报疫情信息。

1 月 4 日，中国疾控中心负责人与美国疾控中心主任通电话，介绍疫情有关情况，双方同意就信息沟通和技术协作保持密切联系。

1 月 5 日，中国向世卫组织通报疫情信息；世卫组织首次就中国武汉出现的不明原因肺炎病例进行通报。

1 月 8 日，中美两国疾控中心负责人通电话，讨论双方技术交流合作事宜。

1 月 9 日，中国向世卫组织通报疫情信息，将武汉不明原因的病毒性肺炎疫情病原学鉴定取得的初步进展分享给世卫组织；世卫组织网站发布关于中国武汉聚集性肺炎病例的声明，表示在短时间内初步鉴定出新型冠状病毒是一项显著成就。

1月10日，国家卫生健康委主任马晓伟与世卫组织总干事谭德塞就疫情应对处置工作通话；中国疾控中心负责人与世卫组织总干事谭德塞通话，交流有关信息；中国疾控中心将新型冠状病毒核酸检测引物探针序列信息通报世卫组织。

1月12日，中国疾控中心、中国医学科学院、中国科学院武汉病毒研究所作为国家卫生健康委指定机构，向世卫组织提交新型冠状病毒基因组序列信息，在全球流感共享数据库（GISAID）发布，全球共享。

1月19日，美国疾控中心就疫情防控中的有关情况与中国疾控中心沟通。

1月22日，中方应世卫组织邀请，与其他受疫情影响的国家一道，参加《国际卫生条例》突发事件委员会会议。与会各国、世卫组织以及有关专家在会上分享疫情信息，并对疫情进行科学研判。

1月27日，国家卫生健康委主任马晓伟应约与美国卫生与公众服务部部长阿扎通话，就当前新型冠状病毒感染的肺炎疫情防控工作进行交流。

1月28日，中国国家主席习近平在北京会见世卫组织总干事谭德塞。习近平指出，中国政府始终本着公开、透明、负责任的态度及时向国内外发布疫情信息，积极回应各方关切，加强与国际社会合作。中方愿同世卫组织和国际社会一道，共同维护好地区和全球的公共卫生安全。

1月29日，中共中央政治局委员、中央外事工作委员会办公室主任杨洁篪应约同美国国务卿蓬佩奥通电话，蓬佩奥对疫情发生后中方及时回应美方关切表示赞赏。

1月31日，世卫组织宣布，将新型冠状病毒疫情列为"国际关注的突发公共卫生事件"。

2月2日，国家卫生健康委主任马晓伟致函美国卫生与公众服务部部长阿扎，就双方卫生和疫情防控合作再次交换意见。

2月3日，中日韩与东盟举行东盟–中日韩应对新冠肺炎疫情特别电视电话卫生发展高官会议，国家卫生健康委相关负责人在会上介绍疫情总体情况，提出下一步合作建议。

2月4日，中国疾控中心负责人应约与美国国家过敏症和传染病研究所主任通电话，交流疫情信息；同日，广州呼吸健康研究院与哈佛大学医学院首次就新冠肺炎进行科研合作交流。

2月5日，博鳌亚洲论坛理事长、联合国第八任秘书长潘基文，通过中央广播电视总台给中国加油。

2月6日起，外交部发言人开始在例行记者会上通报前一日关于新冠肺炎疫情的病例统计情况。

2月7日，国家主席习近平应约同美国总统特朗普通电话，习近平指出，中方本着公开、透明、负责任态度，及时向世卫组织以及美国在内的有关国家和地区作了通报，并邀请世卫组织等相关专家前往武汉实地考察。特朗普表示，美国全力支持中国抗击新型冠状病毒感染肺炎疫情，愿派遣专家前往中国，并以其他各种方式向中方提供援助；联合国开发计划署署长阿奇姆·施泰纳致信习近平主席，对一线医护人员所作出的贡献，以及中国人民展现出的战胜疫情的坚定决心给予高度赞赏。

2月8日，联合国秘书长、联大主席和非盟委员会主席在亚的斯亚贝巴第33届非盟峰会上发言，表示声援中国抗击新冠肺炎疫情，并主张防止侮辱性言行和谣言的发生。

2月11日，中国疾控中心专家通过现场或在线方式参加在日内瓦举办的新型冠状病毒全球研究与创新论坛（至12日），全球400多名相关学科科学家、有关国家和地区代表、公共卫生机构代表等与会；国家卫生健康委与世卫组织考察团召开第一次会议，就中国–世卫组织联合专家考察组人员组成原则、考察重点领域、初步日程安排达成初步共识。

2月12日，国家卫生健康委专家参加中国与欧盟就当前新冠肺炎疫情举行的技术交流电话会，介绍疫情最新进展、采取的主要防控措施及开展对外合作情况。

2月13日，世卫组织和国际海事组织联合发布了《关于应对2019年新型冠状病毒疫情的联合声明》，双方进行紧急磋商，以便协助各国确保实施卫生措施的方式将最大限度减少对国际运输和贸易的不当干扰；广州呼吸健康研究院、美国哈佛大学医学院等联合成立"新型冠状病毒肺炎"科研攻坚小组。联席组长由钟南山院士、哈佛大学医学院院长担任，围绕快速检测诊断、临床救治、药物筛选和疫苗研发四大重点方向开展科研合作。

2月14日，中国常驻维也纳联合国代表王群大使与联合国工业发展组织总干事李勇在维也纳签署关于工发组织向中方提供抗击新冠肺炎疫情相关物资的协议。

2月15日，东盟发表关于协同应对新冠肺炎问题的主席声明，对中方抗击病毒的努力表示支持，强调东盟各国应齐心协力应对新冠肺炎疫情。

2月16日，中国-世卫组织联合专家考察组开始为期9天的在华考察调研工作，对北京、成都、广州、深圳和武汉等地进行实地考察调研。

2月17日，联合国儿童基金会需要紧急筹措4230万美元资金，用以加强对2019冠状病毒病疫情的应对工作，并为遏制疫情蔓延的全球行动提供支持。

2月20日，非盟和平与安全理事会召开会议，评估新冠肺炎疫情对非洲的影响，并表示非盟将全力声援中方抗击病毒，继续同中国政府加强合作，携手应对疫情；中国和东盟各国临床医学专家召开视频会议，重点围绕诊疗方案和救治经验进行交流；中国-东盟关于新冠肺炎问题特别外长会在老挝万象成功举行，这是疫情暴发以来首个专门针对新冠肺炎问题的多边会议。

2月22日，中国-世卫组织新冠肺炎联合专家考察组前往湖北省开展现场调研（至23日）。考察组访问了同济医院光谷院区、武汉体育中心方舱医院，并赴湖北省疾控中心调研湖北省和武汉市新冠肺炎疫情防控、医疗救治等情况，与湖北省联防联控机制成员单位负责人和专家进行交流。

2月24日，中国-世界卫生组织新冠肺炎联合专家考察组在北京举行新闻发布会。考察组认为，中国采取了前所未有的公共卫生应对措施，在减缓疫情扩散蔓延、阻断病毒人际传播方面取得明显效果，已经避免或至少推迟了数十万新冠肺炎病例。此外，中国也在保护国际社会方面发挥了至关重要的作用，为各国采取积极的防控措施争取了宝贵的时间，也提供了值得借鉴的经验。

2月25日，国家卫生健康委与多个国家和地区组织分享应对新冠肺炎更新版技术指南。

2月26日，世界旅游组织与世卫组织联合发布声明，承诺将共同指导旅游行业应对疫情，并再次强调过度的旅行限制措施将带来不利影响；中国疾控中心专家参加世卫组织新冠肺炎疫情非正式专家磋商电话会议。

2月27日，第二次中国-欧盟应对新冠肺炎疫情专题电话会议举办，中欧卫生专家就防控措施、诊断筛查、诊疗方案等深入交流。

2月28日，国家卫生健康委参加大湄公河次区域卫生工作组视频会议，讨论疫情防控面临的挑战及技术需求。

2月29日，中国-世卫组织新型冠状病毒肺炎联合考察报告发布。报告指出，面对前所未知的病毒，中国采取了历史上最勇敢、最灵活、最积极的防控措施，尽可能迅速地遏制病毒传播。

3月2日，国际货币基金组织总裁克里斯塔利娜·格奥尔基耶娃和世界银行集团行长戴维·马尔帕斯发表联合声明，帮助成员国应对COVID-19病毒带来的人类悲剧和经济挑战。

3月3日，世界银行承诺提供120亿美元的支持，用来加强卫生系统最脆弱国家的防范和应对新冠疫情能力。

3月4日，中国疾控中心专家参加世卫组织全球应急准备监测委员会新冠肺炎疫情应对电话会议；钟南山与欧洲呼吸学会负责人视频连线，向欧方介绍中国抗疫成果经验。

3月5日，外交部会同国家卫生健康委与阿塞拜疆、白俄罗斯、格鲁吉亚、摩尔多瓦、亚美尼亚、土库曼斯坦以及上合组织秘书处举办新冠肺炎疫情专家视频交流会。

3月6日，世卫组织与国际民用航空组织发布联合声明，就2019冠状病毒病与民用航空提供了最新咨询建议；中方向东盟、日本、韩国、也门、伊朗、伊拉克、阿联酋、欧盟等分享中国临床专家新闻发布会视频。

3月7日，中方宣布向世卫组织捐款2000万美元，以支持世卫组织开展抗击新冠肺炎疫情的国际合作。

3月9日，全国人大常委会副委员长、中国红十字会会长陈竺在中国疾控中心应急指挥中心召开新冠肺炎疫情防控中国-意大利视频研讨会。

3月11日，世卫组织宣布新冠肺炎疫情为"全球大流行"。

3月13日，联合国纽约总部发现首位确诊病例，是菲律宾常驻联合国代表团的工作人员。同日，瑞士慈善基金会与世卫组织共同创建"2019冠状病毒病（COVID-19）团结应对基金"，以广泛募集资金，支持世卫组织及其合作伙伴协助各国应对COVID-19大流行疫情。

3月16日，联合国位于纽约的总部大楼因为疫情暂停运行，绝大部分工作人员开始居家办公。同日，国际商会和世卫组织同意密切开展合作，确保为全球商界提供最新和最可靠的信息以及有针对性的指导意见。同日，特朗普发推特称新冠病毒来源于中国，是"中国病毒"。

3月17日，由于2019冠状病毒引发的全球公共卫生危机，联合国难民署和国际移民组织将暂停难民重新安置工作，暂停决定将在接下来的几天内开始生效。

3月19日，意大利累计死亡病例3405例，超过中国，成为因疫情死亡人数最多的国家；摩纳哥公国元首阿尔贝二世亲王确诊感染新冠病毒，成为首位感染的国家元首。

3月20日，应中方倡议，国务委员兼外长王毅同韩国外长康京和、日本外相茂木敏充举行中日韩新冠肺炎问题特别外长视频会议；国际民航组织秘书长柳芳在与国际海事组织、世卫组织和世界旅游组织共同举行关于2019冠状病毒疫情的电话会议；联合国秘书长南南合作特使、南南合作办公室主任豪尔赫·切迪克发表关于应对2019新型冠状病毒公开声明，向中国人民表达了深切的关心和祝福，并希望国际社会加强合作、共克时艰。

3月23日，国际足联和世卫组织联合发起了一场由世界知名足球运动员牵头的宣传运动，呼吁全世界所有人采取五项重要措施阻止新冠疫情传播；二十国集团主席国沙特主持召开G20财长和央行行长特别视频会议，讨论新冠肺炎疫情对全球影响和G20下一步应对行动，并同意共同制定《G20应对疫情联合行动计划》。

3月24日，联合国秘书长古特雷斯呼吁在世界各地立即停火，共同应对新冠病毒；国际民航组织、国际海事组织、世卫组织和世界旅游组织共同举行电话会议，呼吁各国政府采取行动帮助航空和旅游部门抵御当前疫情风险和影响。

3月25日，联合国秘书长古特雷斯启动20亿美元的全球人道主义协同应对计划，以帮助世界上最脆弱的国家抗击新型冠状病毒疫情。

3月26日，二十国集团领导人以视频方式举行应对新冠病毒疫情特别峰会；联合国难民署号召国际社会提供2.55亿美元资金，专门用于援助需要采取具体行动的重点国家；特朗普政府要求联合国安理会在有关新冠病毒的决议中明确写入"新冠病毒起源于中国"，但遭到拒绝；中国外交部和国家移民管理局发布公告，决定自2020年3月28日0时起，暂时停止外国人持目前有效的来华签证和居留许可入境；当日上午10时，国务院新闻办公室举行新闻发布会，外交部副部长罗照辉介绍，中国境外输入的确诊人群中90%持中国护照，其中40%是留学生；为坚决遏制境外新冠肺炎疫情输入风险高发态势，根据国务院疫情联防联控工作要求，中国民用航空局发布通知，决定进一步调减国际客运航班运行数量。

3月26日晚，国家主席习近平在北京出席二十国集团领导人应对新冠肺炎特别峰会并发表题为《携手抗疫　共克时艰》的重要讲话。

3月27日，国家主席习近平应约同美国总统特朗普通电话。习近平强调，当前，中美关系正处在一个重要关口。中美合则两利、斗则俱伤，合作是唯一正确的选择。希望美方在改善中美关系方面采取实质性行动，双方共同努力，加强抗疫等领域合作，发展不冲突不对抗、相互尊重、合作共赢的关系。

3月28日，美国确诊病例达100717例，成为首个确诊逾10万的国家；鉴于新冠肺炎疫情在全球范围快速蔓延，中方决定自2020年3月28日0时起，暂时停止外国人持目前有效来华签证和居留许可入境。

3月30日，意大利确诊病例达101739例，成为继美国后全球第2个确诊逾10万的国家；在联合国开发计划署的主导下，一项由2000万美元的启动资金及其他现有资源支持的"2019冠状病毒快速应对基金"已经启动；美国总统特朗普与俄罗斯总统普京通电话，同意合作应对疫情。

3月31日，中国政府宣布向国际原子能机构捐赠抗疫物资，以支持该机构为协助成员国抗击新冠肺炎疫情所作的努力；联合国发布《共担责任、全球声援：应对新冠疫情的社会经济影响》的报告，联合国秘书长古特雷斯在致辞中表示，新冠病毒疫情是自联合国成立以来我们共同面对的最大考验。联合国宣布和腾讯达成全球合作伙伴关系。受全球疫情影响，联合国75周年的数千场活动将搬到线上进行，在腾讯会议和企业微信上开。这也将是联合国历史上规模最大的全球对话。

4月2日，美国确诊病例达209071例，成为首个确诊逾20万的国家；中国共产党同100多个国家的230多个政党就加强抗击新冠肺炎疫情国际合作发出共同呼吁，加强协调合作，有效开展国际联防联控，努力打造人类卫生健康共同体；第74届联合国大会通过一份名为《全球合作共同战胜新冠疫情》的决议，强调新冠疫情给人类社会造成了巨大负面影响，呼吁国际社会加强合作，共同战胜疫情。

4月3日，"77国集团和中国"发表声明，呼吁国际社会为抗击新冠疫情解除所有对发展中国家所采取的单方面胁迫性经济措施；国际货币基金组织宣布提供500亿美元一揽子应对新冠病毒支持计划。

4月4日，中国举行全国性哀悼活动，全国和驻外使领馆下半旗志哀，全国停止公共娱乐活动。

4月5日，英国女王向英国公众发表电话演讲中说："我们正在共同抗击病毒，我想向你们担保，只要大家团结一心，坚定不移，就一定能够战而胜之。"

4月7日,"东盟-中日韩关于加强应对新冠肺炎合作特别卫生部长视频会议"召开;美国总统特朗普表示将严格控制向世卫组织缴纳的会费,声称世卫组织持有"以中国为中心"的立场。

4月8日(日内瓦时间),联合国秘书长古特雷斯发表声明,呼吁各国在当前新冠疫情肆虐的情况下支持世卫组织工作。他同时指出,待疫情结束后,应该对这一事件进行彻底回顾,以了解疫情如何出现,为何扩散如此迅速,所有参与方的应对表现如何。

4月9日,联合国安理会举行新冠肺炎疫情暴发以来的首次会议,联合国秘书长古特雷斯向安理会成员国提出了3个基本要求,呼吁各国代表"采取更多行动以支持这些要求的执行",应对疫情给全球带来的挑战。

4月11日,美国总统特朗普批准怀俄明州进入"重大灾难"状态。至此,美国出现历史上第一次全美各州同时宣布处于"重大灾难"状态的情况。同日,美国确诊病例达524903例,其中包括死亡病例20389例,成为全球累计确诊病例数、累计死亡病例数最多的国家。

4月14日下午,国务院总理李克强在北京出席东盟与中日韩抗击新冠肺炎疫情领导人特别会议,会议以视频方式举行,并发表《东盟与中日韩抗击新冠肺炎疫情领导人特别会议联合声明》。

4月15日,特朗普宣布美国将暂停资助世卫组织,指责世卫组织没有及时分享疫情信息,没有及时提供防疫政策建议,没有及时宣布"全球大流行"等。

4月21日晚,由市政府外办主办的北京市友城防疫经验分享视频会举行。日本东京都、韩国首尔、英国伦敦、法国巴黎等26个北京国际友好城市,以及世界城市和地方政府联盟、C40城市气候领导联盟、宜可城的60余名政府负责人、国际组织代表和相关领域专家学者应邀参加。

4月23日,中国外交部发言人耿爽在外交部例行记者会上宣布,中方决定在前期向世卫组织捐款2000万美元现汇的基础上,增加3000万美元现汇捐款,用于新冠肺炎疫情防控,支持发展中国家卫生体系建设。

4月28日，金砖国家以视频连线方式举行应对新冠肺炎疫情特别外长会，五国一致认为金砖国家应加强团结合作，支持彼此根据国情制定和实施相应的抗疫战略，加强疫情信息分享，深入交流抗疫经验，有效开展药物和疫苗研发合作。 联合国世界粮食计划署4月在中国启动全球人道主义应急枢纽，为包括联合国系统、各国政府及其他人道主义合作伙伴在内的国际社会提供全球抗疫应急响应。 首批抗疫医疗物资已于4月29日至30日运抵位于广州的仓库枢纽。

4月29日，非洲疾病控制与预防中心、马云公益基金会、阿里巴巴公益基金会及阿里健康共同举办了一场旨在促进中非共享遏制新冠疫情经验的线上交流会，吸引了来自20多个非洲国家、逾1600名疾控部门工作人员和卫健专家的参与。

5月4日，欧盟、英国、挪威和沙特等国共同发起应对新冠肺炎疫情国际认捐大会，42个国家领导人和政府高级代表以及联合国秘书长、世卫组织总干事等出席会议，并响应全球防范工作监测委员会的呼吁，承诺募捐81亿美元抗击新冠疫情。

5月18日，第73届世界卫生大会以全球视频会议形式举行，中国国家主席习近平宣布：中国将在两年内提供20亿美元的国际援助，用来支持疫情影响的国家，特别是发展中国家；将同联合国合作，在中国设立全球人道主义应急仓库和枢纽，努力确保抗疫物资供应链；中国新冠疫苗在研发完成、投入使用后，将作为全球公共产品。

5月29日，美国总统特朗普宣布美国将终止与世卫组织的关系，停止向世卫组织提供资金，理由是世卫组织未能完成美国要求的改革。

6月7日，中国国务院新闻办公室发布《抗击新冠肺炎疫情的中国行动》白皮书。

6月17日，经中国、非洲联盟轮值主席国南非、中非合作论坛非方共同主席国塞内加尔共同倡议，中非领导人通过视频连线召开中非团结抗疫特别峰会。

6月17日，中共中央政治局委员、中央外事工作委员会办公室主任杨洁篪与美国国务卿蓬佩奥在美国夏威夷会面，这是新冠疫情暴发以来中美高层的首次面对面接触。

6月18日，"一带一路"国际合作高级别视频会议在北京举行，会议主题为"加强'一带一路'国际合作、携手抗击新冠肺炎疫情"。

6月28日，新冠肺炎全球感染人数突破1000万例，截至6月29日全球已有超过50万人死于新冠肺炎，美国则是受影响最严重的国家，死亡人数逾12.5万人。

7月1日至2日，世界卫生组织举行了关于COVID-19研究和创新的第二次峰会，旨在评估不断发展的COVID-19相关科学，并审查在开发有效卫生工具方面的进展。

7月6日，美国正式通知联合国秘书长古特雷斯，将于2021年7月退出世界卫生组织。

7月9日，世卫组织宣布启动大流行防范和应对独立小组，由新西兰前总理海伦·克拉克和利比里亚前总统埃伦·约翰逊·瑟里夫共同担任主席，对全球2019冠状病毒病应对工作开展独立评估。

8月3日，世卫组织发布了《COVID-19防范和应对工作进展报告》，涵盖2020年2月1日至6月30日在扩大国际协调与支持、国家防范以及加快研究和创新方面的进展情况。

8月13日，根据世界卫生组织公布的最新统计显示，全球新冠确诊病例突破2020万。

8月14日，世卫组织、国际麻醉品管制局（麻管局）和联合国毒品和犯罪问题办公室发表了一项声明，呼吁各国政府确保能在各国采购和供应受管制药物，以满足患者的需求，既包括新冠肺炎患者，也包括需要国际管制药物的其他疾病患者。

8月15日至9月1日，中国外交部长王毅对意大利、荷兰、挪威、法国和德国进行正式访问，这是疫情暴发以来中国高层官员首次访问欧洲。

8月26日，俄罗斯副总理塔季扬娜·戈利科娃为俄中科技创新年揭幕。在开幕式上，中俄两国签署了建设新冠病毒联合研究实验室的备忘录。

8月27日，世卫组织总干事宣布计划设立一个COVID-19疫情期间《国际卫生条例》运作情况审查委员会。

9月8日至9日，COVID-19疫情应对期间《国际卫生条例（2005）》运作情况审查委员会开始评估条例在大流行期间的运作情况，并就其认为必要的任何修改提出建议。

9月10日至16日，中国外交部长王毅出席上海合作组织成员国外长理事会会议并访问俄罗斯、哈萨克斯坦、吉尔吉斯斯坦和蒙古国，这次会议是疫情暴发以来首次召开的实体多边会议。

9月22日，中国国家主席习近平在联大第75届会议一般性辩论中发表视频讲话指出，在2019冠状病毒病大流行期间，中国积极投身国际抗疫合作，为维护全球公共卫生安全贡献中国力量。

10月8日，中国同全球疫苗免疫联盟（GAVI）签署协议，正式加入"新冠肺炎疫苗实施计划"，这是推动疫苗成为全球公共产品的一个重要举措。

10月11日至15日，中国外交部长王毅访问东南亚五国（柬、马、新、老、泰），这次访问是疫情防控常态化背景下中国外长的首次东南亚之行。

11月8日，中国援外抗疫医疗队赴非洲冈比亚执行国际抗疫任务。

11月17日，习近平主席以视频方式出席金砖国家领导人第十二次会晤并发表重要讲话，各成员国就加强抗疫国际合作达成共识。

11月21日晚，中国国家主席习近平在北京以视频方式出席二十国集团领导人第十五次峰会第一阶段会议并发表题为《勠力战疫 共创未来》的重要讲话。

（王悦整理）

参考文献

一、中文文献

1.著作

［德］克劳斯·施瓦布、［法］蒂埃里·马勒雷著:《后疫情时代:大重构》,北京:中信出版社,2020年版。

赵剑英:《后疫情时代的全球经济与世界秩序》,北京:中国社会科学出版社,2020年版。

中华人民共和国国务院新闻办公室:《抗击新冠肺炎疫情的中国行动》,北京:人民出版社,2020年版。

余潇枫主编:《非传统安全概论》,北京:北京大学出版社,2020年版。

晋继勇:《全球公共卫生治理中的国际机制分析》,上海:上海人民出版社,2019年版。

［菲律宾］梅里·卡巴莱诺-安东尼编著:《非传统安全研究导论》,余潇枫、高英等译,杭州:浙江大学出版社,2019年版。

［美］约翰·M·巴里著:《大流感——最致命瘟疫的史诗》,钟扬、赵

佳媛、刘念译，上海：上海科技教育出版社，2018 年版。

杨肖光、陈文主编：《全球卫生治理视角下的中国经验与策略》，上海：复旦大学出版社，2017 年版。

鲁新、方鹏骞主编：《全球健康治理》，北京：人民卫生出版社，2016 年版。

[加] 马克·扎克、塔尼亚·科菲著：《因病相连：卫生治理与全球政治》，晋继勇译，杭州：浙江大学出版社，2011 年版。

陈坤著：《公共卫生安全》，杭州：浙江大学出版社，2007 年版。

高小贤、李爱玲主编：《从 SARS 事件看中国民间组织与公共卫生》，西安：西北大学出版社，2006 年版。

王旭东、孟庆龙著：《世界瘟疫史》，北京：中国社会科学出版社，2005 年版。

2.学术论文

庞中英、卜永光：《新冠肺炎疫情与二十国集团的危机应对》，《当代世界》，2020 年第 12 期。

赵可金：《病毒与权力：新冠肺炎疫情冲击下的世界权威重构》，《世界经济与政治》，2020 年第 10 期。

李雪威、王璐：《上海合作组织参与全球卫生治理：优势、挑战及路径选择》，《国际问题研究》，2020 年第 6 期。

刘蔡宽：《应对非传统安全威胁国际合作的国际法审视与制度创新——以 PHEIC 为视角》，《政法论坛》，2020 年第 6 期。

熊爱宗：《新冠肺炎疫情下世界卫生组织面临的挑战及其应对》，《国际经济评论》，2020 年第 6 期。

杨娜：《欧洲模式的韧性：新冠肺炎疫情与欧盟卫生治理》，《外交评论》，2020 年第 6 期。

吴国鼎：《全球抗疫中的二十国集团合作》，《世界知识》，2020 年第 9 期。

李晨阳、罗肖：《抗疫合作助推东亚命运共同体建设》，《世界知识》，

2020 年第 7 期。

冯峥：《从全球治理、国家治理到地方治理：重大疫情应对中的三层治理角色及其互动》，《东北亚论坛》，2020 年第 5 期。

薛力：《新冠疫情与中国周边外交方略调整》，《东南亚研究》，2020 年第 5 期。

姚天冲、鲁思睿：《浅析国际突发公共卫生事件中的合作机制》，《中国卫生法制》，2020 年第 5 期。

周鑫宇：《中国的"抗疫外交"：成效与启示》，《国际问题研究》，2020 年第 5 期。

张洁：《中国与东南亚的公共卫生治理合作——以新冠疫情治理为例》，《东南亚研究》，2020 年第 5 期。

张海冰：《全球抗击新冠肺炎疫情：国际合作与路径选择》，《当代世界》，2020 年第 5 期。

郭树勇：《人类命运共同体面向的新型国际合作理论》，《世界经济与政治》，2020 年第 5 期。

汤蓓：《中国参与全球卫生治理的制度路径与未来选择——以跨国传染性疾病防控为例》，《当代世界》，2020 年第 5 期。

孙吉胜：《新冠肺炎疫情与全球治理变革》，《世界经济与政治》，2020 年第 5 期。

胡鞍钢、胡兆辰：《人类卫生健康共同体视域下的中国行动、中国倡议与中国方案》，《新疆师范大学学报》，2020 年第 5 期。

张清敏：《新冠疫情考验全球公共卫生治理》，《东北亚论坛》，2020 年第 4 期。

史本叶、马晓丽：《后疫情时代的全球治理体系重构与中国角色》，《东北亚论坛》，2020 年第 4 期。

赵可金：《疫情冲击下的全球治理困境及其根源》，《东北亚论坛》，2020 年第 4 期。

晋继勇：《全球卫生治理的"金德尔伯格陷阱"与中国的战略应对》，

《国际展望》，2020 年第 4 期。

晋继勇：《全球卫生治理的背景、特点与挑战》，《当代世界》，2020 年第 4 期。

刘晓红：《国际公共卫生安全全球治理的国际法之维》，《法学》，2020 年第 4 期。

张业亮：《加强全球应对突发公共卫生事件的国际合作机制》，《世界知识》，2020 年第 4 期。 张勇安：《从以邻为壑到跨国行动：国际组织与全球卫生防疫体系的建立》，《探索与争鸣》，2020 年第 4 期。

王正毅：《物质利益与价值观念：全球疫情下的国际冲突与合作》，《国际政治研究》，2020 年第 3 期。

秦亚青：《合作：命运共同体发展的铁律》，《国际问题研究》，2020 年第 3 期。

于洪君：《疫情肆虐全球 中国当行四个坚持》，《国际问题研究》，2020 年第 3 期。

杨洁勉：《疫情和当代国际关系互动初探》，《国际问题研究》，2020 年第 3 期。

汤蓓：《PHEIC 机制与世界卫生组织的角色演进》，《世界经济与政治》，2020 年第 3 期。

晋继勇：《二十国集团与全球卫生治理》，《国际问题研究》，2020 年第 3 期。

晋继勇：《新冠肺炎疫情防控与全球卫生治理——以世界卫生组织改革为主线》，《外交评论》，2020 年第 3 期。

赵磊：《全球突发公共卫生事件与国际合作》，《中共中央党校（国家行政学院）学报》，2020 年第 3 期。

贺嘉：《全球公共卫生治理中的成员遵约机制研究》，《西南政法大学学报》，2020 年第 3 期。

刘长君、高英彤：《"一带一路"建设中的卫生治理合作：意义、问题与路径》，《广西社会科学》，2020 年第 3 期。

晋继勇、贺楷:《金砖国家参与全球卫生治理的动因、路径与挑战》,《国际观察》,2019 年第 4 期。

廖丹子:《中国非传统安全研究 40 年(1978—2017):脉络、意义与图景》,《国际安全研究》,2018 年第 4 期。

任彦妍、房乐宪:《国际人道主义援助发展演变:源流、内涵与挑战》,《和平与发展》,2018 年第 2 期。

高明、唐丽霞、于乐荣:《全球卫生治理的变化和挑战及对中国的启示》,《国际展望》,2017 年第 5 期。

徐彤武:《当代全球卫生安全与中国的对策》,《国际政治研究》,2017 年第 3 期。

汤伟:《2030 年可持续发展议程与全球卫生治理的转型》,《国际展望》,2016 年第 2 期。

徐彤武:《全球卫生:国家实力、现实挑战与中国发展战略》,《国际政治研究》,2016 年第 3 期。

张清敏:《外交转型与全球卫生外交》,《国际政治研究》,2015 年第 5 期。

晋继勇:《世卫组织改革评析》,《外交评论》,2013 年第 1 期。

张彩霞:《全球卫生治理面临的挑战及其应对策略》,《中国卫生政策研究》,2012 年第 7 期。

张彩霞:《国际非政府组织在全球卫生治理中的作用与职能》,《经济研究导刊》,2011 年第 34 期。

张彩霞:《全球卫生法:全球卫生治理的新趋势》,《中国卫生政策研究》,2011 年第 10 期。

罗艳华:《试论"全球卫生外交"对中国的影响与挑战》,《国际政治研究》,2011 年第 2 期。

汤蓓:《伙伴关系与国际组织自主性的扩展——以世界卫生组织在全球疟疾治理上的经验为例》,《外交评论》,2011 年第 2 期。

晋继勇:《试析联合国专门机构的政治化——以世界卫生组织为例》,

《国际论坛》，2009 年第 1 期。

二、英文文献

1.Monographs

Adrian Kay and Owain David Williams eds., Global Health Governance: Crisis, Institutions and Political Economy, New York: Palgrave Macmillan, 2009.

Carol S. Weissert and William G. Weissert, Governing Health: The Politics of Health Policy, Maryland: The Johns Hopkins University Press, 2006.

Chelsea Clinton and Devi Lalita Sridhar, Governing Global Health: Who Runs the World and Why? London: Oxford University Press, 2017.

Colin McInnes, Adam Kamradt-Scott, Kelley Lee, Anne Roemer-Mahler, Simon Rushton and Owain David Williams, The Transformation of Global Health Governance, New York: Palgrave Macmillan, 2014.

Simon Rushton and Owain David Williams eds., Partnerships and Foundations in Global Health Governance, New York: Palgrave Macmillan, 2011.

2.Academic Articles

Caroline Thomas and Martin Weber, "The Politics of Global Health Governance: Whatever Happened to 'Health for All by the Year 2000'?" Global Governance, vol. 10, no. 2, 2004, pp. 187-205.

David L. Levy, "COVID-19 and Global Governance", Journal of Management Studies, 2020.10.11, pp.1-5.

Gian Luca Burci, "The World Health Organization at 70: Challenges and Adaptation", International Organizations Law Review, vol. 16, 2019, pp. 229-241.

Jennifer Prah Ruger, "International institutional legitimacy and the World Health Organization", Journal of Epidemiology and Community Health, vol. 68, no. 8, 2014, pp. 697–700.

Lawrence O. Gostin, Suerie Moon and Benjamin Mason Meier, "Reimagining Global Health Governance in the Age of COVID–19", American Journal of Public Health, vol.110, no.11, 2020.11, pp.1615–1619.

Jon C. W. Pevehouse, "The COVID – 19 Pandemic, International Cooperation, and Populism", International Organization, 2020. 12. 11, pp.1–22.

Sumbal Javed and Vijay Kumar Chattu, "Strengthening the COVID–19 Pandemic Response, Global Leadership, and International Cooperation through Global Health Diplomacy", vol. 10, no. 4, 2020, Health Promotion Perspectives, pp.300–305.

Rose Gana and Fomban Leke, "Global health Governance—The Response to Infectious Diseases", The Lancet, vol. 376, 2010, pp.1200–1201.

Rajesh Basrur and Frederick Kliem, "COVID–19 and International Cooperation: IR Paradigms at odds", SN Social Sciences, 2020.11.09, pp.1–10.

Sara E. Davies, "What contribution can International Relations make to the evolving global health agenda?" International Affairs, vol. 86, no. 5, 2010, pp. 1167–1190.

3.Publications by International Organizations

Antó nio Guterres, "COVID–19 and Human Rights We are all in this together", United Nations, 2020.04, https://www.un.org/en/node/67998.

ASEAN, "Economic Impact of COVID–19 Outbreak on ASEAN", ASEAN Policy Brief, 2020. 04, https://asean. org/storage/2020/04/ASEAN – Policy – Brief–April–2020_FINAL.pdf.

"Building Back Better: A Sustainable, Resilient Recovery after COVID–19", The Organization for Economic Co–operation and Development (OECD), 2020. 06. 05, https://read. oecd – ilibrary. org/view/? ref = 133 _ 133639 – s08q2ridhf&title = Building – back – better – _A – sustainable – resilient – recovery –

after-Covid-19.

"COVID-19: A Global Perspective", Bill & Melinda Gates Foundation, 2020 Goalkeepers Report, https://www.gatesfoundation.org/goalkeepers/downloads/2020-report/report_a4_en.pdf.

"COVID-19 in Africa: Protecting Lives and Economies", United Nations Economic Commission for Africa, 2020.04, https://www.uneca.org/publications/covid-19-africa-protecting-lives-and-economies.

"East Asia and Pacific in the Time of COVID-19", World Bank East Asia and Pacific Economic Update, World Bank Group, Washington, DC. 2020. 04, https://www.subrei.gob.cl/wp-content/uploads/2020/03/informeBancoMundialCovid-19.pdf.

Global Preparedness Monitoring Board, "From Words to Action: Towards a community-centered approach to preparedness and response in health emergencies", International Federation of Red Cross and Red Crescent Societies, 2019. 09.19, https://apps.who.int/gpmb/assets/thematic_papers/tr-5.pdf.

Ilona Kickbusch and David Gleicher, "Governance for health in the 21st century", Regional Office for Europe, World Health Organization, 2012, https://www.euro.who.int/__data/assets/pdf_file/0010/148951/RC61_InfDoc6.pdf.

Mathew J. Burrows, Peter Engelke, "What world post-COVID-19? Three scenarios", The Scowcroft Center for strategy and security, Atlantic Council, 2020.04.23, https://atlanticcouncil.org/in-depth-research-reports/report/what-world-post-covid-19-three-scenarios/.

Max Beverton-Palmer and Bill Wildi, "Covid-19 and Changing Attitudes: The US, China and Global Cooperation", Tony Blair Institute for Global Change, 2020.07.02, https://institute.global/policy/covid-19-and-changing-attitudes-us-china-and-global-cooperation.

"Policy Brief: Impact of COVID-19 in Africa", United Nations, 2020.

05. 20, https://unsdg. un. org/sites/default/files/2020 – 05/Policy – brief – Impact–of–COVID–19–in–Africa.pdf.

Richard A. Roehrl, Wei Liu and Shantanu Mukherjee, "COVID–19 pandemic: a wake–up call for better cooperation at the science – policy – society interface", DESA Policy Brief 62, United Nations Department of Economic and Social Affairs, 2020.04.22, https://www.un. org/development/desa/dpad/wp – content/uploads/sites/45/publication/PB_62.pdf.

"Shared Responsibility, Global Solidarity: Responding to the socio – economic impacts of COVID – 19", United Nations, 2020.03, https://unsdg. un. org/sites/default/files/2020–03/SG–Report–Socio–Economic–Impact–of–Covid19.pdf.

"Tax and Fiscal Policy in Response to the Coronavirus Crisis: Strengthening Confidence and Resilience", The Organization for Economic Co-operation and Development (OECD) 2020.05, https://read.oecd–ilibrary. org/ view/? ref = 128 _ 128575 – o6raktc0aa&title = Tax – and – Fiscal – Policy – in – Response–to–the–Coronavirus–Crisis.

"2019 Novel Coronavirus (2019 – nCoV): Strategic Preparedness and Response Plan", World Health Organization (WHO), 2020.02.03, https:// www.who.int/docs/default–source/coronaviruse/srp–04022020.pdf? ua = 1.

4.Electronic Resources

Abbas Poorhashemi, "Reforming the United Nations for the post Covid–19 World", Apolitical, 2020.09.25, https://apolitical.co/en/solution_article/re-forming–united–nations–post–covid–19.

Aaditya Mattoo and Michele RUTA, "Viral protectionism in the time of coronavirus", World Bank, 2020.3.27, https://blogs.worldbank.org/voices/viral–protectionism–time–coronavirus.

Artemy Izmestiev and Stephan Klingebiel, "International (development) co-operation in a post–COVID–19 world: a new way of interaction or super–accelerator?" the Devpolicy Blog, 2020.05.01, https://devpolicy.org/international-development-cooperation-in-a-post-covid-19-world-a-new-way-of-interaction-or-super-accelerator-20200501-1/.

Audrey Tan, "International cooperation necessary for Covid-19 response to buttress global economic recovery: Chan Chun Sing", The Straits Times, 2020.09.22, https://www.straitstimes.com/singapore/international-cooperation-necessary-for-covid-19-response-to-buttress-global-economic.

Brahima Sangafowa Coulibaly and Payce Madden, "Strategies for Coping with the Health and Economic Effects of the COVID-19 Pandemic in Africa", Brookings, 2020.03.18, https://www.brookings.edu/blog/africa-in-focus/2020/03/18/strategies-for-coping-with-the-health-and-economic-effects-of-the-covid-19-pandemic-in-africa/.

Charles Clift, "The Role of the World Health Organization in the International System", Center on Global Health Security Working Group Papers, Chatham House, 2013.02, https://www.chathamhouse.org/sites/default/files/publications/research/2013-02-01-role-world-health-organization-international-system-clift.pdf.

Charles Clift, "What's the World Health Organization For? Final Report from the Centre on Global Health Security Working Group on Health Governance", Royal Institute of International Affairs, Chatham House, 2014.05, https://www.chathamhouse.org/publication/what-s-world-health-organization#.

Chelson Clinton and Devi Sridhar, "Who pays for cooperation in global health? A comparative analysis of WHO, the World Bank, the Global Fund to Fight HIV/AIDS, Tuberculosis and Malaria, and Gavi", the Vaccine Alliance, vol. 390, issue 10091, The Lancet, 2017.01.27, https://www.thelancet.com/journals/lancet/article/PIIS0140-6736(16)32402-3/fulltext.

David P. Fidler, "The Challenges of Global Health Governance", Council on Foreign Relations, 2010, https://www.jstor.org/stable/resrep24171.

Devi Sridhar, "Who Sets the Global Health Research Agenda? The Challenge of Multi-Bi Financing", vol. 9, issue 9, 2012.09, PLoS Medicine, https://www. ncbi. nlm. nih. gov/pmc/articles/PMC3457927/pdf/pmed. 1001312.pdf.

Ian Bremmer, "Why We Need the World Health Organization, Despite Its Flaws", Time, 2020.05.14, https://time.com/5836602/world-health-organization-coronavirus/.

Imme Scholz, "Beyond vested interests: Reforming international cooperation post Covid – 19", 2020. 10. 13, https://devinit. org/blog/beyond – vested – interests-reforming-international-cooperation-post-covid-19/.

Inge Kaul, "Reinvigorate Multilateralism by Replacing its Operating Principle", Center for Global Development, 2020.10.26, https://www. cgdev. org/blog/reinvigorate-multilateralism-replacing-its-operating-principle.

Julia Kreienkamp, "COVID-19: New Directions for Global Governance?" 2020.10.01, Global Governance and the European Union: Future Trends and Scenarios (GLOBE), https://www.globe-project. eu/en/covid-19-new-directions-for-global-governance_10251.

Jennifer Welsh, "Briefing: International Cooperation and the COVID – 19 Pandemic", 2020.04.01, https://www.mcgill.ca/maxbellschool/article/articles-policy – challenges – during – pandemic/international – cooperation – and – covid – 19-pandemic.

Kartik Jayaram, Acha Leke, Amandla Ooko – Ombaka, and Ying Sunny Sun, "Tackling COVID-19 in Africa: An Unfolding Health and Economic Crisis that Demands Bold Action", McKinsey & Company, 2020. 04. 01, https://africa.com/tackling-covid-19-in-africa/.

Kemal Derviş and Sebastian Strauss, "What COVID-19 means for international cooperation", Brookings, 2020.03.06, https://www.brookings.edu/opinions/what-covid-19-means-for-international-cooperation/.

Dennis Görlich, "Reinvigorating multilateral cooperation during the Covid-19 crisis: The role of the G20", G20 Insights, 2020.12.24, https://www.g20-insights.org/policy_briefs/reinvigorating-multilateral-cooperation-during-the-covid-19-crisis-the-role-of-the-g20/.

Kemal Derviş, "Multilateralism: What policy options to strengthen international cooperation?" Brookings Institution, 2020.11.17, https://www.brookings.edu/wp-content/uploads/2020/11/Essay3_Multilateralism.pdf.

Michael McKenzie, "Between Politics and Policy: International Cooperation Beyond COVID-19", E-International Relations, 2020.07.04, https://www.e-ir.info/2020/06/04/between-politics-and-policy-international-cooperation-beyond-covid-19/.

Nasos Mihalakas, "Global Governance Reform in A Post-COVID-19 World", Diplomatic Courier, 2020.09.25, https://www.diplomaticourier.com/posts/global-governance-reform-in-a-post-covid-19-world.

Lawrence Surendra, "Beyond Trump— US, UN & Global Health Governance", Inter Press Service New Agency, 2020.05, http://www.ipsnews.net/2020/05/beyond-trump-us-un-global-health-governance/.

LU Chuanying, CHENG Baozhi, LIU Kan and ZHU Ming, "International Cooperation for the Coronavirus Combat: Results, Lessons and Way Ahead," Shanghai Institutes for International Studies, 2020.03, http://www.siis.org.cn/Research/Info/4888.

Masaya Llavaneras Blanco and Antulio Rosales, "Global Governance and COVID-19: The Implications of Fragmentation and Inequality", 2020.05.06, https://www.e-ir.info/2020/05/06/global-governance-and-covid-19-the-implications-of-fragmentation-and-inequality/.

Neema Kaseje, "Why Sub-Saharan Africa needs a unique response to COVID-19", World Economic Forum, 2020.03.30, https://www.weforum.org/agenda/2020/03/why-sub-saharan-africa-needs-a-unique-response-to-covid-19/.

Sen. Chris Murphy, "The answer is to empower, not attack the World Health Organization", Texas National Security Review, 2020.04.21, https://warontherocks.com/2020/04/the-answer-is-to-empower-not-attack-the-world-health-organization/.

Tom Bernes, Lars Brozus, et al. "Challenges of Global Governance Amid the COVID-19 Pandemic", Council on Foreign Relations, 2020.05, https://cdn.cfr.org/sites/default/files/report_pdf/challenges-of-global-governance-amid-the-covid-19-pandemic.pdf.

YU Hongyuan, CAO Jiahan, JIANG Lixiao, ZHOU Yiqi and LIN Xiaoying, "Working Together with One Heart: People-to-People Diplomacy in the Coronavirus Crisis", Shanghai Institutes for International Studies, 2020.04.02, http://www.siis.org.cn/Research/Info/4916.

Yanzhong Huang, "G20, Global Health, and China", Council on Foreign Relations, 2016.08.16, https://www.cfr.org/blog/g20-global-health-and-china.

（王悦整理）

后 记

　　新冠肺炎疫情在很多方面改变了人类和世界。 这种改变将是广泛、深远而又不确定的。 全球抗疫离不开国际合作，国际合作是全球抗疫的关键。 联合国及其专门机构世界卫生组织是全球抗疫合作的主要平台和机制。 本书从历史回顾、现实反思和未来启示三个方面对抗疫国际合作进行了初步分析。 这既是对国际合作战胜疫情的一种期待和支持，也是对联合国成立 75 周年的一种纪念。

　　本书是团队合作的成果，各章作者及其工作单位如下：

　　第一章　20 世纪主要疫情与国际合作（程子龙，上海政法学院）

　　第二章　21 世纪主要疫情与国际合作（程子龙，上海政法学院）

　　第三章　抗疫国际合作的经验与教训（程子龙，上海政法学院）

　　第四章　新冠疫情的国际蔓延（邱昌情，对外经济贸易大学）

　　第五章　新冠疫情与全球应对（邱昌情，对外经济贸易大学）

　　第六章　合作抗疫的中国贡献（李因才，上海社会科学院）

　　第七章　抗疫国际合作的反思（李因才，上海社会科学院）

　　第八章　人道主义与国际卫生合作（张贵洪，复旦大学）

　　第九章　非传统安全与国际卫生合作（张贵洪，复旦大学）

第十章　国际组织与全球卫生治理的未来（张贵洪，复旦大学）

复旦大学国际关系专业博士生王悦同学帮助整理了附录和参考文献。

感谢其他几位作者克服困难，集中精力完成本书的写作。 也感谢黄山书社领导的信任和支持，使本选题顺利立项并优先安排本书的出版。

张贵洪

2020 年 7 月

图书在版编目(CIP)数据

国际合作视域下的全球抗疫 / 张贵洪等著. —合肥:黄山书社, 2020.12

ISBN 978-7-5461-9476-9

Ⅰ.①国… Ⅱ.①张… Ⅲ.①疫情管理–研究–世界 Ⅳ.①R181.8

中国版本图书馆 CIP 数据核字(2021)第 004524 号

国际合作视域下的全球抗疫　　　张贵洪　李因才　邱昌情　程子龙　著

出 品 人	贾兴权
责任编辑	马 磊　高 杨　刘莉萍
责任校对	徐佩兰
责任印制	李 磊
装帧设计	观止堂_未泯
出版发行	时代出版传媒股份有限公司(http://www.press-mart.com)
	黄山书社(http://www.hspress.cn)
地址邮编	安徽省合肥市蜀山区翡翠路 1118 号出版传媒广场 7 层 230071
印　　刷	安徽国文彩印有限公司
版　　次	2021 年 3 月第 1 版
印　　次	2021 年 3 月第 1 次印刷
开　　本	700mm×1000mm　1/16
字　　数	280 千字
印　　张	19.25
书　　号	ISBN 978-7-5461-9476-9
定　　价	50.00 元

服务热线　0551-63533706

销售热线　0551-63533761

官方直营书店(https://hsss.tmall.com)